Viktor von Fossel

Studien zur Geschichte der Medizin

Salzwasser

Viktor von Fossel

Studien zur Geschichte der Medizin

1. Auflage | ISBN: 978-3-84609-908-7

Erscheinungsort: Paderborn, Deutschland

Erscheinungsjahr: 2014

Salzwasser Verlag GmbH, Paderborn.

Nachdruck des Originals von 1909.

STUDIEN

ZUR

GESCHICHTE DER MEDIZIN

VON

Dr. VIKTOR FOSSEL,

PROFESSOR AN DER UNIVERSITÄT GRAZ.

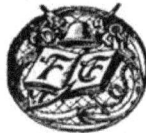

STUTTGART.

VERLAG VON FERDINAND ENKE.

1909.

Vorwort.

Die vorliegenden Studien sind in der Absicht niedergeschrieben, Aerzten und gebildeten Laien denkwürdige Persönlichkeiten und Lehrmeinungen aus der medizinischen Vergangenheit vorzuführen. Es sind Bilder, die ungeachtet der verschiedenen Zeichnung und Färbung darauf abzielen, das Wachsen und Fortschreiten der ärztlichen Erkenntnis im allgemeinen wie in speziellen Disziplinen zu veranschaulichen.

Der Exkurs über Aderlaß und Astrologie ist als Skizze bearbeitet und bezeichnet worden; er soll an der Hand eines therapeutischen Behelfes den mächtigen Einfluß darstellen, den der Sternglaube auf die Heilkunst einst geübt hat, ohne in die Tiefe der ursprünglichen Ideen einzudringen, deren Analysierung dem Historiker vom Fache möge vorbehalten bleiben.

Die Schilderungen des Lebens und Schaffens hervorragender Aerzte aus drei Jahrhunderten werden, wie der Verfasser hofft, manchem als aufklärende Wegweiser in der Geschichte der Zeitabschnitte dienen. Wie auf jedem Gebiete der Kultur kommt auch in der Geschichte der Medizin das eigentümliche, charakteristische Gepräge eines Jahrhunderts zum Ausdruck. Insbesondere vom Ausgang des Mittelalters an setzen die persönlichen Kräfte ein und verändern die Physiognomie der Epochen; umgekehrt mehren sich mit der Entwicklung des gesamten Geisteslebens die Aufgaben der Forschung in allen Wissenschaften und lenken die Denkarbeit des einzelnen wiederum auf neue Wege. Wer in das Studium eines medizinischen Vorfahren von Bedeutung sich einläßt, wird mit der Theorie und Praxis des Zeitalters, in welchem er gelebt und sich bewegt hat, gleichsam aus intimer Nähe vertraut werden; von der einzelnen Persönlichkeit ausgehend, wird er unwill-

kürlich den Blick ins Weite richten, Einst und Jetzt vergleichend ab-
wägen und was vordem geleistet worden war, nicht unbedacht gering-
schätzen.

Die rührige Tätigkeit medizinischer Geschichtschreiber erweckt,
soferne Angebot und Nachfrage in richtigem Einklang stehen, den
Glauben, das Interesse an der Vergangenheit der Arzneikunde sei im
Zunehmen begriffen. Möge es sich bewahrheiten und unserem Buche
zugute kommen!

Graz, Pfingsten 1909.

Der Verfasser.

Inhalt.

Aderlaß und Astrologie

im späteren Mittelalter. Eine Skizze.

I.

Die ältesten Schriftdenkmäler verkünden uns, die Krankheit werde dem Sterblichen von überirdischen Gewalten beschieden, Dämonen und Götter seien die Urheber jeglichen Leidens und Siechtums. Denn jedes ungewöhnliche Ereignis wird in der Kindheit eines Volkes als Aeußerung einer personifizierten Macht auszulegen versucht, die erst auf der fortschreitenden Stufe des Begriffsvermögens zur Vorstellung der Gottheit und ihres Willens ausreift. In keinem Wahrzeichen trat die Allmacht der Gottheit sichtbarer und klarer hervor als in den Gestirnen, in ihnen erblickte der Mensch Sitze der Götter, beseelte göttliche Wesen selbst. Aus Gang und Stellung der Sterne suchte das Menschenauge Grund und Gesetz der Naturerscheinungen abzuleiten, aus ihrem Wandel die Ursache der wechselnden Begebenheiten zu erspähen und den Einfluß der aus den Himmelskörpern stammenden Kräfte auf das physische und geistige Leben der Erdbewohner zu erforschen. Astronomie und Astrologie, einst die gemeinsame Frucht der Beobachtung des Himmelszeltes, verbinden sich von ihrem Beginne an immer wieder in der Absicht, der menschlichen Weissagung dienstbar zu werden.

In den Wissenskreis der Sterndeuter mengt sich in frühester Zeit das medizinische Interesse, der sternkundige Priester wird zum Arzt, der Berater in gesunden und kranken Tagen zum Astrologen. Das Schicksal des Menschen, lehrten die Babylonier, unterliegt der Gewalt eines bestimmten Gestirns, jede Region seines Leibes wird von astralischen Influenzen beherrscht. Wie in Mesopotamien und seinen Nachbarländern verlieren sich bei den Aegyptern in die sagenhafte Vorzeit die Wurzeln, aus denen das enge Bündnis des Götter- und Sternendienstes mit der Heilkunst emporwächst. Die Prognostik findet in der Konstellation die kräftigste Stütze, die Therapie entnimmt dem Himmelsbild die vermeintlich sicherste Anzeige des Handelns.

Wenn der gläubige Sinn des Menschen die Krankheit als Heimsuchung und Strafe der Götter auffaßte, so drängte sich gleichwohl die Frage auf, worin ist die Krankheit gelegen, auf welche Weise kommt sie in uns zustande? Das Kausalitätsbedürfnis führte dazu, das Fremdartige, das im gestörten Organismus scheinbar zutage getreten

war, zu enträtseln; in seiner Art mit dem Naturleben vertraut, wurde
der Erdensohn auf die kosmischen Erscheinungen der Außenwelt aufmerksam und verknüpfte sie mit den Vorgängen im Krankheitsprozesse.
Hitze und Kälte, Feuchtigkeit und Trockenheit wurden als verwandte
Erscheinungen herangezogen, zu analogen Grundstoffen des Körpers
umgedeutet, die stete Bewegung des Flüssigen auf die Säfte des Leibes
übertragen. Von diesen ausgehend baute man die ersten Schlüsse auf
Gesundheit und Krankheit, die humorale Physiologie und Pathologie
gelangte, zwar verschiedenartig umgeprägt, in der Heilkunde der alten
Kulturvölker als Gemeingut überall zum Vorschein.

In höherer Auffassung und geistiger Durcharbeitung tritt uns die
Lehre von den Säften bei den Griechen entgegen. Ihnen erschien die
Welt als ein einheitliches Ganzes, sie erkannten in den vier Elementen
das Band der Gemeinsamkeit alles Geschaffenen; von den Elementen
folgerten sie auf die vier Elementarqualitäten, von diesen auf die
gleichnamige Zahl der Grundflüssigkeiten. Die Hippokratiker sehen in
der Gesundheit das geordnete Wechselverhältnis von Wärme, Kälte,
Feuchtigkeit und Trockenheit, die normale Mischung der vom Pneuma,
dem Lebensgeiste, bewegten Kardinalflüssigkeiten: Blut, Schleim, gelbe
und schwarze Galle. Die Krankheit ist eine Störung dieser Symmetrie,
deren Wiederherstellung die vornehmste Aufgabe des Arztes bildet.
Demgemäß war die Therapie eine vorwiegend humorale, und wenn auch
Hippokrates die Diät im weiten Sinne des Wortes als die wichtigste
Stütze der von der Natur selber angestrebten Heilung der Krankheit
ansah, so verschmähte er keineswegs andere Mittel, um die über-
schüssigen oder entmischten Säfte aus dem Körper zu entfernen. Auf
der alten Vorstellung fußend, wonach das Blut als vornehmster Quell
des Lebens zugleich zum stärksten Träger krankhafter Schädlichkeiten
erhoben worden war, entwickeln die Hippokratiker in ihrer Humoral-
doktrin den Leitsatz, im Blute fände eine Vermengung der vier Kardinalflüssigkeiten statt, darum gelinge es in häufigen Fällen, die Krankheitsmaterie fortzuschaffen, wenn das Blut von seinem irregulären
Sitze und Wege abgelenkt und durch die Skarifikation, den Schröpfkopf oder den Aderlaß aus seinen Bahnen nach außen gezogen würde.

Welchem Volk und Zeitalter die Erfindung des Aderlasses zufällt,
ist eine ungelöste Frage. Sein Vorkommen im Heilschatz der ältesten
Kulturperioden wie sein Gebrauch bei den heutigen Naturvölkern darf
als der Ausdruck einer ursprünglich gemeinsamen Vorstellung von
seiner Wohltat angesprochen werden. Wie uns Oefele, der Kenner
der Keilschriftmedizin, berichtet, finden sich unzweideutige Belege
dafür, daß die Babylonier und Assyrer aus Furcht vor üblen Influenzen
der Sterne an bestimmten Tagen des Monats Schröpfen und Aderlassen
verboten haben.

Während die Blutentziehung im alten Morgenlande je nach dem
Stand der Gestirne an strenge Vorschriften gebunden erscheint, treten
solche Kautelen bei den Griechen, zunächst bei den Hippokratikern in
den Hintergrund. Ihre Lehren sind zwar von astrologischen Anwand-

lungen nicht völlig frei, der Auf- und Niedergang der Sterne erscheint ihnen keineswegs belanglos in der Vorhersagung des Krankheitsverlaufes, mit welcher ebenso die Zahlenmystik in eine gewisse Verbindung gebracht wird. Aber wie in allen ihren Werken die nüchterne Beobachtung überwog, der Sinn für das rein ärztliche Wirken die Oberhand erlangt, so wurden auch die Anschauungen über die Zulässigkeit der Venaesektion von dem gleichen Geiste geleitet. Nur in allgemeinen Sentenzen, die der physiatrischen Auslegung der Jahreszeit, der Luft, der Witterung und Windrichtung entsprachen, bewegten sich die Ratschläge zur Vornahme der Aderlässe. Vorbeugende Venaesektionen empfahlen sie im Frühling, denn infolge der zunehmenden Wärme beginne das Blut, der feuchtwarme Humor, sich zu vermehren und halte den Sommer über an, um mit dem Herbst sich zu vermindern. In ähnlicher Weise — so schlossen sie — fällt das Wachstum der gelben Galle in den Sommer, die schwarze Galle nimmt während der Herbstzeit, der Schleim im Winter zu. Jeder Jahreszeit entsprechen gewisse Krankheiten, oder aber sie ändern ihre Beschaffenheit. In der heißen und kalten Jahresperiode waren Blutentziehungen gleichwie andere Entleerungen verpönt, am meisten zur Zeit der „Hundstage" gefürchtet. Grundsätzlich blieben Kinder und Greise von der Phlebotomie ausgenommen. Im Falle der Notwendigkeit, wie bei Entzündungen, in denen sie gerade die Fluxion des Blutes nach der kranken Stelle als Hauptmoment des Prozesses ansahen, scheuten die Hippokratiker vor kräftigen Aderlässen nicht zurück, selbst bis zur Ohnmacht entnahmen sie das Blut den Gefäßen. Sie bevorzugten mehr die dem leidenden Teile benachbarten Venen, ohne bei der Wahl des Ortes in schablonenhafte Regeln sich zu verlieren. Ebensowenig stellten sie bestimmte Tage auf, an denen Blutentziehungen ausgeführt werden sollten.

Doch die Höhe der Hippokratischen Heilkunst verlor sich in den nachfolgenden Generationen in allerlei Spekulationen, und die aus empirischen Tatsachen entwickelte Krankheitslehre zerfiel in künstlich geschaffene Systeme. Innerhalb des langen Zeitraumes, der die Koische Schule von dem Auftreten Galens trennte, blieb naturgemäß das scheinbar nebensächliche Kapitel der Therapie, der Blutentziehung, vom Wechsel der medizinischen Doktrinen nicht unberührt. Galen erweiterte die mittlerweile emporgekommenen Lehrmeinungen von der Bildung, Bewegung und Beschaffenheit des Blutes, von der Plethora und Fäulnis. Er setzte die näheren und entfernteren Anzeigen des Aderlasses fest, bestimmte die Wahl der Zeit und der Oertlichkeit, je nach dem Sitze des Leidens die zu eröffnenden Venen vorzeichnend. Die von den Dogmatikern und ihren Widersachern umstrittene Frage, ob der Aderlaß unmittelbar an der kranken Körperstelle (Derivation) oder zur ausgleichenden Entlastung und Ablenkung des Bluts an einer entfernten Vene (Revulsion) rätlich sei, griff Galen als einen wichtigen Stützpunkt auf, von welchem aus die Grundlinien der Blutentziehung eine neue Richtung erhielten.

Unbeschadet der hervorragenden Leistungen Galens auf dem Gebiete der Anatomie, die er aus Tierzergliederungen gewonnen und auf den Bau des menschlichen Körpers übertragen hatte, war seine Gefäßlehre allein ein Hauptmoment der Verwirrung, die fortan in den Ansichten vom Aderlaß Platz griff. Die hypothetische Auffassung vom Ursprung, Verlauf und Zusammenhang der Adern ließ eine annähernd richtige Einsicht in die Wege des Säftestromes überhaupt nicht aufkommen. Die geniale Willkür, mit welcher Galen die Kommunikation der Venen sowie der Arterien beschrieb, insbesondere wie er gewisse sympathetische Anziehungen zwischen den Adern und den einzelnen Organen und Körpergliedern als wirksame Kräfte hinzustellen bemüht war, ist zu einem Fehler geworden, der über anderthalb Jahrtausende sich nicht beseitigen ließ.

Dazu trat ein anderer Irrtum Galens, seine Hinneigung zur Astrologie. In den drei Büchern von „den kritischen Tagen" holt er seine Beweise aus der Wissenschaft ägyptischer Sterndeuter. Seiner Ueberzeugung nach steht der Mensch unter der Macht der Himmelskörper, Sonne und Mond üben den stärksten Einfluß auf Gesunde und Kranke. Der von Galen behauptete Lehrsatz: „Fruimur namque superiorum omnium astrorum virtute" wurde zum Evangelium der Folgezeit. Während die akuten Krankheiten vom Mond, seinen Phasen, seinem Stand in diesem oder jenem Tierkreiszeichen oder zu einem der Planeten abhängen, werden die chronischen Leiden zunächst von der Sonne beeinflußt. Der uns näherstehende Mond besitzt die größte Macht über die vegetative Sphäre, zeitigt Ebbe und Flut, beschleunigt das Wachstum der Früchte, die Verwesung toter Körper usw. Deshalb sei es für den Arzt von besonderem Wert, auf die Gestirne und deren Lauf zu achten.

In den Galenischen Schriften vom Aderlaß vermissen wir zwar astrologische Grundsätze, und wenn vom „Stand des Himmels" neben Alter, Gegend und Jahreszeit gesprochen wird, so vermögen wir uns ohne Zwang darunter physikalische Bedingungen vorzustellen. Hingegen hat die Galens Namen tragende Schrift: „Prognostica de decubitu ex mathematica scientia" in reichlichstem Ausmaß mitgeholfen, die Heilkunde mit der Sternkunde zu verbinden. Heute wissen wir freilich, daß dieses Opus zu den unechten Schriften des Pergameners gehört, aber die alten Aerzte hielten es für ein Meisterwerk Galenischer Weisheit, für eine Fundgrube der Astrologia medica.

Wenn Galens Streben darauf gerichtet war, die Hippokratische Medizin mit den anatomisch-physiologischen Fortschritten der Zeit in Einklang zu bringen, sie überdies mit philosophischem Inhalt zu erfüllen, so kann es gleichwohl nicht befremden, wenn er sein das ganze Wissen des Zeitalters umfassendes Lehrgebäude zugleich mit astrologischen Ideen befruchtet hat. Der Sternenglaube war niemals unter dem Himmel Griechenlands völlig erloschen; seit den Tagen der Naturphilosophen, die sich als seine Anhänger erwiesen hatten, lebte er fort, nur stand er mit der Heilkunde der Hippokratiker in losem Zusammenhang, wenngleich die Kenntnis des Himmels für höchst nützlich erachtet wurde, um die Beziehungen der Jahreszeiten auf Krankheiten zu erkennen. Seit dem Ende des dritten vorchristlichen Jahrhunderts war die Astrologie durch alexandrinische Gelehrte in Griechenland verbreitet und in eigenen Schulen gepflegt worden. Die Traditionen der Chaldäer und Aegypter gingen in hellenischen Besitz über, das ganze System vom Einfluß der Sterne auf die Körperglieder wurde von den Griechen mit den Grundbegriffen der Naturlehre, den Elementen und Temperamenten in Uebereinstimmung gebracht.

Gleich anderem Wissen fand die griechische Sternenkunst den Weg nach Rom. In der Kaiserzeit waren die Chaldäer, wie man die Sterndeuter nannte, vielgesuchte Leute, ihre Prophezeiungen nach dem Geschmack der vornehmsten Kreise, und das Unwesen, das man mit dem Horoskop zu treiben begonnen hatte, konnten selbst scharfe Mandatsverbote nicht lahmlegen.

In eine neue und fortreißende Strömung geriet die Vorliebe für siderische Weissagung, als eine fremde Weltanschauung, in der Geschichte als Neuplatonismus bekannt, im ersten Jahrhundert unserer Zeitrechnung begann, das Geistesleben zu umstricken, die hellenische Philosophie wie das jugendliche Christentum mit den uralten Geheimwissenschaften des Morgenlandes zu verschmelzen. Alexandrien erhob sich zum Hauptsitz der neuen Lehre, die, von der Gefühlsinnigkeit heidnischer und christlicher Schwärmer getragen, zu einem philosophischen Religionssystem sich entwickeln sollte. Aber das Licht, das von ihm ausstrahlte, war kraftlos gegen den Schatten, unter welchen die Denkgesetze gerieten, der Nachteil unermeßlich im Vergleiche zum Gewinn, der nur der Phantasie zugute kam. Der Neuplatonismus hat die gesamte Naturbeobachtung gefälscht, das Universum unter die Allmacht supranaturaler Kräfte gestellt. Er hat die erworbenen physikalischen Kenntnisse in Magie aufgelöst, an Stelle der Religion einen reich gegliederten Dämonenkult geschoben, der Theurgie, dem Okkultismus, jedem Wunder- und Aberglauben Tür und Tor geöffnet und den Boden geschaffen, auf dem Mystik und Astrologie zu üppiger Saat gediehen.

Siderische Krankheitsprognosen standen seit langem in Ehren. Petosiris (um 200 v. Chr.) hat eine darauf abzielende Schrift verfaßt, darin die Tagwählerei für die Blutentziehung zu neuem Ansehen gebracht. Claudius Ptolemäus, der große Astronom, war einer der eifrigsten Förderer der Iatromathematik, wie die medizinische Astrologie hieß. In dem möglicherweise ihm untergeschobenen Buche „Centiloquium" sind unter den hundert aphoristischen Lehrsätzen einige von medizinischem Inhalt, unter anderem die vielzitierte Warnung, mit dem Eisen nicht das Körperglied zu berühren, wenn der Mond im korrespondierenden Tierzeichen stehe. Einen scharfen Kampf führte der um 200 n. Chr. lebende Alexandriner Arzt Sextus Empiricus gegen die Mathematiker und ihre falschen Doktrinen, nach welchen die Menschheit zum leeren Spielball der Sterne herabsinke. Ein vergeblicher Kampf! Weit lieber hörten die Zeitgenossen auf die Stimmen, die das Lob der unfehlbaren Gestirnkunde verbreiteten. Den lebhaftesten

Beifall gewann die den Namen des sagenhaften Hermes Trismegistos tragende Schrift „Iatromathematica", deren Autorschaft niemand Geringerem als Hippokrates und Galen zugeschrieben wurde. Hierin liegt ein Grundriß der astralen Heilkunst vorgezeichnet, die Herrschaft der Planeten und Zodiakalzeichen wird nach dem Wechsel der Aspekten über die Körperglieder, auf Beginn und Verlauf der Krankheiten, der astrale Einfluß auf Gabe und Stunde des zu verabreichenden Arzneimittels verkündet. Hermes Trismegistos hat einen förmlichen Kalender aufgestellt, worin er den Rapport des Mondes zu den Planeten und zum Tierkreis vorführt und mit medizinischen Dingen, so auch mit dem Aderlaß, verknüpft. Dieses Kompendium der siderischen Prognostik stand während des ganzen Mittelalters in hohem Ansehen, noch im 16. Jahrhundert wurde es mehrfach in Druck gelegt. Neben Galens Schrift von den kritischen Tagen und dem Centiloquium des Ptolomäus bildet es das Fundament der Sternkunde späterer Aerzte. Von diesem Dreigestirn wird die Iatromathematik mehr als ein Jahrtausend hindurch erleuchtet; was in diesem Zeitraum darüber gedacht und geschrieben wurde, führt in Wesenheit auf diese Quellen zurück.

Es ist bemerkenswert, daß die namhaften Aerzte des 4.—7. Jahrhunderts keinerlei Ausbeute liefern, um etwa die Vermutung zu bestätigen, als hätte die mittlerweile so anspruchsvoll gewordene Astrologia medica in der meist kompilatorischen Literatur der damaligen Zeit freien Einzug gehalten. Noch weniger ist dies der Fall in der Aderlaßlehre. Weder bei Antyllus und Oribasius, noch bei Aetius, Alexander von Tralles oder Paulus von Aegina finden sich Anklänge an siderische Beziehungen. Im Gegenteil ist, obzwar sie den Galenischen Grundsätzen sich anbequemen, anzuerkennen, mit welcher kritischen Reserve und Ueberlegung von allen den genannten Autoren die Venaesektionsfrage bearbeitet erscheint. —

Die Heilkunde des Mittelalters ist ein Erbe der Griechen. Zwar wird der reiche Besitz der Vorfahren von den Nachkommen nur dürftig bewahrt, auch die Medizin entrinnt nicht dem Niedergang und Verfall der antiken Geisteskultur. Und gleichwohl sinkt das Wissen der Aerzte nicht zum Stillstand herab, sie schöpfen aus der Hinterlassenschaft der Alten und suchen daraus zu ersetzen, was der eigenen Schaffenskraft versagt bleibt. Aber die Straße, auf der sich die Güter des Vermächtnisses bewegen, ist nicht immer die gerade; oft sind es Quer- und Umwege, auf denen die Schätze der Ahnen den Enkeln zukommen. Solange noch die Schulen und Klöster des Abendlandes die Schriften des Hippokrates, Galens, der Methodiker und anderer Meister in Bruchstücken vermitteln, versiegt nicht der Zufluß, obschon er spärlich und getrübt zutage tritt. Wo nicht die Verstöße in der Uebertragung der Texte auf das Kerbholz der Laieneinfalt des Abschreibers und ihrer barbarischen Latinität zu setzen sind, bleiben die Auszüge aus den Klassikern von groben Fehlern und Fehlschlüssen verschont. Noch gilt die Pflege der antiken Medizin als Ehrensache; Salerno, die berühmte Schule, nannte sich mit Stolz die „Civitas Hippokratica", und

Montpellier, die nicht weniger gefeierte Bildungsstätte abendländischer Aerzte, nahm den Namen „Fons phisicae" für sich in Anspruch. Aber die Schranke, die das Altertum gezogen, blieb aufrecht. An autoritativen Anschauungen festhaltend, ohne sich an der eigenen Forschung zu verjüngen, entbehrt die mittelalterliche Heilkunde der Kraft der Bewegung.

Als die Araber das Feld der Medizin betreten und ihre Werke um die Mitte des 12. Jahrhunderts auf den Universitäten Italiens und Frankreichs sich einbürgern, um im folgenden Säkulum die alleinige Vorherrschaft zu erlangen, vollzieht sich ein Wandel. Nicht bloß die äußere Form, auch der innere Gehalt erleidet eine Aenderung und wird von der Eigenart der sarazenischen Lehrmeister auf das nachhaltigste umgestaltet. Viele Schriften der Griechen waren in Vergessenheit geraten, jene der Hippokratiker und Methodiker zu mageren Exzerpten zusammengeschrumpft. Umso eifriger vertiefte man sich in die Werke Galens, dessen Ansehen die Araber gleichfalls über alles hochhielten. Aber es war ein vielfach gefälschter Galenismus, mit welchem das Abendland bekannt gemacht, eine Heilkunde aus dritter Hand, die dem späteren Mittelalter überliefert worden war. Auf dem Wege, den die hellenische Medizin von Byzanz aus nach den Nestorianerschulen Persiens, von diesen über Syrien eingeschlagen hatte, um dann in den neubegründeten Akademien der Kalifate an den Gestaden des Mittelmeeres Aufnahme zu finden, ging von der ursprünglichen Reinheit vieles verloren. Immer von neuem in die Sprache des Landes übersetzt, mit fremdem Wissen vermengt, wurde die griechisch-arabische Lehre dem Okzident zugänglich gemacht. War auch der Kultur der Mohammedaner ein starkes Gepräge des Morgenlandes verliehen, so verdienen ihre Leistungen auf dem Gebiete der exakten Wissenschaften, wie in der Chemie, Botanik und Pharmakologie, das volle Lob. Ihre Heilkunde, so abgerundet und zweckmäßig und hauptsächlich nach der therapeutischen Seite hin die Aerzte bestechend, entbehrte dennoch der wahren Vertiefung und zielte mehr auf die praktische Nutzbarmachung ab. Damit ging eine in minutiösen Dingen sich gefallende Sophistik einher, die, mit orientalischer Mystik gepaart, die arabische Medizin kennzeichnet und späterhin dem scholastischen Zeitalter der Heilkunde den Stempel aufdrückte. Eine phantastische Umdeutung natürlicher Vorgänge machte sich in den medizinischen Werken breit, ohne indes über die Grenzen ärztlicher Kleinarbeit sich zu erheben. War es dem Wesen nach der Galenismus der Sarazenen, der im Abendland einen aufnahmefähigen Boden vorfand, so dürfen wir eines weiteren Bindegliedes nicht vergessen, welches das verwandtschaftliche Verständnis erleichterte: die Astrologie, die die Naturanschauung des Morgenlandes so tief durchdrungen hat. Die Sternbefragung empfing aus dem Osten reiche Nahrung und festigte von neuem den Glauben an den Einfluß der Gestirne auf Gesundheit und Krankheit der Erdbewohner.

In den beiden letzten Jahrhunderten des Mittelalters, als der

Zweifel an der Untrüglichkeit des überkommenen Wissens sich hervorwagte, in hellen Köpfen die Skepsis an medizinischen Dogmen erwachte, die Anfänge der anatomischen Forschung einsetzten und werktätigen Fortschritt einzuleiten versprachen, sollte gleichzeitig, doch auf anderem Wege, der Hang zum Wunderbaren eine universelle Uebermacht gewinnen. Die Wiedererweckung des klassischen Altertums, im 14. Jahrhundert von Italien ausgehend und die Geister in Bewegung setzend, hatte Sinnen und Trachten der Menschen in neue Bahnen gelenkt. Das Bild der Renaissance, deren jugendfrische Begeisterung wir heute noch mit voller Teilnahme mitempfinden, weist aber gleichwohl eine trübe Kehrseite auf, die uns die hohe Kultur jener Zeit in einem minder erfreulichen Lichte zeigt. Denn mit den edlen Schätzen der Antike hatten die Humanisten zugleich den Aberglauben der alten Welt in sich aufgenommen, zu dem vorhandenen Besitzstand an Afterweisheit eine Fülle frisch erworbener Kenntnisse gehäuft. In üppiger Pflege kam der Neuplatonismus zu bedeutsamer Herrschaft, die antiken Geheimwissenschaften lebten wieder auf, in die Kabbalistik, Theosophie und Kosmosophie vertieften sich Fürsten und Gelehrte. Die Astrologie, von welcher ein Zeitgenosse, Pico della Mirandola, behauptete, sie sei die Verderberin der Philosophie, beschmutze die Medizin und lege die Axt an den Stamm der Religion, feierte eine Wiedergeburt, die von keiner Seite wärmer begrüßt wurde, als von jener der Aerzte.

II.

Die Aderlaßlehre des Mittelalters wurzelt in der Humoralpathologie der Griechen. Was Araber und Arabisten beigetragen, führt auf Galenische Lehrsätze zurück. Ebenso verrät das astrologische Beiwerk hellenisch-alexandrinische Abkunft, mag aber im Laufe der Jahrhunderte durch unmittelbare Einflüsse des Orients verstärkt worden sein.

In keinem anderen Zeitalter hat der Aderlaß solche Bedeutung als Vorbeugungs- und Heilmittel gewonnen, wie im Mittelalter, keinem prophylaktischen oder therapeutischen Eingriffe wurde so hohe Wichtigkeit zuerkannt, als der Venaesektion. Auf den Universitäten las man über die Phlebotomie besondere Kollegien, die durch gleichzeitige Vorlesungen über Astrologie ergänzt wurden. Alle Aerzte stimmen überein, die Blutentziehung sei das vornehmste Remedium zur Erhaltung der Gesundheit, zur Abwehr und Tilgung der Krankheit. Der Aderlaß, so lehrten die Salernitaner, reinigt und erhellt Gehirn und Verstand, schärft die Sinne und Geister, hebt die Verdauung, bringt Schlaf und Stärkung den Gliedern, verscheucht den Verdruß, erhält und mehret die Kräfte, verbessert Stimme und Hören, löst und besiegt die schwersten der Leiden.

Scheinbar ist es eine reiche Literatur, die die Lehre vom Aderlaß umfaßt; aber ihr Umfang steht nicht in Proportion zu ihrem Inhalt. Das Gebotene zeichnet sich durch ermüdende Einförmigkeit aus, persönliche Gedanken der Schreiber sind seltene Zutat. Ob man die Salernitaner oder die Schriftsteller des 16. Jahrhunderts befragt, die Auskünfte sind im Grunde genommen einander gleich, aus denselben Quellen geschöpft und meist von den späteren Autoren den Vorgängern getreulich nacherzählt. Und dennoch kehrt sich dieser Mangel zum Vorteil, weil er die Auslese erleichtert und die Durchsichtigkeit des Stoffes, in dessen Gewebe medizinische und astrologische Lehrmeinungen so enge verknüpft sind, um ein beträchtliches klarer gestaltet.

Den kurativen wie den hygienischen Aderlaß hatte man in ein förmliches System gebracht. Grundsätzlich folgten die Aerzte des Mittelalters dem Beispiel der Griechen, indem sie als Hauptkriterien des Aderlasses aufstellten: Den Kräftezustand, die Schwere der Krankheit, das Lebensalter und die Jahreszeit. Wurde die Phlebotomie bei Kindern unter 14 Jahren und bei Erwachsenen über 60 Jahren gemeinhin unterlassen, so zog man sie dennoch heran, wenn bedrohliche Erscheinungen, wie Erstickungssymptome, Ueberfüllung der Venen, Apoplexie, Pleuritis, Pneumonie usw. dazu drängten. Varianten der Altersgrenze begegnen wir bei mehreren Autoren; die Arabisten nahmen bei Kindern, wenn sie es für indiziert hielten, kopiöse Blutentleerungen vor und legten je nach dem Einzelfalle dem Kräftezustand nur eine sekundäre Bedeutung bei. Gaddesden, der sich in seiner Abneigung gegen das Uebermaß der Venaesektion auf Avicenna und Damascenus beruft, den oftmaligen Aderlaß als schwächend und zu Schlagfluß disponierend ansieht, will zur Regel das Gebot erheben: Wer in seiner Jugend viermal im Jahre zur Ader gelassen habe, solle dies vom 40. Lebensjahre an nur dreimal, mit 60 Jahren nur einmal sich gestatten, darüber hinaus aber gänzlich unterlassen.

Der Notwendigkeit und freien Wahl der Aderlaßzeit gedenken schon Hippokrates, Galen u. a. Die Rücksichtnahme auf das „tempus necessitatis et electionis" pflegte man jedoch später im Sinne des Arztes und des Patienten nicht selten willkürlich auszulegen. Bald kam es dahin, das Moment der Notwendigkeit zum beliebigen Vorwand der periodischen „minutio sanguinis" umzusetzen, um schon der „größeren Vorsicht" halber die Termine der Geblütsreinigung nicht zu verabsäumen. Den Zeitpunkt der freien Wahl bezog man lieber auf die jeweilige Konstellation und ermittelte danach sorgsam die Oertlichkeit des Venenschnittes. Diese war naturgemäß eine der ersten Forderungen in der Krankheitslehre. In Wesenheit sind es die Galenischen Prinzipien, die der Nachwelt zum Vorbild gedient haben. Angesichts des Daniederliegens der Anatomie war es niemand in den Sinn gekommen, die Galenische Gefäßlehre anzutasten. In ihr sahen Araber wie Abendländer einen festen Operationsplan, um mittels der Eröffnung einer bestimmten Ader der Allgemein- oder Lokalerkrankung beizukommen. Trotzdem wird man nicht fehlgreifen, die abweichenden Meinungen über die Prädilektionsstellen der Phlebotomie auf Rechnung der unvergessenen Grundsätze der Methodiker zu setzen, denen zufolge die Krankheit nicht so sehr in einer Läsion der Teile, sondern vielmehr in einer Alteration des ganzen Organismus bedingt sei. Ihnen galt die Allgemeinbehandlung als Hauptsache und weil sie sich alle Adern miteinander kommunizierend dachten, hielten sie die Auswahl der Vene im Aderlaß nicht immer einer besonderen Erwägung bedürftig.

Gleichwohl war den Aerzten, mochten sie sonst in ihren Anschauungen von der Blutentziehung verschiedene Wege einschlagen, wiederum Galen maßgebend, wenn sie fast ausnahmslos die „minutio sanguinis" an einer vom Sitze des Leidens entfernten Stelle, die Methode der Revulsion bevorzugten. Weit seltener wurde die Derivation, die Chauliac die „Phlebotomia assumptiva" nennt, geübt, z. B. im Verlaufe chronischer Erkrankungen oder in Entzündungen, wo der Prozeß fixiert erschien. Selbst in letzteren Fällen griff man zu einem Mittelding zwischen „Metathesis" und „Antifrasis", d. h. der derivierenden und revellierenden Methode, indem man die Vene „e directo", nämlich an der leidenden Körperseite in gewissem Abstand vom Locus affectus eröffnete. Wie Oribasius pflegten Rhazes und Avicenna das Blut in zwei getrennten Akten zu entleeren, vorerst um mit einer allgemeinen Entnahme dem Blutstrom eine vermeintlich andere Richtung zu geben, dann aber um mittels lokaler und wiederholter Venaesektion das örtliche Uebel zu bekämpfen. So galten die Blutadern des Kopfes als „Venae particulares", die bei den Leiden des Hauptes, der Augen usw. erst daran kamen, wenn vorher die Vena cephalica evakuiert worden war. In akuten Krankheiten beobachtete man meist die Vorsicht, den Aderlaß erst dann vorzunehmen, wenn die ersten stürmischen Fiebererscheinungen vorüber waren und nicht dringende Gefahr ein frühzeitiges Eingreifen erheischte. Avicenna widerriet, in Fällen von großer Steigerung der Temperatur, der Entzündung und der Schmerzen zur Ader zu lassen, auch nicht an den Tagen der kritischen Entscheidungen.

Das Feld des Aderlasses erstreckte sich vom Scheitel bis zur Sohle. Im Durchschnitt zählen die Schriftsteller 32 Venen auf nebst Angabe der Körperteile und Organe, zu denen sie in direktem oder indirektem Zusammenhang stehen. Auf den Kopf allein entfallen 13 Blutgefäße, ungerechnet die Arterienpaare an den Schläfen und hinter den Ohren, die gleichfalls zur Entleerung herangezogen wurden. Im höchsten Ansehen standen die Armvenen: die Cephalica, Mediana, Basilica und der als Funis brachii bezeichnete, zum Handrücken verlaufende innere Zweig der V. cephalica. An der Hand ist es die V. salvatella, von welcher hauptsächlich gesprochen wird. Von den Adern der unteren Extremitäten kamen vorwiegend die V. poplitaea, V. saphena und die sogenannte V. sciatica (d. i. die V. saphena minor s. externa) in Betracht. Die Bestimmung der einzelnen Vene unter Rücksichtnahme auf den kurativen Erfolg ihres Schnittes ist ein schlagendes Beispiel der von Galen überkommenen Lehre von den Gefäßverbindungen und dem geheimnisvollen Consensus partium. So hat man die V. cephalica (capitalis) geschlagen bei den Leiden des Hauptes, unter anderem im Anfangsstadium des Aussatzes, die V. mediana s. cardiaca bei Anomalien des Herzens, Störungen der Lebensgeister und in der Absicht, eine

Repletion des ganzen Organismus herbeizuführen. Aus der V. basilica
s. hepatica (Albucasis nennt sie das Vas ventris) Blut zu lassen, galt
als Universalmittel gegen alle Krankheiten, doch zog man jene des
linken Armes als wirksamer vor. Rhazes hingegen machte aufmerksam, bei Lebererkrankungen die Basilica der linken Seite zu wählen,
weil sie mit der Hohlader in unmittelbarem Konnex stünde. Die
V. salvatella, namentlich der linken Hand, suchte man mit der Lanzette
auf, um den Milzleiden beizukommen. Den Tummelplatz der revellierenden Methode bildeten die Adern der unteren Gliedmaßen. So
stand die Phlebotomie an der V. saphena im Ruf bei Pleuresie, Krankheiten der Niere, Blase und Gebärmutter; ihre Konkurrentin war die
V. poplitaea, die überdies zur Hervorrufung der Menses als besonders
tauglich erschien, da sie dem Uterus näher gelegen sei. Die Eröffnung
der V. sciatica (von Scia = Hüftgelenk) empfehlen die Gelehrten bei
der Behandlung diverser Gelenkschmerzen und zwar wenn diese an der
Außenseite der Glieder (in parte silvestri) auftreten, während ihre
Etablierung an der Innenseite (in parte domestica) den Aderlaß an
der V. saphena verlangt. Nach Avicenna war es ratsam, die Venaesektion an den unteren Extremitäten erst nach vollendeter Verdauung
vorzunehmen, weil sie die Kräfte weit mehr absorbiere, als jene an
Armen und Händen. —

Neben dem Kräftezustand und dem Ausmaß der Erkrankung waren
nach der Ueberlieferung der Alten die vier Jahreszeiten für die
Vornahme der Blutentziehung bestimmend. Die Vierzahl bezog man
nicht bloß auf die Temperamente und Lebensaltersstufen, sondern man
übertrug sie, wiederum auf die Koischen Lehrsätze zurückgreifend, auf
die Stadien der Krankheit: Beginn, Wachstum, Stillstand und Abnahme.
Der Frühling war seit Hippokrates die bevorzugte Aderlaßzeit. Seine
weiteren Lehren von dem Wechselverhältnis zwischen den Jahres-
perioden und den Kardinalsäften hatten nicht an Glauben verloren. Aus
diesen Anschauungen ergab sich naturgemäß die Indikation der Aderlässe im Lenz, da die Anhäufung des Blutes sonst zu Febris continua
führe, im Sommer deshalb, weil das verbrannte Blut leicht zum Gehirn
aufsteige und alle Säfte zu Schärfe und Fäulnis neigen. Viele Aerzte
widerrieten das sommerliche Blutlassen und nahmen, wenn es not tat,
den Schröpfkopf zur Hand, denn das Schröpfblut sollte sich durch
größere Subtilität auszeichnen, mit ihm ein ausgiebiges Quantum der
schädlichen Materie entzogen und dabei mehr die Kräfte geschont
werden. Gewissenhaft enthielt man sich nach der Hippokratischen
Lehre von der Phlebotomie zur Zeit der beiden Sonnenwenden, insbesondere zu jener des Sommers, man scheute dabei die beiden Tag-
und Nachtgleichen, besonders die Herbstgleiche. Der Anfang des
Hundsgestirns, womit die „dies caniculares" einsetzen, galt als ein
wichtiges Zeichen, den Aderlaß zu vermeiden.

Je nach der Jahreszeit wählte man die Venen der einen oder der
anderen Körperhälfte. „Aestas, ver dextras, hyems autumnusque
sinistras." Im Lenz und Sommer sollte die rechte Seite aufgesucht

werden, denn hier sind Blut und gelbe Galle im Ueberschuß vorhanden
und beide warme Säfte zugleich am flüssigsten; auf der rechten Seite
liegt die Leber, die Bereitungsstätte des Blutes, sowie die Vorrats-
kammer der Galle, die Gallenblase. Der linken Seite blieben Herbst
und Winter vorbehalten, die Perioden der kalten Humores, der schwarzen
Galle und des Schleims. Unterließ man in der Herbstzeit die Venaesektion, so drohten Quartanfieber, Melancholie (im humoralen Sinne),
überging man den Aderlaß im Winter, so führte dies zu Katarrhen
aller Art. Ob die schematische Scheidung nach Hemisphären mehr
auf Rechnung der hypothetischen Anordnung der Blutgefäße beruhte
oder auf verblaßte astrologische Vorstellung zurückzuführen war, entzieht sich einer befriedigenden Erklärung. Sollte etwa damit der einst-
malige Glaube zusammenhängen, wonach die Sonne die Herrschaft über
die rechte, der Mond über die linke Körperseite besitze?

Ein reichhaltiges Register von Aderlaßanzeigen weisen die einzelnen Monate des Jahres auf. Das Salernitanische Lehrgedicht, aus
welchem die Kalender der späteren Jahrhunderte nahezu wortgetreu
die diätetischen Vorschriften und Regeln vom Blutlassen in faßlichen
Sprüchen verarbeitet haben, ist für das Mittelalter vorbildlich. Wie
in jedem Monate bestimmte Speisen, das Bad und anderweitiger Lebens-
genuß erlaubt oder untersagt werden, so wechseln auch die Indikationen,
sei es zur Vornahme oder Unterlassung der „minutio", ohne daß in
der Auswahl, die die einzelnen Schriftsteller verkünden, stete Uebereinstimmung herrscht. Günstige Monate sind vor allem April, Mai,
September und November, widerraten werden März, Juli und August.
Oder aber die Termine werden, um dem Gedächtnis des Volkes ent-
gegenzukommen, an gewisse Tage geknüpft, so an die Festtage der
Heiligen: Blasius (3. Februar), Philipp (1. Mai), Bartholomäus (24. August) und Martin (11. November). Gefürchtet war der 14. April, der
1. August und der letzte Tag des Dezembers, nach denen wir jedoch
in der Liste der später zu erwähnenden verbotenen Tage vergeblich
suchen.

Wieder sind es die Salernitaner, die je nach dem Monate einzelne
Venen zur Entleerung namhaft machen, z. B. jene des Daumens im
Februar, die Fußvenen im April, die Cephalica im Dezember. In den
volkstümlichen „Laßbüchlein", die wir als Dokumente zweiter Güte
nicht unterschätzen dürfen, wird dringend empfohlen, die Hauptvene
(V. cephalica) nur am 7. April, die Lebervene (V. hepatica) nur am
7. Mai, die mittlere Vene (V. mediana) nur am 7. September zu
inzidieren.

Auch die Tageszeit und Tagesstunde ist in der Lehre von
der Venaesektion von hoher Bedeutung. In die verschiedenen Abschnitte der 24 Stunden verlegte man die Herrschaft der Säfte, die
vom Sonnenaufgang an in sechsstündigen Intervallen einander ablösen:
Blut, gelbe Galle, schwarze Galle und Schleim. Schon Galen bevorzugt im Aderlaß die Morgenstunde vor der nachmittägigen Zeit, ihm
folgten die späteren Aerzte in der Meinung, das Blut wachse vom

ersten Morgen an an Menge, Kraft und Geschmeidigkeit und eigne sich am besten zu seiner Entnahme. Der normale Mensch lasse zur Ader bei Sonnenaufgang, der Choleriker am Mittag, der Melancholiker am Abend, der Phlegmatiker um Mitternacht. In dieses Diktum faßt Hasfurtus Virdungus den geltenden Glauben zusammen. Geschah dies allein um der Alterationen des Blutes willen, so griff man auch in der Absicht, die Dyskrasien der anderen Säfte zu beheben, zum Laßeisen und Schröpfkopf, je nachdem man sich den Humor mit der Tageszeit im Einklang stehend dachte. So sagt Avicenna, daß es Melancholikern fromme, wenn ihnen zu nächtlicher Stunde die Ader geschlagen werde. Chauliac ist wieder dafür, die kleineren Venen nur zur Abendzeit zu entleeren. Wie die Hippokratiker arzneiliche Hilfeleistung zur heißen und kalten Zeit vermieden, so sah man im ganzen Mittelalter helle, sonnige Tage als besonders geeignete Termine der Phlebotomie an. Herbstnebel und Winterfröste waren Gegenanzeigen, denn die an sich zähen dickflüssigen Säfte unterliegen dann allzu leicht der Stockung und dem Wärmeverluste. Die Windesrichtung war nicht Nebensache, Nord- und Ostwinde wurden bevorzugt, im Winter insbesondere die Tage des Südwindes zum Aderlaß ausgewählt.

III.

Es gibt medizinische Historiker, die auf das Mittelalter mit überlegenem Mitleid herabsehen und seine Natur- und Heilkunde als eine Kette von Irrungen und Täuschungen hinstellen. Deren Schwächen und vielseitige Einfalt wird freilich niemand verleugnen wollen, aber gerechterweise sollte ihre Darstellung nicht mit Spöttelei vermengt werden. Nur aus dem gesamten Ideenkreise des Zeitalters vermögen wir einen Einblick in die Vorstellungen der Menschen zu gewinnen, die sowohl auf die Erfassung der höchsten Gedankenprobleme wie auf das Naturverständnis in den Niederungen des täglichen Lebens bestimmend eingewirkt haben. Was der kritischen Objektivität abging, ersetzte man durch Anwendung phantastischer Kombinationen, die jedoch auf das einzige und oberste Ziel gerichtet waren: die Einheit und den Zusammenhang der Natur, die Harmonie der göttlichen Weltordnung zu verherrlichen. Die Erde galt als das Zentrum des Universums, der Mensch war der alleinige Zweck der Welt. Aus dieser Grundanschauung wird es begreifbar, wenn ernste Männer vermeinten, das Schicksal der Menschen sei in den Gestirnen geschrieben, und der Astrologe könne die lichte oder düstere Zukunft aus dem Bilde des Himmelsgewölbes weissagen. Auch in der Medizin setzt die Einbildungskraft über scheinbar offene oder wirkliche Tatsachen hinweg. Die Wege der freien Untersuchung sind nur spärlich erleuchtet, die Selbständigkeit des Urteils durch den Glauben an übernatürliche Kräfte, an eine gemeinsame Sympathie der Dinge und ähnliche Fälschungen der Beobachtung gehemmt.

Schon an früherer Stelle wurde gesagt, daß die Astrologia medica im Altertum systematisch bearbeitet und dem Mittelalter als ein vollendetes Ganzes hinterlassen worden war. Ohne in die absonderlichen und vielfach schwierigen Theorien der Sterndeuterei hier näher einzugehen, müssen wir ihnen dennoch einige Bruchstücke entlehnen, um in den folgenden Exkursen uns halbwegs verständlich zu machen. Wir glauben damit auch dem Fehler medizinischer Geschichtschreiber auszuweichen, die in der Betrachtung der Astrologia medica die notwendigen Kenntnisse vom Sternenglauben bedingungslos vorraussetzen, indes solche Annahme bei ärztlichen Lesern meist nur rudimentären Vorstellungen begegnet.

Die sieben um die ruhende Erde wandelnden Planeten, wozu auch Sonne und Mond gezählt wurden, dachten sich die Alten als beseelte Wesen und legten ihnen rein menschliche Eigenschaften bei. Danach stehen die einen unter sich in Freundschaft, andere hegen gegenseitige Abneigung. Der Außenwelt, zumal dem Menschen gegenüber, sind sie wohlwollend oder übelgesinnt; wie anderen Körpern kommt ihnen eine eigene Komplexion zu, die Elementarqualitäten der Wärme, Kälte, Trockenheit und Feuchtigkeit sind ihnen ebenso beschieden wie die Mischungen der Temperamente. Jeder Wandelstern regiert über bestimmte Tiere, Pflanzen, Metalle und Edelsteine, er steht zu ihnen in Analogien aller Art und überträgt auf sie die ihm innewohnenden Tugenden und Kräfte. Die Altersstufen des Menschen, die man deswegen sinngemäß in sieben Perioden teilte, unterliegen dem speziellen Einfluß eines der Planeten. Der Mond ist der Protektor der ersten vier Kinderjahre, ihm folgt als Regent der späteren Kindheit der indifferente Merkur, dann Venus, Sonne, Mars, Jupiter, der kalte Saturn endlich waltet über dem Greisenalter. In gleicher Reihenfolge setzt der Sternenglaube die Anordnung der Planeten nach ihren Umlaufszeiten in den Sphären, d. i. in den „sieben Himmeln" fest, zu unterst den Mond, zu oberst Saturn. Schon darum habe der Mond, der nächste Nachbar der Erde, so gewaltige Wirkung auf das Irdische. Jedes Jahr führt ein anderer Planet die Herrschaft, sie lösen einander auch im Regiment der Wochentage und der Tagesstunden nach festem Plane ab. Mehr noch, als dies die individuellen Fähigkeiten zustande bringen, liegt in dem Laufe und der abwechselnden Stellung der „irrenden Sterne" am Firmament das bedeutsame Moment ihrer Wirkung auf unser geistiges und physisches Leben. Während ihrer Wanderungen am Fixsternhimmel entfalten sie ihre Kräfte, je nachdem sie einem der zwölf Zeichen des Tierkreises sich nähern oder darin vorübergehend standhalten. Der Tierkreis (die Ekliptik) zerfällt in 360 Grade, von denen je 10 Grade einen Dekan bilden, sonach jedem Zeichen 3 Dekane oder 30 Grade zukommen. Jedes Zeichen des Zodiakus wird von einem Planeten beherrscht, in diesem seinem „Hause" gelangt er zur vollen Macht. Die Sonne ist Hausherr im Löwen, der Mond im Krebs, Mars im Widder und im Skorpion usw. Auch die Tierkreiszeichen besitzen ähnliche Eigenschaften wie die sieben Hauptgestirne, sie korre-

spondieren mit den vier Elementen, den Qualitäten, sind männlicher
oder weiblicher, je nach den Temperamenten von guter oder böser
Natur, fix oder beweglich, entweder am Tage oder bei Nacht wirksam.
Auch ihnen kommt ein starker Einfluß auf den Menschen zu, auf seine
Anlagen, Neigungen, körperlichen Vorzüge und Fehler.

In der gegenseitigen Stellung der Planeten untereinander und zu
den Zeichen des Zodiakus, in der Konstellation, liegt der Schwerpunkt
der Astrologie. Aus dem Verhalten des einzelnen Wandelsternes zu
dem eigenen Hause oder zu einem benachbarten oder entgegengesetzten
Hausherrn leitet die Sterndeuterei die wichtigsten Schlüsse ab. Aus
der relativen Stellung erklären sich die sog. Würden der Planeten,
worunter die Position im eigenen Hause als erste Dignität, der Eintritt in ein verwandtes Zeichen als zweite Würde oder die „Erhöhung",
die Gesellschaft zu dreien und zwar in einem bestimmten Dreieck des
Zodiakus als dritte Würde oder „Triplizität" bezeichnet wird. Jeder
Planet erfährt je nach seiner Stellung gewisse „Schwächen" und damit
eine Einbuße seiner Kraft. Planeten und Tierkreiszeichen treten gewissermaßen als Partner auf, sie vereinigen sich entweder in ihren
Tugenden und Sympathien oder fügen sich Abbruch und Schaden zu.
Um die Uebereinstimmung zu ergründen oder das Maß der para-
lysierenden Kräfte zu bestimmen, kurz um die wechselnden Sternenorte
festzustellen, ermittelt man ihre gegenseitigen Abstände, die Aspekte.
Stehen zwei oder mehrere Planeten derart zueinander, daß sie in einem
und demselben Zeichen des Zodiakus zusammentreffen, so nennt man
dies die Konjunktion. Beträgt der Abstand zweier Planeten 60 Grade
der Ekliptik, liegen also zwei Zeichen dazwischen, so sagt man, sie
schauen sich im Sechsschein an; erstreckt sich die Entfernung auf 90^0,
demnach über drei Zeichen, so ist dies der Geviertschein, Abstände
von 120^0 bedingen den Trigonalschein, solche von 180^0 die Opposition.
Das Anschauen aus dem Dreieck oder Sechseck bildet ein günstiges,
Quadratur und Opposition ein übles Omen. Von nicht geringerer
Macht ist die Richtung und Geschwindigkeit des Planetenlaufes, und
ob sie sich rechtläufig und direkt in der Ekliptik von West nach Ost
oder umgekehrt, d. i. rückläufig bewegen. Im ersteren Falle wächst
die Potenz des Planeten wie mit dem Grade der Schnelligkeit und
erreicht seine Höhe während des Stillstandes. Endlich haben wir der
von den „Planetenhäusern" verschiedenen „Himmelshäuser" zu gedenken, die in der Astrologia judiciaria (der Vorhersagung des menschlichen Schicksals) eine hervorragende Rolle spielen. Es sind dies
zwölf in den die Erde umspannenden Horizont eingeteilte kreisförmige
Abschnitte (von den Astronomen als sphärische Zweiecke bezeichnet,
deren erste und Anfangsstelle jener Punkt der Ekliptik einnimmt,
welcher im entscheidenden Augenblick, so der Geburt, aufgeht und das
Haus des Aszendenten oder das Horoskop genannt wird. In Distanzen
von je 30^0 reihen sich das 2., 3. und die folgenden Himmelshäuser
an, die in Gemeinschaft mit den Standorten der Planeten an sich und
zu den Zodiakalzeichen berechnet die gesuchte Himmelsfigur ausmachen.

Aus den Charakteren und Eigenschaften der Planeten und Tierkreiszeichen ergeben sich allein die mannigfachen Influenzen auf Leib
und Seele des Menschen. Wir lassen billigerweise die psychische
Sphäre beiseite und wenden uns jener des Körpers zu. Jeder Planet
regiert, wie es schon Ptolemäus lehrt, eine Körperregion. Dem Saturn
gehört das rechte Ohr, die Milz, Harnblase, Vorderarm und Schienbein.
Jupiter herrscht unter anderem über Lunge, Leber und Füße, Mars
über das linke Ohr, die Adern und Geschlechtsteile, die Sonne über
die rechte Körperseite, das Herz usw. Der Venus gehört der Hals,
das Abdomen und die Fleischteile im allgemeinen; Merkur besitzt die
Arme, Hände, Schultern und Hüften, der Mond die linke Körperhälfte,
den Magen usw. In gleicher Analogie sind die vier Kardinalsäfte
dem planetarischen Regiment unterstellt: Das Blut Jupiter und Venus,
die schwarze Galle Saturn, die gelbe Galle Mars, der Schleim dem
Monde.

Entsprechend den physikalischen Eigenschaften der Planeten werden
von ihnen die Krankheiten beeinflußt. Saturn zeitigt die langwierigen,
Venus die mittleren, Merkur die variierenden, der Mond die remittieren-
den Leiden, Jupiter die kurzen, die Sonne die allerkürzesten Krankheiten. Mars sendet die aus der Hitze stammenden Störungen, wie
Tertianfieber, Erysipel, Epidemien, die Sonne die übrigen Hitzekrank-
heiten, Saturn jene der Kälte, wie z. B. Phthisis, Hydrops, Lepra,
Podagra, Krebs; Jupiter ruft die in Blutfülle bedingten Uebel hervor,
wie Pleuresie, Apoplexie, Venus die feuchtkalten Erkrankungen, so
Aposteme, Sexualleiden, Merkur die Geistesanomalien, der Mond die
Nervenleiden.

Weil die Säfte in gerader Relation zu den Planeten stehen, so
sind auch deren Aspekte in der Krankheitsprognose und ganz besonders
in der Therapie in Anschlag zu bringen. Genaues Augenmerk ist zu
richten, ob die Himmelsherren am Krankheitsbeginne in Konjunktion
oder Opposition sich befinden, ob zur Zeit der Krisis die Konjunktion
etwa die Kräfte des Patienten vermehrt oder vermindert hat. Ein
kaltes Zeichen wirkt auf den Kranken erkältend, ein heißes erwärmend
ein. So ist es beispielsweise von schlimmer Bedeutung, wenn der
Mond im Krankheitsanfang mit Mars und Saturn einen bösen Aspekt
einnimmt oder der Mond in einem mobilen Zeichen steht, weil daraus
Schwankungen im Verlaufe zu befürchten sind. Ungleich besser sind
stabile Signa, am günstigsten der Mondesstand in den Fischen. Ab-
führende Arzneien sind kontraindiziert, wenn der Mond in einem rück-
läufigen oder wiederkäuenden Zeichen (Widder, Stier und Steinbock)
steht, hingegen Brechmittel am meisten wirksam, wenn er sich in
einem retrograden Zeichen, wie im Krebs, bewegt. Die austreibende
Kraft eines Medikaments erhöht sich, wenn der Mond in ein feucht-
kaltes Signum, z. B. den Skorpion, tritt. Während in der Aderlaßlehre die direkte Korrespondenz der Qualitätmischung des Zodiakal-
zeichens mit der Komplexion des Kranken vorwaltet, verkehrt sich das
Verhältnis in der sonstigen Therapie seit Hippokrates' Zeiten in das

Gegenteil. Die Hitze ist mit kalten, die Trockenheit mit feuchten Mitteln zu bekämpfen.

Die Stellung der Wandelsterne, ihr Auf- oder Niedersteigen, die Raschheit oder Langsamkeit der Bewegung beschleunigt oder verzögert gleichfalls den Verlauf der Krankheit. Kein Gestirn besitzt jedoch größere Gewalt auf den Wechsel der humoralen Störungen, als der Mond. Schon sein Wachsen und Abnehmen, das verhältnismäßig schnelle Tempo, mit dem er den Platz am Firmament vertauscht, hier diesem, dort jenem Planeten nähertritt, bestimmte Grade der Ekliptik durchläuft und damit in kurzen Intervallen die zwölf Tierkreiszeichen berührt, nicht zu vergessen seiner Erdennähe und der damit gesteigerten Strahlenwirkung, alle diese Phänomene erklären den tiefen Glauben an die Anziehungskraft des Mondes.

Das Ansehen, das die ärztliche Gestirnkunde den sieben Planeten zollt, genießen in gleichem Maße die zwölf Zeichen des Tierkreises. Wie jene beherrschen sie die Regionen des menschlichen Leibes. Haupt und Antlitz gehören dem Widder, Hals und Kehle dem Stier, Arme und Hände den Zwillingen; der Krebs regiert die Brust, der Löwe den Magen und die Nieren, die Jungfrau die anderen Eingeweide; der Wage untersteht das Rückgrat und Gesäß, dem Skorpion die weichen und Schamglieder, dem Schützen die Hüften und Schenkel; über die Knie hat der Steinbock Gewalt, über die Schienbeine der Wassermann, den Fischen endlich sind Knöchel und Fußsohle kongruent. Die Qualitäten und deren Mischung sind in den Zodiakalzeichen ebenso enthalten wie in den Planeten, auch sie sind fix oder mobil, von gutartiger oder böser Natur und dominieren entweder bei Nacht oder am Tage. Alle diese Eigenschaften erheben die Sternbilder des Tierkreises zu wichtigen Faktoren in der Krankheitsdiagnose, Prognose und Therapie, wozu noch ihre Doppelbestimmung als Häuser der Planeten das ihrige beiträgt. Eine Reihe von Kombinationen läßt sich daraus formulieren, über welche wir jedoch hinweggehen wollen, um auf die „Himmelshäuser" den Blick zu lenken, deren Betrachtung der Nativitätsstellung und auch anderweitiger Prophezeiung zugrunde liegt. Das erste Haus der Himmelsfigur gehört dem Kranken und seinem Himmelsherrn; es ist der Ausgang der Zukunftsberechnung, somit auch des Krankheitsverlaufes. Das vierte Haus gehört der Arznei, das sechste (nach anderer Version das siebte oder das zehnte Haus, das bedeutungsvolle „medium coeli") dem Arzte, das sechste zugleich der Krankheit, das achte dem Tode. Vereinigen sich im Hause des Aszendenten, d. i. im ersten Hause, gute und glückbringende Planeten, die nicht in retrograder Bewegung oder in Verbrennung (d. h. in nächster Sonnennähe) sich befinden, so steht es mit dem Patienten günstig; kommt ein Signum terreum im Hause der Krankheit zum Vorschein, so stammt diese aus der Kälte, tritt ein Signum aereum ein, so ist sie in Wärme und Feuchtigkeit bedingt. Damit ist aber die Weissagung noch nicht zu Ende. Aus der Himmelsfigur und dem Aspekt ist zu ersehen, ob der Herr des Hauses für sich oder in Gemeinschaft mit anderen

Planeten mächtig oder außerstande ist, um auf die Krankheit hin-
zuwirken, selbst die Tauglichkeit des Arztes kann man aus dem Himmels-
bilde abschätzen, denn wenn das siebte Haus und sein Herr verhindert
sind, so ist es an der Zeit, nach einem andern Arzte sich umzusehen.

Auf dem Zusammenwirken der Planeten und Tierkreiszeichen beruht auch die astrologische Aderlaßlehre. In ihr nimmt der Mond den
ersten Rang ein, die andern Wandelsterne treten relativ zurück, ohne
jedoch, wie es ihrer Bedeutung entspricht, als Wegweiser in der
Phlebotomie vernachlässigt zu werden. Von wesentlicher Ingerenz
ist die Natur des Planeten, seine Qualität und Haltung im ganzen,
ferner die Frage, ob er wohlgesinnt, feindselig, glückbringend, un-
heilvoll ist. Seine Herrschaft, die er über bestimmte Körperteile und
einen der vier Humores ausübt, ist ebenso maßgebend wie die Stunde,
in welcher er regiert. So ist es durchweg von Uebel, in der Stunde
Saturns die Ader zu schlagen; wenn die Stunde Jupiters und der andern Planeten weniger gefürchtet wird, so ist sie dennoch nicht zu
wählen, wenn es sich um die Evakuation jenes Humors handelt, der
dem betreffenden Himmelsherrn untertan ist. Zu solcher Stunde Blut
zu lassen ist nachteilig und schwächend, weil gerade in dieser Frist
eine Stärkung und Vermehrung des Saftes vor sich geht, beispielsweise
die gelbe Galle in der Stunde des Mars zunimmt. Außerdem ist die
Vorsicht ratsam, das Haus, die Aspekten, die auf- und absteigenden
Zeichen nicht aus dem Auge zu verlieren. So ist die Konjunktion des
Mondes mit Jupiter und Venus im Aderlaß günstig, jene mit Saturn
böse, am schlimmsten, wenn der Mond zur Sonne in der Opposition
oder gar in „via combustionis" steht. Der Sechs- und Dreischein des
Mondes mit Merkur gilt als „mittlerer" Aspekt, befinden sich die beiden
aber im Geviertschein zueinander, so ist dies eine üble Prognose. Die
Würde des Planeten an sich, die Stellung im eigenen Hause und die
Erhöhung bildet eine gute Anzeige, die an Wert gewinnt, falls der
Planet in das Stadium der Triplizität vorrückt und überdies die Komplexion des Menschen mit der Eigenart der konkurrierenden Sterne
übereinstimmt.

In medizinischen Dingen ist es ausschlaggebend, ob der Planet
zum Zodiakus eine freundliche oder unglückliche Position einnimmt.
Insbesondere ist es der Mond, von dessen dominierendem Einfluß fast
nur die Schriftsteller sprechen, wenn sie die astrologischen Grundsätze
der Venaesektion des langen und breiten erörtern. Um nicht Gesagtes
zu wiederholen, sei daran erinnert, wie sehr des Mondes Wirkung auf
den Menschenkörper sich manifestiert. Galens Ausspruch: „Luna
gubernat non potentia caeteros planetas, sed vicinate exuperans" ist ein
Leitsatz der ganzen späteren Medizin. Im allgemeinen sind der 7.,
14., 21. und 28. Mondestag gelobte „Laßtage". Beda Venerabilis
warnt in seiner Schrift vom Aderlaß aus dem 8. Jahrhundert vor dem
5., 10., 15., 20., 25. und 30. Mondestag. Die Salernitaner lehren, das
Blutlassen sei vor dem 5. und nach dem 25. Mondestag zu widerraten,
da vor dem ersteren Termin das Blut mit dem Monde zugleich wachse,

nach dem letzteren Zeitpunkt mit ihm abnehme, überdies im Neumond das Schröpfen den Vorzug verdiene. Avicenna, der sich auffallend skeptisch gegen astrologische Lehrmeinungen verhält und sie als zweifelhaft (ambiguitas) hinstellt, ist gleichwohl der Ansicht, Ventosen in Mitte des Monats zu setzen, weil die Humores am Beginn des Monats noch nicht in Bewegung sind und gegen dessen Ende sich quantitativ wieder vermindern. Die Anwendung des Schröpfkopfes, welchem man den Beinamen eines „Vicarius phlebotomiae" zulegte, ist ein vielgesuchtes Auskunftsmittel in übel berufener Aderlaßzeit, demnach der Kreis seiner Indikationen ein beträchtlich erweiterter. Vereinzelt steht der Ratschlag Arnalds von Villanova, innerhalb des 15. und 30. Mondestages die Vena cephalica bei Leberleiden zu eröffnen, es sei denn, daß der Mond in den Zwillingen steht, die über die Arme gebieten. Ganivet wiederum stellt ein Schema der 30 Mondestage auf, worin er gute, indifferente und schlimme Aderlaßtage nach verschiedenen Kriterien bezeichnet. Chauliac lobt das helle Mondeslicht bei der Phlebotomie, darum sei sie vorzunehmen am 7., 9., 11., 17., 19. oder 21. Tage. Die sogenannten verbotenen Tage (dies aegyptiaci, dies gorgones, deren es 24 im Jahre, 2 in jedem Monat gibt), an denen jedes menschliche Beginnen, auch das Blutlassen fehlschlägt, sind von alters her gemieden.

Die Gestalt des Mondes wird in der Aderlaßlehre ganz besonders gewürdigt. Die Mondesphasen korrespondieren mit den vier Altersstufen, und der Spruch: „Luna vetus veteres, juvenes nova luna requirit" bleibt zu allen Zeiten maßgebend. Auf die Mondesviertel sind die vier Temperamente aufgeteilt; darum sollen im ersten Viertel die Sanguiniker, im zweiten die Choleriker, im dritten die Phlegmatiker, im vierten die Melancholiker zur Ader lassen. Die Stellung des Mondes in den zwölf Zeichen des Tierkreises ist ein weiteres Moment in der sideralen Blutentziehung. Obenan steht das Geheiß des Ptolemäus, den Aderlaß zu vermeiden, wenn der Mond in jenem Zeichen steht, das den betreffenden Körperteil beherrscht. So ist es vom höchsten Nachteil, an Händen und Armen, den am häufigsten benützten Stellen, zu venaesezieren, wenn der Mond sich im Zeichen der Zwillinge bewegt; die Phlebotomie an den Knöcheln des Fußes verbietet sich, falls der Mond in das Sternbild der Fische eintritt. Doch nicht bloß die Mondesstellung in einem der Zodiakalzeichen ist zu beachten, auch die Natur des letzteren verlangt Aufmerksamkeit. Es ist wohl zu erwägen, ob die Qualitäten des Tierkreiszeichens jenen des Menschen kongruent sind oder nicht, was von Belang wird, je nachdem man das Blut allein, die gelbe oder schwarze Galle oder den Schleim zu entfernen beabsichtigt. Will man Kranken von ausgesprochener cholerischer Komplexion zur Ader lassen, so tue man dies, wenn der Mond im Widder oder Schützen steht, denn sie sind Signa calida et sicca, konform der gelben Galle. Handelt es sich um einen Patienten von melancholischem Geblüt, so wähle man den Mondesstand in der Jungfrau oder im Stier, die einen kalttrockenen, sogenannten erdigen Charakter besitzen. Dem Blute sind die Signa calida et humida (aerea) parallel: Zwillinge,

Wage und Wassermann. Auf den Schleim beziehen sich die Signa
frigida-humida (aquea): Krebs, Skorpion und Fische. Nebenbei ist zu
beachten, daß der Mond in der Wage „in prima facie", d. h. in den
ersten 10 Graden, im Skorpion innerhalb des zweiten und dritten
Segments sich aufhält, weil sonst die direkte Sonnenbestrahlung den
Erfolg vereitelt. Im ganzen sind stabile und retrograde Zeichen minder
geschätzt als mobile.

Bei der sorgfältigen Auswahl der astrologischen Anzeigen, die den
Zeitpunkt der Phlebotomie umgrenzen, überrascht es nicht, wenn nach
getanem Eingriff das Aderlaßblut einer genauen Prüfung unterzogen
wird. Analog den Vorschriften, die Avicenna in zehn Regeln zusammenfaßt, um aus der Beschaffenheit des Harns die Indikationen der Venaesektion abzuleiten, bildet die Beurteilung des entleerten Blutes den
Gegenstand ärztlichen Augenscheines und wird unter anderem bei
Virdung in einem besonderen Kapitel abgehandelt, von Chauliac aber
mit dem lakonischen Kommentare abgefertigt: Ist das Blut von guter
Beschaffenheit, so sei dies ein Beweis, daß das zurückgebliebene noch
besser wäre, ist es aber schlecht, um so besser, daß es entzogen würde.

IV.

Wenn in der Darstellung des Aderlasses und seiner Beziehungen
zur Sterndeutekunst mehr der Anschaulichkeit des Ganzen als den
Einzelheiten Rechnung getragen wurde, so geschah dies mit Absicht.
Weder die Aderlaßlehre und ihre zeitliche Entwicklung zu verfolgen,
noch weniger die astrologischen Grundsätze in größerem Rahmen auf-
zuzeigen, war uns im Sinn gelegen. Nur die Verkettung der beiden
Doktrinen, die der mittelalterlichen Heilkunde ein so merkwürdiges
Gepräge verleiht, schien uns des Interesses wert. Und doch würde
der Skizze ein Mangel anhaften und die Wiedergabe der geschicht-
lichen Tatsachen eine um so größere Einbuße erleiden, wenn wir über
die Begleiterscheinungen der Astrologia medica gänzlich hinweggehen
würden. Es ist uns keineswegs darum zu tun, etwa dem Geschicke
uns zuzuwenden, das diesem Zweigespann während des 16. Jahrhunderts
und darüber hinaus beschieden gewesen war, oder die Gründe nachweisen zu wollen, weshalb der ursprüngliche Beifall abgenommen und
in Gleichgültigkeit sich aufgelöst hatte. Das ganze Lehrsystem hat
am Ausgang des Mittelalters seinen Abschluß erreicht, die spätere Zeit
kaum Neues hinzugefügt. Aber nach einer anderen Seite möchten
wir den Gegenstand noch in Kürze besprechen, weil er in seiner kultur-
historischen Bedeutung eine Folie der medizinischen Tradition bildet.

Die in den Schriften der Gelehrten niedergelegte und auf den
hohen Schulen verkündete Weisheit war nicht auf die „Buchärzte"
allein beschränkt geblieben; sie fand zahlreiche Anhänger in der Laien-
welt und durchdrang die breiten Schichten des Volkes. Der Aderlaß
war im Mittelalter zu einem alltäglichen Ereignis geworden, zu einer

Gewohnheit, an der sich Hohe und Niedrige ergötzten. Frühzeitig wuchs er zu einem Stück Volksheilkunde heran, die bekanntlich gerade ihren imaginären Inhalt aus der Schulmedizin vergangener Zeiten zu entlehnen pflegt. Freunde und Verwandte unterzogen sich in Gesellschaft der Phlebotomie, auch die Dichtung berichtet von solcher Sitte. So schildert uns Gottfried von Straßburg, wie König Marke, Tristan und Isolde gemeinsam sich zur Ader ließen und den Tag im Bette und in aller Stille verbrachten. Bei den Westgoten untersagten die Gesetze die Vornahme des Aderlasses an Edelfrauen, wenn nicht Verwandte oder Dienstleute anwesend waren, „weil derlei Gelegenheit leichterdings zum Gespött werden konnte". Kreuzfahrer erquickte man bei Heimkehr mit Bad und Aderlaß. Wer im nördlichen Deutschland der Venaesektion halber sich der nötigen Ruhe hingab, konnte nicht vor den Richter geladen werden. Große Herren errichteten in Abteien eigene Stiftungen und bedingten sich dafür das Recht aus, die Aderlaßtage in den geweihten Räumen zuzubringen. War auch der Aderlaß, wie einst zur römischen Kaiserzeit, nicht mehr eine Strafe der Soldaten, so hatte sich dennoch der schon in Rom geübte Brauch während des Mittelalters erhalten, den Pferden drei- oder viermal des Jahres zur Ader zu lassen, und zwar aus keinem anderen Grunde, als der Rücksicht auf die Gesundheit.

Ein lehrhaftes Beispiel periodischer Venaesektionen bilden die Vorschriften der Mönche im Mittelalter. Corradi hat über dieses Kapitel ein reichhaltiges Quellenmaterial gesammelt. In den Klöstern war seit dem 9. Jahrhundert die „minutio sanguinis" eine feststehende Einrichtung; vier- oder fünfmal im Jahre nach den Terminen, die im Regimen Salernitanum wiederkehren, wurde allen Brüdern zur Ader gelassen. Reiche Ordenshäuser besaßen ihre Rasores, die zugleich als Minutores fungierten. Es ist kaum wahrscheinlich, daß dieser Unfug aus Gründen der Fleischabtötung, wegen Unterdrückung sündhafter Begierden in Aufschwung gekommen war. Damit stünde im Widerspruch die allgemeine, selbst in den Konventen von strengster Observanz geübte Gepflogenheit, die Tage der obligaten Blutentziehung „recreationis causa" mit mancherlei Bequemlichkeit auszustatten, die Pflichten des Chorgebets und anderen geistlichen Dienst zu erleichtern. vor allem aber ausgiebige Zulage an Kost und Wein den infolge der „Lässe" geschwächten Religiosen zu gewähren. Der Klosterbrauch wich wenig von den weltlichen Gewohnheiten ab, denn auch in Adelskreisen waren die Laßtage eine willkommene Gelegenheit zur Veranstaltung opulenter Tafelfreuden und sonstiger Kurzweil.

In der volkstümlichen Verteilung des Aderlasses auf die Jahreszeiten ist der astrologisch-medizinische Gedanke anscheinend zurückgeschoben, dafür die Vorstellung von der intermittierenden Zu- und Abnahme des Blutes und seinen qualitativen Aenderungen im Bewußtsein der Laien vorherrschend. Dem Fürsten stand der Hofastrologe, meist mit dem Leibarzt identisch, zur Seite, der nach den Regeln der Kunst Blutlassen und Arzneigebrauch vorschrieb. Wie nahe war es gelegen, wenn ebenso den gemeinen Mann die Wißbegierde verlockte, die Geheimnisse des Firmaments sich für des Lebens Notdurft nutzbar zu machen, und das Volk sich nach verläßlichen Ratgebern umsah, um das Blut zur rechten Stunde und aus der richtigen Ader entleeren zu lassen. Die Aderlaßregeln wurden popularisiert, in „Laßbriefen", Almanachen, sogenannten Praktiken und Kalendern jedermann zugänglich gemacht. Das Aderlaßmännchen, umrahmt von den zwölf Tierkreiszeichen, die mit scharfen Strichen nach den von ihnen beherrschten Körperstellen hinweisen, durfte in keiner ordentlichen Wohnstube fehlen, der Buchdruck hatte sich beizeiten der Massenerzeugung solcher Einblattbilder bemächtigt. Bader und Scherer, deren Händen das Schröpfen und Aderlassen anvertraut war, taten sich als Ausleger der Figuren und Zeichen des „Laßzettels" nicht wenig zugute und schürten den Mißbrauch, der mit diesem trüben und von neuem getrübten Bodensatz astrologischen Wissens in Aufschwung gekommen war. So war es in Nürnberg üblich, daß Barbierer vor ihrer Türe neben den gleißenden Barbierschüsseln eine Aderlaßbinde aushängten, um den Kunden die auserwählten Tage des Blutabzapfens anzupreisen. Dem Handwerk des Chirurgen war die Praxis der Phlebotomie ausschließlich überwiesen; Doktoren und Magister ließen sich allenfalls herab, die Indikation zu stellen, die Vornahme des Eingriffes hielten sie aber unter ihrer Würde. Hingegen verschmähten es schulmäßige Aerzte wie Mathematiker nicht, Praktiken und Kalender herauszugeben und mit Aderlaßregeln zu versehen. Unter den Astronomen sei hier nur an den großen Johannes Kepler erinnert, der als Mathematicus der steirischen Landschaft (1594 bis 1600) jährlich von Amts wegen einen Kalender zu verfassen, darin die Witterungsverhältnisse des kommenden Jahres, sowie die hauptsächlichen Staatsbegebenheiten vorauszubestimmen hatte. Getreulich ist nebstbei Tag für Tag verzeichnet, „ob auserwählt, mittel oder böse zu lassen", Schröpfen, Arzneinehmen usw. rätlich sei.

Weit langsamer als die alchemistischen Träumereien verblaßten die Ideen von der Influenz der Sterne. Gerade die Rätsel ihrer Bewegung reizten immer wieder zu Versuchen, in ihre Sprache einzudringen, aus ihr die Wendung der Dinge vorherzusagen. Derlei Prognostiken spuken noch gegenwärtig in den Meinungen des Volkes. Wie die Säftelehre der Alten im medizinischen Aberglauben fortlebt, so ist der Mondeseinfluß auf Gesundheit und Krankheit, auf unser Tun und Lassen ein zäh haftender Gedanke in vielen Köpfen. Noch heutzutage sind unsere Bauernkalender mit symbolischen Zeichen geschmückt, aus denen die Landleute die glücklichen oder verbotenen Tage in allerlei Unternehmungen herauslesen, der Wissende aber die Spuren aus Planetenbüchern längstvergangener Zeiten zu erkennen vermag.

Benutzte Literatur.

Aetius, Tetrabiblos, per J. Cornarium. Basel 1549. — Albucasis, De chirurgia. Arabice et latine, cura Joh. Channing. Tom. II. Oxonii 1778. —

Alchabitius, Astronomiae judiciariae principia tractans cum Joannis Saxonii comment. additis annotationibus per Magistr. Petr. Turellum. 79 fol. Lugduni (ohne Jahreszahl, nach Grässe gedruckt 1512—1521). — Arnald von Villanova, Opera. Lugd. 1509. — Articella. Venetiis 1507. — Avicenna, Canon medicinae. Ed. Andr. Alpagus Bellunensis. Venetiis 1582. — Bauer, Jos., Geschichte der Aderlässe. Gekrönte Preisschrift. München 1870. — Beda Venerabilis, Opera. Basil. 1563. De minut. sanguinis libellus. Tom. I. p. 472—473. — Bouchè-Leclercq, L'astrologie grecque. Paris 1899. — Brandler-Pracht, K., Mathematisch-instrukt. Lehrbuch der Astrologie. Leipzig 1905. — Cardanus, H., Opera omnia. Ed. Sponius. In X. tomos digesta. Lugd. 1663. Astronomica, Astrologica, Tom. V. — Contradicentium medicorum lib. I., Tom. VI. — Chauliac, Guy von, Chirurgia. Lugd. 1559. — Collectio Salernitana ... da S. de Renzi. Tom. V. Napoli 1852 seq. — Flos medicinae, Tom. I. pp. 446—499. — De phlebotomia, Tom. I. p. 500 seq. — De adventu medici, Tom. II. p. 77 seq. — De phlebotomia liber explic. Reginaldus, comp. a Joanne de Aquila, Tom. III. p. 255 seq. — De instructione medici secundum Archimathaeum, Tom. V. p. 338 seq. — Corradi, A., Della minutio sanguinis e dei salassi periodici. 1887. R. Ist. Lomb. di sc. e lett. 1887. Juli. annal. univ. Vol. 285. — Delaure, L., Essai sur l'histoire de la saignée. Mayenne 1886. — Drechsler, A., Astrologische Vorträge. Dresden 1855. — J. Firmicus Materni jun. Siculi, v. c. ad Marlovium Lollianum Astronomicon libri VIII., per N. Prucknerum ... vindicati. Basil. 1533. — Gaddesden, Rosa anglica. Venet. 1516. Fol. 93. — Galenos, Cl., Opera. Ed. Kühn. Vol. IX. p. 90 seq.; Vol. XI. cap. 11, cap. 15; Vol. XIX. p. 270 seq., p. 374 seq., p. 529 seq. — Ganivet, Jon., Amicus medicorum. Lugd. 1550. — Geuss, Methodus curandorum morborum mathematica. Francof. 1613. — Gordon, B., Practica, dicta Lilium medicinae. Venet. 1496. — Gottfried von Strassburg, Tristan und Isolde. Neu bearb. von Wilhelm Hertz. IV. Aufl. 1904. S. 334. — Hecker, J. F. K., Geschichte der Heilkunde. Berlin 1829. II. Bd. S. 252. — Hippokrates, Sämtl. Werke, übers. von R. Fuchs. München 1895—1900. — Hyrtl, J., Das Arabische und Hebräische in der Anatomie. Wien 1879. S. 120, 215. — Indagine, Introductiones apotelesmaticae in Physiognomian, ... Astrologiam naturalem, Naturas planetarum. Ursellis 1603. — Ketham, Fasciculus medicinae. Venet. 1495. — Kiesewetter, Geschichte des Occultismus. 3 Bde. Leipzig 1895. — Magnus, H., Der Aberglauben in der Medizin. Abhdlgn. z. Gesch. d. Medizin. Heft VI. Breslau 1903. — Mayer, E., Handb. d. Astrologie. Berlin 1891. — Mirandolla, Pico della, Ausgew. Schriften, übers. u. eingel. von A. Liebert. Jena u. Leipzig 1905. S. 245—292. — Oefele, F. v., Verbotene Aderlaßtage in der Keilschriftkultur. Wien. med. Blätter 1902, H. 10. — Oefele, F. v., Die Astrologie in d. babylon. Heilkunde. Janus, XII. Annee, 1907. Livr. IV. p. 196 ff. — Oribasius, Collectorum medic. libri XVII. Ed. J. Rasarius. (Nach Chonlant vor 1555 gedruckt.) — Petrus Aponensis (Pietro ab Abano), Conciliator ... Venetiis 1565. — Pons, Jac., Medicus seu ratio ac via ... Lugd. 1600. — Ptolemaeus, Cl., Liber quadripartiti ... Centiloquium Ptolemaei ... Centiloquium Hermetis ... Venet. 1519. — Rhazes, Lib. ad Almansorem ... Venet. 1508. — Sextus Empiricus, Ex recensione Imm. Bekkeri. Berol. 1842. — Sudhoff, K., Iatromathematiker, vornehml. im 15. u. 16. Jahrh. Abhandlungen z. Gesch. d. Med. Heft II. Breslau 1902. — Sudhoff, K., Zur Gesch. d. Lehre v. d. krit. Tagen im Krankheitsverlaufe. Wien. med. Wochenschr. Nr. 5 ff. — Sudhoff, K., Medizinisches aus babylonisch-assyrischen Astrologenberichten. Die mediz. Woche 1901, Nr. 41. — Sudhoff, K., Laßtafelkunst in Drucken des 15. Jahrh. Arch. f. Gesch. d. Medizin. Bd. I. Heft 3 u. 4. Leipzig 1908. — Virdungus (Hasfurtus), Nova medicinae methodus. Ettlingae 1532. — Idem, De cognoscendis et medendis morbis ex corporum coelestium positione libri IV. Venet. 1584. — Sprengel, K., Versuche einer pragmat. Geschichte der Arzneykunde. In 5 Teilen. III. Aufl. Halle 1821—1828. II. Teil, S. 482. — Zappert, G., Ueber das Badewesen mittelalt. u. späterer Zeit. Separatabdr. aus d. XXI. Bd. d. Arch. f. Kunde öst. Geschichtsquellen. Wien 1858, S. 103 u. 123.

Crato von Krafftheim.

1519—1585.

I.

Das große Jahrhundert der Reformation mit seinem Ringen auf religiösem Boden, seiner tiefen Umgestaltung der geistigen Bildung, dem Wandlungsprozesse der gesamten Kultur umfaßt auch in der Geschichte der Medizin eine Periode des Ueberganges vom Mittelalter zur Neuzeit, eine bedeutsame Strecke des Fortschritts und Aufschwungs. Mit den Künstlern und Gelehrten, die aus den wiedergewonnenen Schätzen der Antike verjüngte Kraft schöpften, an der unvergänglichen Schönheit und Wahrheit der Werke des Altertums sich begeisterten, wetteiferten die Aerzte. Auch sie wurden des Lichtes, das die Renaissance verbreitet, teilhaftig; und wenn wir ihren Segen vornehmlich darin erblicken, daß das Studium der Alten die Erlösung vom Drucke mittelalterlicher Denkgesetze einleitete, das Bewußtsein des Individuums erweckte, das rein Menschliche in der Empfindung und Vorstellung auslöste und den Humanismus zeitigte, so darf solcher Gewinn für die Heilkunde doppelt hoch veranschlagt werden.

An die Stelle der Schulwerke der Araber und Arabisten, statt der in fragwürdiger Latinität verdorbenen Bruchstücke aus den hellenischen Autoren traten nunmehr die Originalschriften des Hippokrates, Galens und anderer Meister, deren Sprache fast gänzlich in Vergessenheit geraten war, deren Lehren, jetzt gesäubert von dem Wust scholastischer Spitzfindigkeiten, gleich einer Offenbarung ihren Zauber auf die wißbegierigen Jünger ausübten. Die philologischen Mediziner, die Pioniere der Zeit, überlieferten mit ihrer Arbeit den Aerzten zugleich das köstliche Gut der freien, nüchternen Beobachtung, wie sie Hippokrates der Nachwelt vorgezeichnet hatte. Bisher galt Hippokrates, der sich in den Galenischen Kommentaren gleichsam im faschen Gewande als ein engverwandter Vorfahr des Pergameners ausnahm, als Philosoph und Theoretiker. Erst als die echten Schriften des Koers vorlagen, ermaß man den Abstand, der zwischen dem wirklichen und dem in Galens Werken verzerrten Bilde gelegen war. Die Besten unter den Aerzten säumten nicht, die Hippokratischen Grundsätze sich anzueignen und darnach zu handeln, die Menge jedoch hielt an Galen fest, der jedweden Zwiespalt der Meinungen mit seinem abgerundeten System zu lösen vermochte. Aber sein Lehrgebäude selbst und was die Araber als solches überliefert hatten, hielt der kritischen Forschung nicht immer stand. Gewichtige Dogmen, die die Arabisten jahrhundertelang in ihren Kommentaren auf das subtilste ausgesponnen hatten, erwiesen sich als Irrtümer, um deren Rettung willen die Schar der Reaktionäre erbitterten Streit erhob. Konnte Paracelsus in seinem Ansturm gegen den Pergamener und Avicenna den Beifall nur weniger Zeitgenossen erringen, um so tiefer saßen die Axthiebe, die Vesal gegen die Anatomie Galens geführt und damit am nachhaltigsten dessen Unfehlbarkeit untergraben hatte.

Hohenheims geniale Natur war den Zeitgenossen fremd geblieben, an seiner Mystik, die sich von jener des Jahrhunderts durch Gedankentiefe und eine ideenreiche Erkenntnis der organischen Welt und ihres Zusammenhangs abhob, nahmen sie Anstoß. Was Paracelsus in der Chirurgie geleistet, lag außer dem Gesichtskreis der Aerzte, selbst sein Verdienst um die Chemie schuf ihm mehr Feinde wie Anhänger, bestenfalls nahmen seine Gegner nur um des pharmazeutischen Inhaltes willen seine Schriften zur Hand.

Eine bewegte Zeit war in der Heilkunde angebrochen, ein frischer Zug in die Studierstube des Mediziners eingedrungen. Neue Weltteile waren entdeckt worden, Naturprodukte seltener Art, darunter ungekannte Arzneikörper ins Land gekommen. Die Pflege der Naturkunde, der Botanik und Mineralogie schlug neue Bahnen ein, aus ihnen empfing die Materia medica reichlichen Zuwachs. In der Leichenkammer wurde Schritt für Schritt das dunkle Gebiet des menschlichen Leibes aufgehellt und das Fundament alles ärztlichen Wissens, die Anatomie begründet. Aus der geheimnisvollen Werkstätte des Alchimisten gingen Heilmittel hervor, deren Kraft und Tugend die einen überschwenglich priesen, die anderen rundweg leugneten. Fremde Krankheiten, wie die Syphilis, das Fleckfieber, der Englische Schweiß, von denen die Griechen nichts berichtet hatten, zeigten sich und nötigten zu selbständiger Beobachtung. Rührige Buchführer vermittelten die Werke der Gelehrten, ein reger Briefwechsel verband Freunde und Bekannte, in Konsilien und Observationen teilten sie einander die Erfahrungen mit und waren begierig, gleiche Nachricht auch von anderer Seite zu erlangen.

Die deutschen Aerzte der Reformationszeit standen vorwiegend im Kreise der Humanisten. Der Drang nach Vervollkommnung und Bereicherung des in seiner Dürftigkeit erkannten mittelalterlichen Erbes spricht mit Deutlichkeit aus ihren Schriften. Noch waren auf deutschem Boden die ärztlichen Schulen mangelhaft; wer halbwegs über trockene Buchgelehrsamkeit hinaus sachliche Tüchtigkeit erreichen wollte, wanderte über die Grenze und suchte etwa in Padua, Bologna, in Paris oder Montpellier seine Bildung zu ergänzen. Aus der Fremde heimgekehrt, wuchs ein Geschlecht heran, das nicht lediglich empfangend aus dem Wissen anderer Nationen schöpfte, sondern mit sprichwörtlich gewordener Gründlichkeit daran ging, ein gutes Stück der

Mitarbeit in die eigene Hand zu nehmen. Die Fülle dessen, was deutsche
Aerzte zum Aufbau der medizinischen Disziplinen während des 16. Jahrhunderts beigetragen haben, wird immer wieder unsere Anteilnahme
erwecken. Aus ihrer Mitte sind vortreffliche Männer hervorgegangen,
auf deutschem Boden ist eine Summe fruchtbarer medizinischer Arbeit
geleistet worden. Schon die einzelne Persönlichkeit wird unseres Interesses wert sein, sofern sie in den Gang der Entwicklung der Wissenschaft tätig eingreift, in ihrer Erscheinung Licht und Schatten der damaligen Zeitverhältnisse sich wiederspiegelt. Eine solche Gestalt war
einer der vornehmsten Praktiker, der Kaiserliche Leibarzt Crato von
Krafftheim.

II.

Aus einer geachteten Bürgersfamilie stammend, die schon über
zwei Jahrhunderte in Breslau seßhaft gewesen, wurde Johann Krafft,
der sich später Crato nannte, am 20. (22.) November 1519 in seiner
Vaterstadt geboren [1]). Seiner Veranlagung nach und als einer der
fähigsten Schüler auf der Lateinschule zur Theologie bestimmt, bezog
er im Jahre 1534 die Universität Wittenberg, unterstützt von Gönnern
und mit einem Stipendium des Breslauer Magistrates ausgestattet. In
der Jugendzeit erfreute sich Crato der besonderen Zuneigung und Wert-
schätzung des Hauses Rhediger in Breslau; die Freundschaft, die ihn
mit diesem vornehmen Patriziergeschlechte verband, nahm auf seine
ganze Entwicklung bestimmenden Einfluß. Wittenberg, der Mittelpunkt der protestantischen Lehre, wo Luther und Melanchthon wirkten,
sollte dem Jüngling zu einer segensreichen Vorstufe seiner Laufbahn
werden. Von seinem Breslauer Schulrektor, dem Pastor Heß, an den
großen Reformator empfohlen, wurde unser Krafft Luthers Haus- und
Tischgenosse, von ihm in jeder Richtung väterlich geleitet und in
seinen Studien gefördert. Cratos Dankbarkeit gegen seinen Hausvater
spricht am deutlichsten aus der Tatsache, daß er lange nach seinem
Wittenberger Aufenthalt Luthers Tischreden, die er fest im Gedächtnis behalten, aufgezeichnet und veröffentlicht hatte.

Noch mehr als Luther lenkte Melanchthon die geistige Betätigung
des jungen Studenten, dessen Zimmergenosse der nachmals berühmte
Pharmakologe Valerius Cordus war. Der hochgebildete „Praeceptor
Germaniae", der begeisterte Verehrer des klassischen Altertums wußte
den lernbegierigen Schüler in den Kreis seiner Studien einzuweihen,

---

[1]) Das biographische Material ist entnommen: E. H. Henschel, Crato von
Krafftheims Leben und ärztliches Wirken. Denkschrift zur Feier des 50jährigen
Bestandes der Schlesischen Gesellschaft etc. Breslau 1853. — J. F. A. Gillet,
Crato von Crafftheim und seine Freunde. Ein Beitrag zur Kirchengeschichte. 2 Bde.
Frankfurt a. M. 1860. — H. Beer, Worte der Erinnerung an Crato von Krafftheim.
(Beilage z. Oest. Zeitschrift f. prakt. Heilkunde.) Wien 1862. — Joh. Cratonis
a Kraftheim, Archiatri Caesarii Consiliorum et Epistolarum libri VII, studio et
labore Laurentii Scholzii. Francof. 1591 et seq. Die in unserem Texte auf-
geführten Belegstellen beziehen sich auf die Ausgabe vom Jahre 1671.

in solchem Maße seine linguistische Gewandtheit auszubilden, daß Melanchthon späterhin seinen Stil als musterhaft, als „Dictio Cratoniana" bezeichnen konnte. Ob ihm die Philologie auch die Bekanntschaft mit den hellenischen Aerzten vermittelte und daran Gefallen finden ließ, entzieht sich des Nachweises. Sicher steht, daß Luther an seinem Liebling eine gewisse Neigung und Vorliebe zur Medizin entdeckt haben mochte und ihm deshalb selber anriet, statt der Theologie der Heilkunde sich zu widmen, „weil er seiner Komplexion halber zu schwach zum Predigen sei". Crato trat 1540, nachdem ihm der Magistrat der Vaterstadt das Stipendium verlängert hatte, zur medizinischen Fakultät über und erwarb inzwischen die philosophische Magisterwürde. Bald darauf vertauschte er Wittenberg mit Leipzig, ohne hier besondere Anregung in seinem Fache zu erfahren. Dafür eröffneten sich ihm neue Verbindungen mit gelehrten Männern, unter denen der berühmte Theologe und Linguist, Joachim Camerarius, der Vater seines nachmaligen Freundes, ihm am nächsten stand. Trotz der mannigfachen Vorteile, die aus den Leipziger Verhältnissen seiner allgemeinen Bildung erwachsen waren, zog es Crato nach Italien, nach der in höchster Blüte stehenden Schule in Padua. Dem armen Studenten wäre dieses Ziel kaum erreichbar gewesen, hätte er nicht als Begleiter der Augsburger Patriziersöhne Heinzel dort festen Boden gefaßt. In Padua war es vor allen J. B. Montanus (da Monte, 1490—1551), einer der gefeiertsten Lehrer und Praktiker seiner Zeit, der berühmte Galenist, der erste Arzt, der den klinischen Unterricht wiederzubeleben verstand, der, an Crato frühzeitig dessen Talent und inneren Wert schätzend, zu seinem Famulus alsbald in dauernden freundschaftlichen Verkehr getreten war. Mit diesem Manne auf das innigste vertraut, erwarb Crato eine Summe von Wissen, wie es nur wenigen Zeitgenossen beschieden gewesen sein mochte. Seinem Lehrer zeitlebens in dankbarer Gesinnung zugetan, gab er im Jahre 1559 dessen Konsilien („Consultationes medicae") heraus und leitete die Sammlung mit einer pietätvollen Erinnerung an den dahingegangenen Meister ein.

Als Paduaner Doktor übte Crato vorübergehend die Praxis in Verona aus, besuchte die vornehmsten Städte Italiens und langte zu Beginn des Jahres 1550 in Augsburg an. In den angesehensten Familien als Arzt und gern gesehener Gast verkehrend, kam er in Verbindung mit dem Hofstaat Kaiser Karls V., der vorübergehend in der alten Reichsstadt weilte. Ohne Zweifel knüpften sich hier die Fäden an, die seine späteren Beziehungen zum Kaiserhause vermittelten. Nach kurzem Aufenthalte kehrte er nach seiner Vaterstadt zurück, wo ihm der Magistrat die Stelle eines zweiten Physikus verliehen hatte.

Noch im Laufe des Jahres 1550 gründete er seinen Hausstand, wurde einer der gesuchtesten Aerzte der Stadt, dem zu Ehren schon im nächsten Jahre der Magistrat, seine Verdienste um die Verbesserung der städtischen Apotheken belohnend, eine Denkmünze prägen ließ. Mit den Freunden in regem Briefwechsel stehend, als Gelehrter und ärztlicher Ratgeber in ganz Deutschland angesehen, schien sich Cratos

Stellung in Breslau mit jedem Tage mehr zu heben. Denn nicht sein
Ruf als Arzt allein verhalf ihm zu Anerkennung; seine Hingebung
und mannhafte Parteinahme für die evangelische Glaubenssache, für
deren Ausbreitung und Befestigung, verschaffte ihm rasch einen zahlreichen Anhängerkreis. Seine unausgesetzten Bemühungen um den
Protestantismus, die Erfolge und Enttäuschungen, die er um der auf-
strebenden Kirche Luthers willen erfahren, können hier nicht näher
berührt werden. Wir verweisen auf Gillets gründliche Darstellung.
Nur so viel haben wir dem Wirken des jugendfrischen Arztes in seiner
Heimatstadt beizufügen, daß gerade der Zwiespalt seiner Glaubensgenossen im sogenannten Abendmahlstreite ihm viele und einflußreiche
Mitbürger entfremdet und empfindliche Kränkung verursacht hatte.

Nebstdem sollte ihm auch als Physikus eine unverdiente Zurücksetzung nicht erspart bleiben. Das Auftreten der Pest im Jahre 1553
bot ihm willkommenen Anlaß, der Stadt mit Unerschrockenheit bei
der Bekämpfung der Seuche zur Seite zu stehen, als Arzt sowohl wie
als Berater der Behörden. Schon damals war ihm das Studium dieser
verheerenden Volkskrankheit zu einer Lebensaufgabe geworden. Aber der
Ernst und der Freimut, mit dem er seine Anschauungen über die zweckmäßige Behandlung der Pestkranken aussprach, führte scharfe Gegensätze zu den Kollegen herbei und wie zu allen Zeiten gerade die
einsichtsvollen Aerzte am meisten der Mißgunst und dem Neide der
Berufsgenossen ausgesetzt sind, mußte auch Crato es erleben, daß die
von ihm verfaßte „Pestordnung" im Jahre 1555 auf Anstiften seines
Amtskollegen Dr. Spremberg beiseite geschoben und durch dessen
eigenes Elaborat ersetzt wurde. Solche Demütigung griff ihm tief in
die Seele, er sehnte sich von Breslau weg nach einer neuen Stätte
der Tätigkeit.

Sein Name, in Deutschland überall mit Achtung genannt, war
von den Augsburger Tagen her in der Wiener Hofburg nicht in Vergessenheit geraten. Auf Empfehlung einflußreicher Gönner, der beiden
Hofkanzler Held und Mehl, wurde er dem kranken Kaiser Ferdinand I.
zum Leibarzt vorgeschlagen, Ende Oktober 1560 seine Ernennung vollzogen. Nicht ohne Widerspruch sahen die Freunde dieser Wendung
in Cratos Lebensstellung zu, ja sie tadelten den glaubenstarken Partei-
gänger des Reformationswerkes, der nach dem katholischen Kaiserhofe
zu gehen sich anschicke, wo doch in der eigenen Vaterstadt die
gute Sache mehr denn zuvor seiner Mithilfe bedurfte. Derentwegen
schob er seine Uebersiedlung nach Wien auf, eilte nur dahin, wenn
das Befinden des Kaisers seine Anwesenheit erheischte, was freilich
immer häufiger geschah und im Herbste 1563 zu dauerndem Aufenthalt am Hoflager führte. Seines kaiserlichen Patienten zunehmendes
Leiden, die scheelen Blicke, mit denen Kavaliere und Schranzen auf
den ketzerischen Leibmedikus herabsahen, die Vielgeschäftigkeit des
Dienstes und vor allem die Entbehrung der Muße, die er den liebgewordenen literarischen Arbeiten widmen wollte, ließen ihn seines
Amtes nicht weniger als froh werden. Als Ferdinand I. am 25. Juli 1564

endlich seiner Krankheit, der Schwindsucht, erlegen war, zog sich Crato
dessen eigene erschütterte Gesundheit möglichste Schonung verlangte,
nach Breslau zurück. Doch schon im darauffolgenden Jahre berief
ihn Maximilian II. zu seinem ersten Leibarzt, eine Auszeichnung, der
er sich desto weniger entziehen wollte, da er schon zu Lebzeiten Ferdinand I. mit dessen Sohne, dem jetzigen Kaiser, in ein vertrauliches
Verhältnis getreten war. Dazu kamen die Hoffnungen, die der deutsche
Protestantismus auf den jungen Regenten und seine Toleranz in kon-
fessionellen Fragen mit Recht setzen durfte. Und in der Tat, Cratos
Glanzzeit war unter Maximilian II. heraufgekommen. Der Arzt und
intime Vertraute seines Herrn, der auf die Klugheit und Diskretion
des medizinischen Freundes unbedingt vertrauen konnte, stieg rasch
zu einer der einflußreichsten Personen am Habsburgerhofe empor, die
Evangelischen ehrten in ihm den gewandten Vertreter ihres Glaubens,
wer immer eine Gunst zu erbitten, die Sühne eines Unrechtes zu mildern, Vorteil oder Belohnung zu erhaschen trachtete, suchte Cratos
Vermittlung auf. Daß daneben sein Ruf als Arzt im ganzen Reiche
beträchtlich sich mehrte, bedarf nicht ausdrücklicher Erwähnung.

Maximilian zögerte nicht, seinen Leibarzt auch mit äußeren Aus-
zeichnungen zu ehren. Im Jahre 1567 verlieh er ihm den Adelstand
mit dem Prädikate Crato von Krafftheim, 1568 die Würde eines Pfalz-
grafen, mit welcher unter anderen Befugnissen das Privilegium verknüpft war, Doktoren der Philosophie, der Jurisprudenz und der Medizin
nach einem in Gemeinschaft mit zwei anderen Doktoren abzuhaltenden
Examen zu promovieren. Stets hatte Crato um die Person des Kaisers,
der, fortwährend kränkelnd, seiner Hilfe nicht entraten wollte, gegenwärtig zu sein. Auf allen Reisen, auf den Reichstagen in Speier und
Regensburg, in den Feldlagern zu Ebersdorf und Raab, bald in Wien
oder Prag zu längerem Aufenthalt genötigt, überall von hilfesuchenden
Kranken bestürmt, selbst aber leidend und der Ruhe bedürftig, ertrug
er nur mit dem Aufgebote stärkster Willenskraft die Beschwerden und
Anstrengungen des Dienstes. Am meisten litt er unter der ihm bei
solcher Ruhelosigkeit auferlegten Hemmung ungestörter geistiger Beschäftigung. Und doch trug auch hierin der Ernst seines Strebens den
Sieg davon. Die Römer und Griechen, die klassischen Philosophen und
Aerzte konnte er nicht missen, sie waren sein täglicher Umgang.
Darum pflegte er auf seinen Fahrten stets eine Handbibliothek mit
sich zu führen, daraus sich zu belehren, Kraft und Trost zu schöpfen.
Nur kurze Zeit war es ihm alljährlich gegönnt, Breslau aufzusuchen,
die Freunde seiner Jugend zu sehen, in den gelehrten Kreisen der Stadt
und unter den Anhängern der evangelischen Sache sein besseres Selbst
wiederzufinden.

Aus diesem Zeitraume (1562—1572) datieren nur kleine, nebensächliche Schriften Cratos. Dafür entwickelte er eine andere Seite
seines Schaffensdranges, die reiche konsultatorische Korrespondenz mit
Kranken aller Länder, einen lebhaften Briefwechsel mit zahlreichen
Freunden und Kollegen, darunter den bedeutendsten Männern Europas.

So günstig anscheinend, von aller Welt beneidet seine Stellung
war, so sehr ihn Maximilian als „intimum nostrum medicum et con-
siliarium" ausgezeichnet hatte, so wenig vermochte Crato Glück und
Zufriedenheit in seiner Lage zu finden. Bekümmert um die kranke
Gattin und den schwächlichen Sohn, die er in der Heimat zurückgelassen, selber leidend und des öfteren von Todesahnungen bewegt,
klagt er in den Briefen an die Freunde über das bittere Geschick, dem
er erliegen zu müssen befürchtet. „Enecor curis et curationibus aulicis,"
schreibt er am 16. Mai 1571 an Jordan (IV. 257). Er nennt sein Los
ein glänzendes Elend („splendida miseria"), dem er je eher desto lieber
zu entrinnen wünsche. Nur dem kranken Kaiser zuliebe hielt er stand.
Offene Gegner und geheime Feinde, denen der protestantische Günst-
ling schon lange ein Dorn im Auge war, wurden nicht müde, Cratos
Position zu schwächen, womöglich zu untergraben. Und was die Höf-
linge nicht erzielten, verstanden die Frauen und ihre Gewissensräte
geschickt ins Werk zu setzen. Die Kaiserin und die Jesuiten wußten
seine Ratschläge, so selten sie jetzt begehrt wurden, zu hintertreiben,
Maximilians Politik, so gnädig und friedfertig bisher den Lutheranern
gesinnt und ihrem Interesse entgegenkommend, schlug, wenigstens für
die Glaubensgenossen der österreichischen Erbländer, in kühle und ab-
wehrende Haltung um, aus welcher Crato unschwer die Ohnmacht seiner
Vermittlungsversuche erkennen konnte. Aber auch sein ärztlicher Einfluß sank immer mehr. Fremde Elemente verstanden es, am Krankenbette des Kaisers sich breit zu machen, und als Maximilian, von Crato
begleitet, im August 1576 in Regensburg, von einem quälenden Stein-
leiden befallen, schwer krank daniederlag, gelang es einer aus Ulm her-
beigeholten Kurpfuscherin, in die Behandlung des Patienten dreist sich
einzudrängen, obgleich er wie die anderen Leibärzte vor dem Monarchen
und dem versammelten Hofe gegen solche eines Regenten unwürdige
Zurücksetzung feierliche Einsprache erhoben hatten, war ihr Bemühen
umsonst. „Ich wollte nicht," sagt Crato, „für einen stummen Hund
angesehen sein, der seines Herrn Wohlfahrt durch Stillschweigen in
Gefahr setzt; der Kaiser habe treffliche Aerzte, wenn es ein anderer
nicht wage, wolle er (Crato) die Behandlung übernehmen." Vergeblich! Der erste Leibarzt ward an der Seite des kräuterkundigen Weibes
zur Rolle des Zuschauers herabgedrückt, bis der Kaiser endlich am
12. Oktober 1576 seinem Siechtum erlag [1]).

Tiefverstimmt verließ Crato den Hof und eilte der Heimat zu, wo
er nächst Reinerz in der Grafschaft Glatz ein Gut namens Rückers
erworben hatte. Doch die idyllische Ruhe des Landlebens war nicht
von Dauer. Rudolf II. bewog ihn, daß er auch ihm wie dem Groß-
vater und Vater seine Dienste widme. Zum Beginn des Jahres 1577
weilte er wiederum am kaiserlichen Hoflager in Prag. Hier mußte
Crato erfahren, wie seine Feinde über ihn herfielen und seine Behand-

---

[1]) Vgl. Senfelder, Kaiser Maximilians II. letzte Lebensjahre und Tod. Blätter
des Vereines f. Landeskunde in Niederöst. Jahrg. 1898, S. 47—75.

lung Maximilians zum Anlaß schnöder Verunglimpfung nahmen. Der neben ihm tätige kaiserliche Leibarzt Dodonaeus, Cratos Widersacher, soll einem damals erschienenen und auf Cratos Unfähigkeit abzielenden Pamphlete nahegestanden sein, worauf jedoch der Verleumdete keine Entgegnung veröffentlichen konnte, denn nach Bekanntmachung der Schmähschrift hatte ein kaiserlicher Befehl beiden Parteien strengstes Stillschweigen auferlegt.

Rudolfs Gesinnung gegen Crato entbehrte nicht des persönlichen Wohlwollens, der Kaiser hing an seinem ersten Arzte, der aber trotzdem in eine schwierige Lage geriet. Rudolf, von einer ererbten Schwermut ergriffen und in scheuer Zurückgezogenheit dahinlebend, ergab sich völlig den Träumereien der Astrologen und Adepten und überließ das Regiment anderen Händen. Daß unter solchen Umständen Crato, schon seiner Konfession wegen, angefeindet und beiseite geschoben, der trübsten Zeit seines Hofdienstes entgegenging, ist einleuchtend. Immer heftiger wurde er von seinem Leiden gequält, das er selbst einen Marasmus nennt, in Wirklichkeit vorgeschrittene Phthisis war. Nur mit äußerster Anstrengung vermochte er sein Amt zu versehen, das ihn fast jede Nacht an des Kaisers Krankenbett rief. Alles setzte er daran, vom Hofe loszukommen, aber Rudolf ließ ihn nicht ziehen (IV. 284). Wiederum wird er gezwungen, es ansehen zu müssen, wie prahlerische Charlatane seine Bemühungen durchkreuzen, wie alles darauf abzielt, ihn zu demütigen. Konnte er nur wenige Zeit vom Hofdienste frei werden, so suchte er sein „Rucurianum", wie er in Anspielung auf die Sorgenfreiheit das Landgut Rückers nannte, auf, um am eigenen Herd, in der Familie auszuruhen.

Wiederholt und dringend hatte er um Enthebung vom Amte gebeten, endlich im Herbst 1581 wurde ihm der Abschied gewährt, dem gebrochenen Manne das letzte Stück einer verkümmerten Freiheit zuteil. Zunächst in Rückers Erholung suchend, griff er zur Fortsetzung seiner abgebrochenen literarischen Arbeiten, bereitete verbesserte Ausgaben seiner älteren Schriften vor, gab die Konsilien da Montes in neuer, vermehrter Auflage heraus und wollte, was ihm so lange verwehrt geblieben war, seine Erfahrungen und Studien niederschreiben. Dem verwöhnten Weltmann mag jedoch die Beschaulichkeit eines schlesischen Gutsherrn auf die Dauer nicht genügt haben, er übergab das Gut dem Sohne und zog im Frühjahr 1583 nach Breslau, um den Freunden und den Bildungsquellen nähergerückt zu sein. Von dem Kreise alter Jugendgenossen mit Freude begrüßt, trat Crato an seinem Lebensabend noch mit neuen Bekannten in engste Fühlung, darunter mit Dudith von Horekowicz, dem geistvollen Humanisten. Obschon die meiste Zeit hindurch bettlägerig geworden, konnte er der Lektüre nicht entraten. So verlangte er die französischen Sedezausgaben der griechischen Klassiker, um sie bequemer handhaben zu können. Des Schreibens nicht mehr fähig, diktierte er 1583 seinem Freunde Weinrich den Kommentar über die Vorbeugung und Behandlung der Pestfieber in die Feder, ja noch im letzten Lebensjahre war sein vertrauter Kollege

Hermann dazu ausersehen, aus Cratos Munde den Wortlaut der „Assertio de peste" aufzuzeichnen und damit ein Vermächtnis dem nachkommenden Geschlechte zu übermitteln. Kaum war diese letzte, in ungetrübter Geisteskraft vollendete Arbeit abgeschlossen, so sollte deren Autor wie durch ein Verhängnis an die Verwüstungen der Seuche gemahnt werden, auf die seine Gedanken gerichtet waren. Im Frühjahr 1585 hatte die Pest in Breslau ihren Einzug gehalten, den dritten Teil der Bevölkerung dahingerafft und Crato die Gattin entrissen. Wenige Monate danach erlöste auch ihn der Tod von seinen Leiden, in den Armen seines Freundes Hermann schloß er am 19. Oktober 1585 für immer die Augen.

Schon der äußere Lebensgang zeigt uns Crato als einen hervorragenden Mann seiner Zeit. Als Leibarzt dreier Kaiser am glänzenden Wiener Hofe, in dessen Schoß das Geschick des deutschen Reiches, das Los der in den Vordergrund des Jahrhunderts gerückten religiösen Kämpfe entschieden wurde, stand er mitten in der politischen Bewegung. Nicht als stiller Beobachter oder klug schweigender Zuseher verfolgte er die Wandlungen des öffentlichen Lebens; die schwierige, anderen begehrenswerte Stellung eines kaiserlichen Archiaters war ihm keineswegs der alleinige Zweck des Amtes. Vollauf bemüht, den Reichtum an Wissen und Erfahrung in den Dienst zu stellen, persönliche Rücksichtnahme, die Sorge um die eigene, wankende Gesundheit beiseite setzend, erfüllte er noch eine höhere, ideale Mission. Aus der Tiefe des Gemütes, durch Beispiel und Erziehung war in ihm die Liebe zur evangelischen Lehre geweckt worden, Luthers vertrauter Umgang hatte sie zu klarem Bewußtsein ausgebildet. Während der Universitätsjahre sind es die glaubensverwandten Humanisten in Wittenberg und Leipzig, zu denen sich Crato am mächtigsten hingezogen fühlt; aus Italien zurückgekommen, wird der junge, tüchtig geschulte Arzt als eifriger Parteimann des lutherischen Bekenntnisses von den Patriziern und Bürgern der Vaterstadt umworben. Vor die Wahl gestellt, dem verlockenden Rufe Ferdinands I. Folge zu leisten oder abzusagen, war es gerade das religiöse Moment, das den Ausschlag gab, denn über alle Bedenken hinwegsehend, erhoffte er aus den engen Beziehungen, in die er mit dem katholischen Regentenhause treten sollte, am besten dem Reformationswerke dienen zu können. Das protestantische Deutschland teilte mit ihm diese Erwartungen, das allgemeine Vertrauen blieb ihm selbst dann bewahrt, als seine Geltung am Hofe gesunken war und Loyolas Jünger die Fäden der kaiserlichen Politik längst in die Hand bekommen hatten.

Nicht als einflußreicher Anwalt des jungen Glaubens allein erwarb er sich Freunde; seine rein menschlichen Eigenschaften, die Lauterkeit des Charakters, die Treue, Toleranz und Liebenswürdigkeit, die er in jeder Lage einhielt, ehrte die Welt, seine Bedeutung als Gelehrter hatten auch die Widersacher anerkannt. „Einen Mann von höchster Autorität, eine starke Säule der Protestanten, fromm und beherzt" nennt ihn A. von Haller. Als Schüler der Humanisten hat er die

Weltweisheit der Alten sich eingeprägt, als reifer Mann danach gedacht und gehandelt. Noch im späteren Lebensalter klagte er sich in falscher Bescheidenheit an, nicht genug Griechisch zu verstehen, um Platos Werke mit ganzem Genusse lesen zu können (V. 237).

Doch wir haben uns nicht zur Aufgabe gestellt, Crato nach seiner universellen Tätigkeit zu zeichnen, sondern als Arzt zu schildern und wenden uns zunächst seiner literarischen Tätigkeit zu. Sie zeigt uns den Deutschen, der bei den Griechen in die Lehre gegangen, aber das von ihnen erworbene Gut mit Selbstgeschautem und dem Fortschritte des Zeitalters in Einklang zu bringen bestrebt ist. Seine während der Breslauer Zeit verfaßten und in den unmittelbar darauffolgenden Jahren herausgegebenen Abhandlungen bekunden den wohlunterrichteten Schüler da Montes und befassen sich mit der Erklärung Galenisch-Hippokratischer Lehrsätze [1]). Aus den kompendiösen, zunächst der Hodegetik der Tironen gewidmeten Schriften spricht nur in bescheidenen Formen ein selbständiges Urteil; gleichwohl fehlt es nicht an guten Ratschlägen über Wege und Ziele des medizinischen Studiums, an wohlbedachten Fingerzeigen auf die Bedürfnisse des Berufes, vornehmlich die therapeutischen Aufgaben des Arztes. In den Pestschriften emanzipiert sich Crato, dem die Griechen nichts zu sagen wußten, allerdings von vielen herkömmlichen Lehrmeinungen der Araber und Arabisten, aber er gelangt, wie wir sehen werden, trotz redlichen Bemühens nicht über den Gesichtskreis der Zeit hinaus. Die schönste Frucht der schriftstellerischen Arbeit sind die Konsilien und Episteln des Meisters. Erstere geben uns ein treues Bild der praktischen Befähigung, jenes glücklichen Ebenmaßes von Klugheit und Takt, dessen der Arzt im Verkehr mit den Kranken niemals zu entbehren vermag. Nicht immer erwächst aus der Gelahrtheit allein, und mag sie noch so tief begründet sein, die Eignung zum Arzte. Der Persönlichkeit des Arztes wird der Kranke das meiste Vertrauen entgegenbringen und dieses umsomehr sich festigen, wenn die künstlerische Veranlagung und das Gemütsleben des Praktikers mit tüchtigem Wissen gepaart ist. Diese Vorzüge hatte Crato in sich vereinigt.

In den Episteln kommt seine gelehrte Bildung vor allem zum Ausdruck; nicht bloß die Fachbelesenheit, die ihm eigen ist, noch mehr das Verständnis für die geistigen Zeitfragen, die ihn unausgesetzt beschäftigen. Hier tritt er uns als vornehmer Privatmann entgegen, der von jedem äußerlichen Zwange befreit mit seinesgleichen in geistvollen

---

[1]) Cratos Abhandlungen reihen sich in chronologischer Ordnung wie folgt: Idea Hippokratica. 1554. — Methodus therapeutica ex Galeni et Montani sententia. Basil. 1555 et seq. — Ordnung oder Präservation zur Zeit der Pest. Breslau 1555 et seq. Lateinisch bei Scholz IV. — Isagoge medicinae. Venet. 1560 et seq. — Mikrotechne, 1560 et seq. (bei Scholz III). — Perioche methodica in libros Galeni. Sequitur Analogismus ... Basil. 1563 et seq. — Perioche methodica in Galeni de elementis. Basil. 1563 et seq. — Assertio pro libello suo germanico, in quo pestilentem febrem discernit. Francof. 1585 (bei Scholz VII). — De morbo gallico commentarius. Francof. 1594 (bei Scholz V).

Gedankenaustausch sich vertieft, nach fremder Meinung verlangt, die
eigenen Anschauungen offen ausspricht, dem Freunde vertraut, was gerade das Herz bewegt oder am Studiertische in Anspruch nimmt. Mit
Recht gesteht Henschel, nicht aus seinen Büchern, sondern aus seinem
Briefwechsel sei ihm „der eigentliche Crato" bekannt geworden.

Cratos Korrespondenz bildet eine wertvolle Urkunde der eigenen
Leistungen, zugleich einen nicht unwichtigen Beleg der kulturellen Verhältnisse des Gelehrtenlebens im 16. Jahrhundert überhaupt. Glücklicherweise ist sie in ganzer Vollständigkeit auf uns gekommen; in
neun Foliobänden umfaßt sie nicht weniger als 3031 Briefe von
426 Briefstellern aller Nationen und Stände. Diesen als Rhedigersche
Sammlung bezeichneten Schatz bewahrt die Breslauer Stadtbibliothek.
Cratos Konsilien und medizinische Episteln, welche größtenteils in der
genannten Autographensammlung enthalten sind, hat der mit dem
Autor eng befreundete Breslauer Arzt Laurenz Scholz 1589 in sieben
Büchern herausgegeben. Sie bilden die Hauptquelle der vorliegenden
Arbeit. Die Träger der ersten wissenschaftlichen Namen jener Zeit
glänzen in Cratos Briefwechsel. Voran Andreas Vesal (1514—1565),
der mit ihm von Madrid aus in Verbindung tritt, H. Capivaccio
(† 1589) in Padua, H. Donzellini († 1588) in Venedig, H. Mercurialis
(1530—1606) in Padua, Bologna und Pisa, Giovanni Argentier (1513
bis 1572) zuletzt in Turin, Guillome Rondelet (1507—1566) und Laurenz
Joubert (1529—1583) in Montpellier; aus der Schweiz sind es Conrad
Geßner (1516—1565) in Zürich und Theodor Zwinger (1533—1588)
in Basel, die mit Crato in regem Austausche der Gedanken stehen,
ebenso der Straßburger Professor Winther von Andernach (1487 bis
1574). Im Kreise der deutschen Aerzte überhaupt ist Crato der Mittelpunkt eines eifrigen Briefwechsels, ihm legen sie vertrauensvoll die
Entscheidung von Tagesfragen vor, sein Rat wird begehrt, mag es sich
um eine zweideutige Stelle in alten oder neueren Schriften, um Aufklärung in der Theorie oder Praxis drehen, um die Wirksamkeit eines
Heilmittels oder um die Kraft einer Therme handeln. Sein Ruhm
unter den Landsleuten darf um so höher bewertet werden, weil das
Vaterland bekanntlich dem eigenen Sohne das verdiente Lob vor-
zuenthalten pflegt und die engeren Kollegen lieber zu Unterschätzung
als zu gerechter Anerkennung bereit sind. Insbesondere die schlesischen
Aerzte verehrten Crato als ihr Haupt und Orakel. Unter den vielen
Heimatsgenossen, die während seines langjährigen Aufenthaltes am
Kaiserhofe als Briefsteller sich einfinden, nennen wir den fürstlich
Liegnitzschen Leibarzt Johann Hermann, die Breslauer Aerzte Kaspar
Hoffmann, Petrus Monavius (1551—1588), Wenzel Raphanus, Abraham
Seiler, Laurenz Scholz (1552—1599). Außerhalb Schlesien zählten zu
Cratos intimem Kreise der Nürnberger Physikus Joachim Camerarius
(1534—1598), der erbitterte Paracelsusgegner Thomas Erastus (1525
bis 1583) in Heidelberg und Basel, der Epidemiologe Thomas Jordanus
(1540—1585) in Iglau, endlich während der letzten Lebensjahre der
Humanist Andreas Dudith von Horekowicz (1533—1589), zuletzt in

Breslau. Die von Laurenz Scholz herausgegebene Sammlung von Konsilien und Briefen Cratos bildet ein lehrreiches Dokument der Zeitgeschichte, nicht bloß weil die wichtigsten Schriftstücke des kaiserlichen Leibarztes darin niedergelegt sind, sondern weil auch zahlreiche, vermutlich in Abschrift an ihn gelangte Konsilien und Episteln seiner vorgenannten Freunde Aufnahme gefunden haben.

III.

Wir können Cratos ärztliches Wirken nicht besser umschreiben, als wenn wir ihn einen der ersten Humanisten in der deutschen Medizin nennen. Durch die Schule da Montes in die Antike eingeführt, mit der verjüngt gewordenen Heilkunde aufs innigste vertraut, stand er auf dem Boden der wiedergewonnenen Anschauungen der hellenischen Klassiker. In Galen und Hippokrates wurzelt seine Bildung, sie verleihen ihm den Halt; doch nicht engherzig an die Griechen sich klammernd, gewinnt er aus ihren Schriften den freien Blick, die eigene Ueberzeugung. Denn der Zeit, die ihn umgeben, hatte keineswegs sein Geist sich abgewendet, alles, was das Jahrhundert an Errungenschaften erworben, war Cratos Eigentum geworden, der Fortschritt verlieh seiner Gedankenwelt Bewegungskraft, an allen Vorgängen, und waren sie auch den Irrtümern des Säkulums entsprungen, nahm er Anteil.

Den Wert der antiken Medizin preist Crato an vielen Stellen seiner Schriften. „Das Altertum ist die Quelle alles Guten, aus der wir das beste in unserer Wissenschaft schöpfen und geschöpft zu haben uns erfreuen" (VII. Analogismus, Einleitung). Galen war anfänglich sein Meister; doch je mehr er Hippokrates kennen gelernt, dessen Weisheit und Lehre von der ethischen Gediegenheit des ärztlichen Berufes sich angeeignet hatte, desto enger schloß er sich an ihn. Ueber Galen hinaus, wie ihn noch Montanus erfaßt und ausgelegt hatte, lernte er Hippokrates als den großen Meister der ärztlichen Kunst schätzen, er nennt ihn den Fürsten der Aerzte, Galen seinen Interpreten (III. 326). Ein andres Mal kennt er in Hippokrates das bleibende Fundament, im Galenismus nur ein darauf errichtetes Gebäude an (Isagoge, Einleitung). Je älter an Jahren, je reifer an Erfahrung er geworden war, um so fester baute er auf Hippokrates, der ihm als verläßlichster Gewährsmann galt. An seiner Hand wurde Crato, was den Ruhm seines Wirkens begründete, zum rationellen Empiriker.

In einer längeren an den Augsburger Patrizier J. H. Herwart gerichteten Epistel vom 25. Oktober 1557 (IV. 146 ff.) kommt sein Verhältnis zu den Griechen und ihren Interpreten zum Ausdruck. Seinem Lehrer Montanus, welchen nörgelnde Neuerer zu verunglimpfen trachten, rühmt er tiefste Gelehrsamkeit, Klarheit, Eleganz und Schmuck des Vortrages nach, sein Lehrtalent und die Methode des Unterrichtes hätte sich gewaltig abgehoben von der Kriecherei mancher

Lehrer, die mit der Popularität des Auditoriums liebäugelten, dabei
in gleißender Eloquenz Unverstandenes noch mehr verdunkeln, im
Wortschwall über das Wesen der Sache hinwegeilten. Wie sehr da
Montes Schriften begehrt seien, bewiesen die Plagiate, die unter
seinem Namen kursierten. Vor den Halbwissern und Charlatanen
müsse man die Schüler am ernstlichsten warnen, besonders vor
solchen, die alles dem lieben Gott anheimstellen, während sie in
ihrer Hohlheit und Unwissenheit den ärgsten Schaden anrichten,
dabei aber das Glück stets im Munde führen. Was die ärztliche
Schablone schon im Altertum verschuldet, sehe man an den Metho-
dikern, die Fehler der sogenannten Empiriker von heute seien nicht
weniger tadelnswert als sie einst von der gleichnamigen Sekte be-
gangen worden seien. Die Kunst allein heilt, mag sie der Wissende
besitzen oder der Unwissende sich ihrer blindlings bedienen. Alles,
was ohne Kunst und Wissenschaft geschähe, sei nach Hippokrates' Ausspruch trügerisch und gefahrvoll und, mit Galen zu sprechen, in nichts
von der Unwissenheit der Menge unterschieden. Sowie dieser die Erfahrung das eine, die Kunst das andere Bein dessen nennt, der in die
ärztliche Kunst eindringen wolle, müsse aber auch die „Ratio" zu
Wort kommen, um zur wahren Erkenntnis der Dinge zu befähigen.
Wer beides besitzt, sei der eigentliche Heilkünstler, nicht jener, der
lediglich den Büchern der Aerzte und der Erfahrung Unkundiger folgt.
    Das gleiche Thema behandelt Crato in einem Briefe an seinen
jungen Freund Petrus Monavius (VII. 604), als dieser sich anschickte,
Padua aufzusuchen. Seine Begeisterung für die hellenischen Aerzte
und Philosophen, das Lob der klassischen Bildung kehrt in Cratos
Episteln immer wieder. Am 11. Februar 1582 ermahnt er P. Monau
(I. 193), nicht auf Galens Werke allein sich zu beschränken, obgleich
er selber in allen medizinischen Unterredungen, mehr als es die Vernunft erheischte, der Autorität des Pergameners sich unterworfen, in
Galen neun Jahre hindurch Tag für Tag studiert und auf Reisen, Lager-
plätzen usw. einige Schriften hievon bei sich geführt hätte. Nicht
minder eifrig habe er Hippokrates gelesen, und doch, um die Wahrheit zu gestehen, kein Kommentar war mehr geeignet gewesen, ihn
bei der Lektüre des Koers zu unterstützen, als die Praxis selbst. —
Mit dem eng befreundeten Camerarius in Nürnberg ergeht er sich am
liebsten über den Wert des Altertums. So lobt er in warmen Worten
(V. 222) des Freundes jüngst ihm mitgeteilte Gedanken über die
Demosthenischen Reden und muntert ihn zu weiterer Korrespondenz
auf, die ihm bei fortwährendem Kranksein doppelt willkommen sei.
Aehnlich, wie Monavius, empfiehlt er ihm, in welcher Weise und Ordnung er Galens Schriften zu lesen, wie die Interpreten heranzuziehen,
hingegen die Disputierer mit Vorsicht zu behandeln hätte. Gute Dienste
leiste die lateinische Ausgabe des Cornarus, die Epitome des Lacunus,
obschon sie das Original nicht zu ersetzen imstande wären. („Rectius
ex ipso fonte bibuntur aquae".)
    Mit Teilnahme verfolgt Crato den Studiengang jüngerer Leute und

läßt sich von ihnen über Leben und Arbeit auf den hohen Schulen Nachricht bringen. So sandte ihm Peter Monau am 26. Jänner 1576 ein Schreiben aus Padua, worin er von anatomischen und physiologischen Fragen ausgehend erinnert, welche Fortschritte die Anatomie seit Vesal gegenüber dem Galenischen Stückwerk aufweise, trotzdem noch viele an den Vesalischen Entdeckungen, unter anderem an seiner Darstellung der Verästelung der Blutgefäße, der Struktur des Herzens zweifelten. Wie habe ihn — fährt der lernbegierige Jüngling fort — die von Hieronymus ab Aquapendente vorgenommene Sektion eines trächtigen Schafes mit Erstaunen über vieles belehrt, was er vordem vergeblich aus Büchern zu erfahren bestrebt war (V. 343). An Camerarius schreibt Crato seine Eindrücke, die er aus neueren Schriften empfangen, beispielsweise wie er in Fallopias Anatomie manches paradox gefunden habe (V. 259). Die Nachfrage nach neuerschienenen Werken, Ausgaben und Uebersetzungen, nach kritischen Besprechungen ist ein ständiges Kapitel der Briefe. „Ich trachte anderer Meinung zu erfahren, ohne jedoch alles zu glauben," schreibt er an Camerarius (V. 228). Solcher Austausch war ihm und den Gelehrten jederzeit willkommen, und wenn sie den Diskussionen dieser Art den Namen schriftlicher „Disputationen" beigelegt haben, so dürfen wir uns keineswegs polemische Streitigkeiten darunter vorstellen.

Einen breiten Raum in Cratos Briefsammlung nimmt die Krankheitslehre ein. Von den Griechen geführt, doch mit den eigenen Augen sehend geworden, bedurften er wie die Freunde im Konflikte der Meinungen einander gegenseitig, um sich zurechtzufinden. Nicht treffender konnte L. Scholz den Zweck der Herausgabe der Konsilien und Episteln rechtfertigen, als mit den Worten: „Absentibus absens sucurrit" (Prooemium zum VI. Buche). Wenn der einzelne Auskunft verlange, was von besonderen Vorkommnissen, bemerkenswerten Erscheinungen, ungewöhnlichen Krankheitsfällen zu halten sei, erfahre dies der Leser, er vermag sich danach zu benehmen und vor faschen Wegen zu bewahren.

Vor allem ist es die Pestfrage, die Crato am lebhaftesten beschäftigt. Er bekennt in seiner Pestschrift, nach bestem Gewissen nur die eigene Meinung gesagt zu haben, nicht einmal Montanus sei er gefolgt, ja er habe sich nicht gescheut, von Galen abzuweichen (IV. 161). Am liebsten unter den Freunden teilt er seine Gedanken an Camerarius und Zwinger mit. Er sucht ersteren zu überzeugen (V. 262), daß das Pestgift das Herz direkt angreife, die Lues hingegen, welche gleichfalls ein ansteckendes Gift enthielte, zuerst die Leber und dann erst die edleren Teile infiziere. Vier Jahre später (1565, V. 279) antwortet er auf des Freundes Frage, was er von der Pestschrift Winthers von Andernach halte, er (Crato) könne sich nicht genug wundern, wie ein ernster Arzt so kindisch denken und keinen Unterschied zwischen der Pest und anderen Fiebern zugestehen könne.

Zu wiederholten Malen kommt er nach revidierter Ausgabe seiner lateinischen Pestschrift (1583) in den Briefen auf seine, dem Galenischen

Ideenkreise entlehnten, doch nach eigener Ueberzeugung modifizierten
Grundanschauungen von dem Wesen der Pest zurück, als wollte er
vor seinen besten Freunden gleichsam sich rechtfertigen (VII. 578,
581, 596). Nicht weniger eingehend läßt er sich in seinen Episteln
über die Behandlung der Pest und der Syphilis vernehmen, worüber
an späterer Stelle noch die Rede sein soll.

Die Influenzaepidemie des Jahres 1580 (das „epidemische Katarrh-
fieber") gibt ihm Anlaß, mit Mercurialis sich zu verständigen, dessen
Ansichten über Aetiologie und Behandlung der Krankheit zu erbitten
(II, 235, 246). Das vehemente Auftreten dieser europäischen Volks-
seuche klar und bündig darstellend, glaubt er, nach vergeblicher Um-
schau bei den Griechen, die gemeinsame Ursache in einer fauligen Luft-
beschaffenheit suchen zu müssen, die von den Kranken eingeatmet,
reproduziert und solcherweise dem Nachbar übertragen werde. Wenn
— sagt er — schon Schnupfen und einfache Katarrhe durch gemeinsame Benützung von Trinkgeschirren die Krankheitskeime (morbi se-
minaria) vermitteln, um wievieles rascher gehe dies von statten bei
putreszentem Miasma? Den üblichen Aderlaß verurteilt er als schädlich,
ja als todbringend, auf schweißtreibende Mittel allein setzt er sein Vertrauen. Ganz im gleichen Sinne spricht er sich Camerarius gegenüber
aus (VII. 568).

Neben der Pathologie kam, wie begreiflich, im Verkehre von
Aerzten die Therapie nicht zu kurz. Wer den Arzneischatz des
16. Jahrhunderts durchmustert, ohne dessen genetischen Zusammenhang
mit der Vorzeit zu würdigen, mag allerdings erstaunt sein, welchen
absonderlichen Ansprüchen die damalige Apotheke zu genügen hatte.
Zu Cratos Zeiten standen die Araber mit ihrer superklugen Pharmakologie noch in unverkürztem Ansehen, das erneuerte Studium Galens
und seiner Lehren von den Tugenden, Kräften und Qualitäten der
Arzneimittel, die Arbeiten der Botaniker und Chimisten und nicht am
letzten das, was wir heute Aberglauben nennen, den Vorfahren jedoch
ein sicheres Stück Weisheit bedeutete, bestimmten wesentlich die
Signatur des Heilverfahrens.

Crato selbst bezeugt darin den Geist der Zeit. Und dennoch rühmt
Monavius gegenüber L. Scholz, wie er („Crato noster") trachte, die
Menge und Vielheit der Medikamente zu meiden, welchen Schatz von
Aetiologie und Indikation die Konsilien des Meisters in sich bergen,
der nur ausgesuchte Arzneikörper bevorzuge, nicht etwa, wie viele
andere, an mühsamen Kompositionen Gefallen fände (II, 364, 368). An
ungezählten Stellen seiner Briefe teilt er seine Erfahrungen über alte
und neue Mittel mit oder verlangt hierüber der Freunde Ansicht und
Meinung. Vor allen beschäftigten ihn die Alexipharmaca und Alexi-
teria in seinen Peststudien. Ueber das Guajakholz, dessen Provenienz,
Fälschung und Anwendung berichtet er ausführlich an Monau (I. 217);
das Einhorn hält er für nichts anderes als Elfenbein, das überdies
meist künstlich nachgeahmt würde. Des weiteren beurteilt er die ge-
priesenen Heilwirkungen der Edelsteine höchst skeptisch und behauptet

schlechtweg von ihnen, es gäbe in den Pharmacien kaum echte Stücke, bestenfalls noch Perlen und Hyazinthen (V. 270). Wie weit Cratos Ruf als Pharmakolog verbreitet gewesen war, lehrt uns das Schreiben eines Arztes namens Manlius in Konstantinopel, worin dieser ihn bittet, eine Streitfrage, die unter dortigen Kollegen über das Vorkommen und die Nützlichkeit des Bezoar, der lemnischen Erde und des armenischen Bolus sich entsponnen hatte, als Schiedsrichter zu entscheiden, mit seiner Gelehrsamkeit den gordischen Knoten zu durchtrennen (V. 295).

Daß Crato von Paracelsus gering dachte, in seinem rationellen Galenismus dem Reformator von Einsiedeln überhaupt kein Verständnis entgegenzubringen vermochte, geht aus vielen Episteln deutlich hervor. Aus Cratos ganzer Persönlichkeit und Bildungsbahn ergibt sich seine Abkehr gegen den Radikalismus Hohenheims. Den bedächtigen Gelehrten, der er bei aller Geistesfrische in seinem Wesen geblieben war, mochte Hohenheims stürmisches Auftreten befremdet, den weltgewandten, an die feinen Sitten des Hofes gewöhnten Leibarzt die derbe Sprache des unsteten Wanderers verletzt haben. Crato, dem Gräcisten und medizinischen Empiriker, dem die klare Naturerkenntnis, wie er sie aus den Schriften der Hippokratiker gezogen, über alles ging, war Theophrastus in seinem neuplatonischen Pantheismus eine unverständliche Erscheinung, zu der er kein Vertrauen fassen konnte. War Crato auch keineswegs das Haupt der Gegner Hohenheims, so stand er doch in deren Lager, in beiden Gestalten verkörperte sich gewissermaßen der unversöhnliche Gegensatz der Hauptrichtungen der deutschen Medizin jener Zeit. Er beschuldigt Paracelsus, daß er die Alten nicht achte, eine neue Medizin „aus dem Rauche fabrizieren" wolle, seine Träumereien in einen Schwall von Worten einhülle und unter monströsen Namen verberge (VII. 589, 592); er zeiht ihn der Unwissenheit, der Lüge, Bosheit und des Neides. Er gesteht, daß ihm von jeher in der Theologie und den anderen gelehrten Disziplinen dunkle Winkelzüge, obskure Reden verächtlich gewesen wären (I. 200). Deshalb könne es niemand verwundern, wenn er von dem Treiben der Paracelsisten angewidert würde (I. 185). Dem Geschmacke vieler Zeitgenossen an der Astrologie und Alchimie stand er teilnahmslos gegenüber („astrologicas nugas et vanitates non tueor", VII. 586), verfolgte aber gleichwohl die jugendliche Chemie, die von Paracelsus gepflegte spagyrische Medizin mit steigendem Interesse, denn es entging seinem scharfen Auge keineswegs, welcher Schatz von Kenntnissen der Therapie daraus erwuchs. Noch 1584 schrieb er an Petrus Monavius, es müsse der Jünger der Medizin nicht bloß in der Philosophie, sondern auch in chemischen Dingen bewandert sein (I. 191). Er habe selber chemische Untersuchungen angestellt und wiederholt das Bedauern ausgedrückt, darin nicht so rasche Fortschritte aufzuweisen, wie es sein Wunsch gewesen wäre (V. 231, 250). Nach allen Seiten korrespondiert er über die Bemühungen der Spagyriker, die Quintessenz aus Erden und Metallen herzustellen (I. 186, IV. 400); vieles ist ihm unfaßlich oder zweifelhaft, vieles wieder findet seinen Beifall (II. 221). Den „Stein der Weisen"

und die Sucht, unedle Metalle in edle zu verwandeln, hält er für
Träumerei und Torheit. Dem weißen Antimon, sagt er beispielsweise,
könne man kein Vertrauen abgewinnen, solange wir nichts Sicheres
über seine Wirkung wissen (IV. 281); doch sein Interesse an den
Leistungen, die aus den chemischen Laboratorien hervorgingen, wäre
allezeit lebhaft, darum sei es ganz und gar ungerechtfertigt (wie er
am 8. Mai 1585 an Camerarius schreibt), ihn einen Feind und Gegner
der Chemie öffentlich zu schelten, nachdem er doch 40 Jahre lang
für die Bereicherung der Apotheken mit destillierten Oelen, Ex-
trakten u. dgl. Sorge getragen hätte (VII. 591).

Cratos Gestalt als Praktiker tritt in seinen Schriften nirgendwo
klarer hervor als in den Konsilien. Seine Erstlingswerke (Isagoge,
Mikrotechne) sind allerdings zum Verständnis seiner ärztlichen Richtung unentbehrliche Zeugnisse, doch spricht aus ihnen mehr der ge-
lehrige Jünger da Montes, noch nicht der reife, bedachte Archiater,
der die Theorie wie die Praxis beherrscht. Eine abgerundete Darlegung der pathologischen Grundsätze bietet der „Analogismus“, der
für Anfänger geschrieben und, von Galens Methodus medendi ausgehend,
ein treffliches Kompendium der Krankheitslehre genannt zu werden
verdient. In der Absicht, das Wesen der krankhaften Störungen zu
erläutern und zugleich die Therapie im Sinne der alten und neueren
Schriftsteller zu exponieren, hat Crato damit ein Schriftwerk geliefert,
das uns heute noch Anerkennung abringt. In den schriftlichen Kon-
sultationen kommt der Empiriker zum Wort, der klare, umsichtige
Heilkünstler. Hier ist Crato der Berater und Tröster seiner zahlreichen
Klientel, in deren Kümmernisse und Klagen er mit liebevoller Sorgfalt
eingeht, die Behandlung dem Geschmacke der Zeit gemäß oft genug
in voluminösen Verordnungen berücksichtigt, anderseits als echter
Hippokratiker, der in verkehrter Lebensweise das Hauptübel so vieler
Leiden erkennt, das Gewicht seiner Ratschläge in eine rationelle
Diätetik legt.

Vor allem berührt uns beim Studium seiner Konsilien wohltuend
die ihm eigentümliche Befähigung zu scharfer Beobachtung wie zu
rascher Orientierung. Er besitzt die Gabe, zu individualisieren, und
vermeidet es, mit schablonenhaftem Auslegen der Erscheinungen sich
zu begnügen. Grundsätzlich verlangt er, es müsse jede ärztliche Handlung aus dem richtigen Verständnis hervorgehen, die Erkenntnis das
Kurverfahren bestimmen. (Omnem rectam actionem medici rectam
cognitionem praecedere oportet. Et verissimum est illud: Non intel-
lecti, nulla est curatio morbi. I. 68.) Er, der Galeniker, liebt es,
auch dem Patienten gegenüber nicht von der gelehrten Sprechweise
abzuweichen, da er je nach dem Einzelfalle die Krankheitsvorgänge
als Entmischung der Säfte oder als Alterationen der Elementarqualitäten
des Organismus und seiner Teile deutet, ein andermal sich darin ergeht, aus dem Ursprung und Verlauf des Leidens etwaige Störungen
der verschiedenen Kräfte, der vitalen oder animalen Lebensgeister zu
diagnostizieren. Ueberall sucht er das Wesentliche, Charakterische

des Falles zu ergründen und daraus die Indikationen zum ärztlichen Eingreifen zu entwickeln.

Einige seiner Ansichten über neuere Krankheiten haben schon an früherer Stelle Erwähnung gefunden, so die Auffassung von der Influenza und teilweise von der Lues. Die Lustseuche, seinem Ausspruche nach eine erst seit 1492 beobachtete Krankheit, ist Gegenstand einer kurzen Abhandlung: Commentarius de Morbo gallico (V. 483 ff.). Er sagt unter anderem: Sie sei kein Produkt der Fäulnis, weil das Fieber mangle; sie lasse sich auch nicht unter die Gifte einreihen, da das Herz völlig unbeteiligt wäre; wohl aber müsse man sie auf eine heiße, durch Ansteckung verursachte Intemperies der Leber zurückführen, von welcher aus die Humores aller Teile eine fehlerhafte Ernährung erführen, Ueberfüllung von Unreinigkeiten sich etabliere und Neigung zu Zerfall und Geschwürsbildung bedingt würde. Strenge genommen bestünde der Prozeß nicht lediglich in einer Dyskrasie, sondern in einer die vitalen Spiritus und Kräfte tangierenden Erkrankung der ganzen Substanz. Ob damit die konstitutionelle Syphilis hauptsächlich gemeint wird, ist naheliegend, obzwar Crato die primären Affektionen genau kennt, die Wege der Infektion nicht außer acht läßt, hauptsächlich aber das vorgeschrittene Leiden schildert und die späteren Stadien als dessen eigentlichen Anfang hinstellt. („Incipit autem cum ulceribus siccis et defluvio capillorum . . ." IV. 487.) Erwähnenswert erscheint hier eine Stelle aus seinem Briefe vom 7. März 1580 an Jordan, wo er die Uebertragung der Syphilis durch die in den öffentlichen Badestuben üblichen Schröpfprozeduren als eine sichergestellte Tatsache bespricht (II. 225, 230).

In der Pestlehre erhebt sich Crato zu einer gewissen Selbständigkeit. Man muß sich die Epidemiologie des 16. Jahrhunderts vor Augen halten, um die Originalität der Ideen anzuerkennen, die er schon als Breslauer Physikus geäußert hatte. Mögen sie uns als unsicher tastende Versuche erscheinen, im Lichte der Seuchengeschichte bilden sie ein Glied der Reihe von Arbeiten, die das 16. Jahrhundert charakterisieren. Obgleich er Fracastoros nirgendwo gedenkt, so ist dennoch bei seiner Vertrautheit mit der Literatur der Zeitgenossen vorauszusetzen, daß er die grundlegende Trennung des Typhus exanthematicus, des sogenannten pestilenziellen Fiebers, von der wahren Bubonenpest, wie sie der genannte Veroneser Arzt zum ersten Male verkündete, gekannt hatte. Denn auch Crato stellt in seiner von Subtilitäten nicht loszusprechenden Theorie zweierlei Formen der Pest, d. h. der putriden Fieber im allgemeinen auf: solche, die durch ein Epidemion entstehen oder durch ein Kontagium sich verbreiten; darunter unterscheidet er wieder ansteckende und nicht ansteckende Fieber. Letztere, und zwar als die nicht kontagiösen Fieber, bezeichnet er als „Febres privatae", die ansteckenden als „Febres publicae" und diese im engeren Sinne, wenn sie epidemischer Natur sind, als Pest sui generis. Die Putridität komme beiden Arten zu, aber sie bilde nicht das alleinige Kriterium der Pest, hingegen bei den Pestilenzfiebern das charakteristische Merkmal. Worin

nun das Pestkontagium gelegen sei, ob es eine die eingepflanzte Wärme
vernichtende, durch die febrile Hitzesteigerung genährte Korruption
der ganzen Substanz bedeute, darüber kommt er, obgleich er des öfteren
diese Frage affirmativ beantwortet, über seine eigenen Zweifel und
selbst erhobenen Einwendungen nicht hinweg. Nicht weniger lebhaft
bewegt ihn die ätiologische Frage, ob bei der Bubonenpest das morbide
Agens durch die Exspiration ausgeschieden und verbreitet werde, im
Gegensatze zur Inspiration, dem kausalen Momente bei der Entwicklung
der Faulfieber. Ob die letzteren, die innerhalb dreier Dezennien ganz
differente Formen angenommen hätten, trotzdem den Charakter des
Synochus putridus beibehielten, ist ein wichtiger, oft berührter Punkt
in seiner Nosologie. In der „Assertio" (VII. 499 seq.) wie im Kommentar über die Pest, welcher ursprünglich von Crato in deutscher
Sprache niedergeschrieben, von Weinrich latinisiert und in dieser Form
von Scholz der Sammlung der Konsilien und Episteln des Meisters
einverleibt worden ist (IV. 324 seq.), fehlt es nicht an Ausblicken, die,
scheinbar über das eigentliche Thema hinwegsetzend, die Zeitverhältnisse streifen. So vermag, um nur ein Beispiel anzuführen, Crato, der
abgesagte Feind der Astrologen, nicht umhin, den Einfluß der Gestirne
auf die Entstehung der Seuchen anzuerkennen. Die Vielgeschäftigkeit
der Aerzte, die gegen die Pest die widersinnigsten Schutzmittel an-
preisen, tadelt er mit scharfen Worten, desgleichen den Unfug, mit
welchem Harngucker und unwissende Scharlatane bei herannahender
und herrschender Pestplage die Furcht und Leichtgläubigkeit der Bevölkerung um so ergiebiger ausbeuteten, je anmaßender sie in ge-
lehrtem Dünkel aufzutreten verstanden. („Ubi autem in medico arro-
gantiae plurimum est, artis parum . . ." IV. 343.) Welches Unheil
haben nicht — sagt er — die Volksschriften über die Pest im Publikum angerichtet, von Leuten verfaßt, die die Kühnheit für Weisheit halten und dergestalt ausgerüstet häufig in der Muttersprache
irrereden („saepe isto modo docti scribentes Teutonice hallucinantur"
[VII. 500]).

Wie in der Pathologie folgt Crato in der Therapie den Griechen.
Dennoch vernachlässigt er hier wie dort nicht die eigene Beobachtung,
denn ein gesunder Blick und eine reiche Erfahrung leitet sein Handeln.
Als Galeniker läßt er sich immerhin von der Humoral- und Qualitäten-
theorie des großen Arztes von Pergamos beeinflussen, aber er gehorcht
nicht unterwürfig dessen Vorschriften, weicht nicht zaghaft von seinen
kurativen Lehren ab, sondern entnimmt dem reichen Arzneiregister der
Araber, was ihm im Einzelfalle dienlich dünkt, und prüft und verwertet am Krankenbette die Erwerbungen des eigenen Zeitalters. Crato
war einer der gefeiertsten Aerzte in Deutschland und, wie der Breslauer
Arzt Weinrich sagt, einer der glücklichsten; seine Rezepte und Arcana
waren ein Schatz für Aerzte und Patienten. Als er am Wiener Hofe
schon einige Jahre geweilt, war es seine Absicht, eine Methode der
Therapie niederzuschreiben, worüber er Camerarius den Plan aus-
einandersetzte (V. 270). Ohne Zweifel war damit die im Jahre 1563

erschienene „Perioche methodica“ gemeint, ein Kompendium der Galenischen Schriften.

Seine Konsilien, fast ausnahmslos für Kranke der höheren Gesellschaftsklassen bestimmt, beschränken sich selten auf den Rahmen eines Rates oder Rezeptes allein, sie erweitern sich zu einer gelehrten und belehrenden Abhandlung über die vorliegende Krankheit, enthalten feine Deduktionen über Aetiologie, Korrekturen der falsch oder übertrieben geschilderten Symptome, kurz, sie nähern sich nicht selten einem Kapitel aus der speziellen Pathologie und Therapie. Wir müssen uns, um diese Form der konsultatorischen Tätigkeit zu verstehen, daran erinnern, daß es Patienten aus den entlegensten Gegenden waren, die an den kaiserlichen Leibarzt um Hilfe sich gewendet und, wie aus dem Inhalt der Schriftstücke zu ersehen ist, zumeist in chronischen Leiden Rat begehrt hatten. Solch ein Konsilium besaß angesichts der Seltenheit der Aerzte in jenen Tagen, noch mehr aber der Berühmtheit des Verfassers wegen eine gewisse Bedeutung, das dem Hausarzte, wo überhaupt ein solcher vorhanden war, zur Richtschnur zu dienen hatte, es bildete sozusagen ein Familienstück, in das man Vertraute Einsicht nehmen ließ und an Leidensgenossen abschriftlich weitergab. Menschlich wird es demnach begreiflich, wenn der Konsilarius um der Tragweite seiner Worte willen etwas weiter darin ausholte, seine Belesenheit und Erfahrung nicht unter den Scheffel stellte, sondern mit bewußtem Bestreben dem Kranken vor Augen führte, wie sorgfältig er den Krankheitsbericht erwogen habe. Crato steht hierin nicht vereinzelt da; die Konsilien aus dem 15. und 16. Jahrhundert verraten eine starke Aehnlichkeit untereinander, und es genügt, auf die reiche Sammlung der „Consultationes“ des Montanus als Beispiel hinzuweisen, die Crato nicht nur herausgegeben, sondern aller Wahrscheinlichkeit nach als Vorbild benützt hat[1]).

Was der Lektüre der Konsilien weiteren Wert verleiht, ist die offene, ehrliche Ueberzeugung des Autors, der Arzt könne nicht überall Wunder wirken, bestenfalls nur die lösende Kraft natürlicher Heilvorgänge als kundiger Helfer unterstützen. Derlei Geständnisse eines Hippokratikers kehrt Crato an ungezählten Stellen hervor. Er betont die Unzulänglichkeit der medikamentösen Beseitigung vieler Störungen und sagt ohne Vorbehalt, wie schwierig und gefahrvoll die Aerzte mittels Arzneien jenen Kranken beizuspringen suchen, die eine vernünftige Lebensweise hätte heilen können (I. 2). Die Enthaltsamkeit von Schädlichkeiten sei aber die wirksamste Arznei („Abstinentia vero maxima medicina“ [VII. 132]). An anderer Stelle fügt er seinen Verordnungen die Bemerkung bei, es sei schwer, Mittel vorzuschreiben, wo sich doch die Körper täglich verändern (IV. 1).

Wo er es für angemessen findet, schiebt er entweder das Medikament gänzlich beiseite oder zieht es nur zur Unterstützung der phy-

---

[1]) V. Fossel, Die Konsilien des J. B. Montanus an die steirischen Familien Teuffenbach und Stubenberg. Mitteilg. d. Verein. d. Aerzte in Steierm. 1897.

siatrischen Weisungen heran. Denn auch damals war die Menschheit
des Dafürhaltens, die Krankheiten würden nicht durch Eloquenz, sondern
nur durch Heilmittel beseitigt. Diesem Kernspruche der empirischen
Schule aus dem 3. Jahrhundert v. Chr. haben vernünftige Aerzte und
Menschenkenner allezeit Rechnung getragen. Crato tat desgleichen,
aber er erklärt immer wieder die rationelle Lebensweise für die sicherste
Heilmethode („victus tutissima medicatio") und hält beispielsweise einer
Edeldame vor, wie wenig es nütze, viele Rezepte zu sammeln und nur
wenige zu befolgen (III. 158). Einer anderen Frau von hoher Stellung
gesteht er, es zieme sich nicht für einen klugen Arzt, ohne hinläng-
lichen Aufschluß über die Krankheitssymptome jemand Abwesendem
Rat zu erteilen, er könne sich dermalen nur auf allgemeine Anordnungen einlassen und erbitte sich eine genaue Krankengeschichte
(VII. 481). Keines der Konsilien läßt die eingehendste Besprechung
der Diätetik im weitesten Sinne vermissen. Die Auswahl der Speisen
und Getränke wird aufs sorgfältigste erwogen, den Speisezettel, die
Verteilung der Gerichte nach den einzelnen Tagesmahlzeiten stellt
nicht bloß der konsultierte Arzt auf, aus seinen Verfügungen spricht
der gewiegte Feinschmecker, der ebensogut wie in der Apotheke
auch in Küche und Keller Bescheid weiß. Er verschmäht es nicht,
in der Zubereitung einzelner Gerichte als Sachverständiger mitzu-
sprechen, bevorzugt, wenn er von den Getränken handelt, im allgemeinen die Rheinweine vor den Gewächsen österreichischer oder
ungarischer Lagen, lobt die böhmischen, ausgegorenen Biere als
vortreffliche Bundesgenossen, wo es sich um die Ausscheidung krank-
machender Stoffe handelt, predigt aber z. B. bei Neigung zu
Apoplexie strengste Abstinenz von Alkohol. (De aquis vitae morti-
feris nihil dico. Magna est varietas, summa in usu vanitas, atque non
minus interdum quam ebrietas, quae hujus mali mater est, cum eodem
modo cerebrum afficiant, nocent. I. 66.) Er gestattet solchen Patienten
nicht einmal die zu jener Zeit beliebten medizinischen, meist mit besseren
Weinsorten komponierten Tränkchen („haustuli", „potiunculae"). Erkennt er den Grund des Leidens in einer krankhaften Entmischung
und Verteilung der Humores, ist es ihm darum zu tun, die alterierten
Lebenskräfte und -geister in geordnete Bahnen zu lenken, so greift er
zu hochkomplizierten Arzneimischungen, wie sie damals im Schwange
standen. Viele seiner Rezepte überraschen nicht allein durch den
Umfang, noch mehr durch die Vielheit der zusammengemengten In-
gredienzien, unter denen aber jedem Bestandteile die Aufgabe zukommt,
in Einzelwirkungen seine Schuldigkeit zu erfüllen. Und doch stand
Crato, wie schon erwähnt, im Rufe, auf die Vereinfachung der Arznei-
formeln gedrängt zu haben. Daß er gewisse Arcana besessen, so z. B.
eine vortreffliche Augensalbe, die er als Geheimnis bewahrte („et pro
secreto habui", V. 22), war damals nichts Auffälliges und dem Ansehen des Arztes keineswegs abträglich. Wie in der Pharmakologie
ist er in der Balneologie zu Hause, die Vorteile oder Gegenanzeigen
zahlreicher Thermen oder Gesundbrunnen des In- und Auslandes sind

ihm wohlbekannt. Abergläubischen Mitteln, wie etwa dem Nutzen der Amulette, der gerühmten innerlichen und äußerlichen Heilkraft der Edelsteine mißtraut er, obschon er der Konvenienz halber und „weil die anderen Aerzte daran glaubten" sie nicht in seinen Rezepten ausschließt. Anderseits vermag er sich, ein Feind der Astrologie, nicht vollends den Vorstellungen des Zeitalters von der Influenz der Gestirne zu entwinden, wenn er zur Vorsicht ratet, diese oder jene Prozedur ohne Ansehung der Konstellation zu unternehmen, und die Tage, in denen der Mond im Zeichen der Venus oder des Krebses steht, für schädlich erachtet. Volksheilmittel werden des öfteren empfohlen, namentlich das Auflegen von lebenden Tieren und tierischen Produkten aller Art.

In der Pestbehandlung warnt Crato ernstlich vor dem Uebermaß des Arzneikonsums, vor dem Schaden des Aderlasses, den er auch sonst nur in Notfällen angewendet wissen will. Das „Electuarium salutis Cratonis" oder die „Species liberantis Cratonis" waren in damaligen Pestzeiten hochgeschätzte Kompositionen. Sie bestanden aus Theriak, Mithridat, Terra sigillata, Bolus armenus, Bezoar und anderen Alexiteriis und Alexipharmacis. Unter den beiden letzteren nehmen die herzstärkenden Mittel: Smaragd, Rubin, Saphir, Bernstein, Korallen und Perlen den gebührenden Platz ein. Nur geringes Vertrauen genießt das von den Paracelsisten gerühmte Antimon, das die Eigenschaft hätte, eher das Pestgift anzuziehen als abzuschwächen und aufzuheben. Hingegen bedient er sich in der Therapie der Lues außer dem Guajakholz und der Sassaparilla der Quecksilberpräparate, die Theophrastus als Spezifika gegen die Syphilis empfohlen hatte. Hilfe und Heilung dem Kranken zu bringen, war seine vornehmste Aufgabe, als Eklektiker griff er nach dem guten und wirksamen Remedium, wo immer es ihm geboten wurde. —

Wir haben es versucht, das Bild Cratos zu skizzieren, das Leben und Wirken eines bedeutenden deutschen Arztes des 16. Jahrhunderts in eine Erzählung kurz zusammenzufassen. Er war nicht eine Leuchte einer medizinischen Schule, kein Pfadfinder der Wissenschaft, er trug nicht einen Namen, mit dem noch die spätesten Generationen das Gedächtnis an einen großen Forscher verbinden. Er war ein Praktiker im vollen Sinne des Wortes. In aufrichtiger Verehrung hingen die Besten der Zeitgenossen an ihm, und er erwies sich dieser Auszeichnung allezeit würdig. So wie ihn die Kirche Luthers zu ihren eifrigsten Vorkämpfern zählt, so gebührt ihm, dem ärztlichen Humanisten, auch ein Ehrenplatz in der Geschichte der deutschen Medizin. Nicht zutreffender kann das Wesen dieses Mannes bezeichnet werden, als mit den Worten, die sein Freund Caspar Peucer ihm zurief:

„Virtus, eruditio, integritas."

Paul Zacchias.

1584—1659.

I.

Rechtswissenschaft und Heilkunde standen lange Zeit miteinander nur in loser Verbindung. In Brauch und Sitte der Völker des Altertums fehlt es nicht an Beispielen ihrer Annäherung, das Zeugnis eines Arztes oder einer Geburtshelferin wurde in manchen Rechtsfällen gefordert, aber darüber hinaus blieben beide Wissenszweige gesondert und traten trotz ihrer Entwicklung nicht in einen engeren Zusammenhang. Die öffentliche Medizin in Hellas und Rom, so vorgeschritten und das sanitäre Interesse großer Gemeinwesen unterstützend, war lediglich Sache der Verwaltungsbehörden und griff in die Sphäre der richterlichen Tätigkeit nicht nach organischem Plane ein. Einzelne Gesetze verboten den Abortus, verlangten die Feststellung der Letalität bei Verwundungen, nahmen auf Geistesstörungen, Entmündigung, Kunstfehler der Aerzte und andere Rechtsfragen Rücksicht, aber der systematischen Beiziehung Sachverständiger geschieht nirgendwo Erwähnung. Einen Wandel schufen die Rechtsgewohnheiten der germanischen Volksstämme im frühen Mittelalter, die bei der Erhebung der ein Verbrechen begleitenden Tatumstände Zeugenschaft und andere Beweismittel, so bei Wunden und Tötung das Gutachten eines heilkundigen Mannes verlangten. Mehr noch kam dessen Ratschlag zur Geltung, als im 14. Jahrhundert das kanonische Recht unter teilweiser Anlehnung an das römische Recht und die Rechtssitten der Völker das Untersuchungsverfahren auf dem Boden der geistlichen, bürgerlichen und kriminellen Gesetzgebung vorzeichnete und insbesondere nach dem Vorbilde der Germanen die Besichtigung körperlich Beschädigter durch Medizinalpersonen anordnete. Die Mängel, die derartiger Mitwirkung angehaftet hatten, werden aus dem niedrigen Stande, welchen zumal Chirurgie und Geburtshilfe damals einnahmen, erklärlich. Das geringe Wissen der handwerksmäßig geschulten Wundärzte reichte wohl nur in Ausnahmsfällen hin, um dem Richter in seinem Urteile eine Handhabe zu bieten, der kunstverständige Beweis aber, wo überhaupt von einem solchen die Rede sein konnte, sank zur Formsache herab, welche in der Rechtspflege oftmals für entbehrlich erachtet worden sein mochte. Eine schärfere Umgrenzung erfuhr die Beiziehung der Aerzte, Wundärzte und Hebammen zu gerichtlichen Amtshandlungen durch die Bambergische Halsgerichtsordnung vom Jahre 1507, deren wesentliche Bestimmungen in die peinliche Gerichtsordnung Kaiser Karls V. vom Jahre 1532 Aufnahme fanden. Es wurden darin jene Delikte namhaft gemacht, bei denen das Gericht im Inquisitionsprozesse sich der medizinischen Experten zu bedienen hatte, des weiteren Anordnungen getroffen, in welcher Weise der gerichtsärztliche Augenschein vorzunehmen war. Bei Geburtsverheimlichung, Verdacht auf Kindesmord, Kunstfehlern, Wunden und Schäden aller Art, gleichviel, ob sie mit Genesung, Verstümmelung oder aber mit dem Tode endeten, verlangte das Gesetz das Gutachten beeideter Sachverständiger, die auch zu befragen waren, ob etwa der Angeklagte seiner besonderen Körperbeschaffenheit wegen von der Tortur auszuschliessen wäre oder bei demselben eine mildere Form der „peinlichen Frage" in Anwendung zu kommen hätte. In Fällen von Selbstmord, welchen die „Carolina" nach Art. 135 für strafbar erklärt hatte, sollte der Arzt entscheiden, ob eine Leibeskrankheit, Störung des Gemütes und der Sinne die Aufhebung der Folgen rechtfertigen konnte. Handelte es sich um jugendliche Missetäter, so frug man den Medikus oder den Chirurgen, ob volle Verantwortlichkeit bei dem Inkulpaten vorauszusetzen war oder nicht, wo aber Zweifel oder Widerspruch obwaltete, hatte das Gericht die Meinung einer medizinischen Fakultät einzuholen, bevor die Justiz ihren Lauf nahm. War demnach der altgermanische Rechtsbrauch in der Constitutio criminalis Carolina zu einer Gesetzbasis ausgestaltet, dem Kunstverständigen ein gebührendes Votum in der Beurteilung strafrechtlicher Fragen zugemessen worden, so dürfen wir gleichwohl nicht übersehen, wie unvollkommen der in der karolinischen Gerichtsordnung aufgestellte Apparat einer forensischen Medizin in Wirklichkeit tätig gewesen war. Immerhin hatte um die Mitte des 16. Jahrhunderts die Heilkunde mit ihrer durchgreifenden Regeneration mittelbar die Augen der Aerzte und Wundärzte zu besserer Einsicht in die mannigfaltigen Zwecke der Gerichtspraxis befähigt, unverkennbar bildete die „Carolina" einen Fortschritt gegen die frühere Zeit, in ihr waren sicherlich kräftige Ansätze zu einer späteren Entwicklung gelegen. Doch sieht man den Neuerungen tiefer auf den Grund, zieht man die Zeitverhältnisse, wie sie namentlich im Stande der damaligen positiven medizinischen Kenntnisse sich ausnehmen, in Betracht, so wird man den Lobeserhebungen der Autoren, die den Beginn einer gerichtlichen Medizin im eigentlichen Sinne des Wortes von dem Strafkodex Karls V. zu datieren geneigt sind, Einschränkungen gegenüber zu stellen haben. Lassen wir vorerst die dürftigen Erfahrungen der deutschen Mediziner auf dem Boden der Justizpflege beiseite, so tritt uns schon aus dem materiellen Teile der kaiserlichen Gerichtsordnung ein Mangel entgegen, der allerdings, wie sogleich berührt werden soll, mehr der Unvollständigkeit des ärztlichen Wissens als der Klarheit und Zweckmäßigkeit des Gesetzes zur Last fällt. Die Besichtigung eines Verletzten oder Getöteten war vorgeschrieben, aber nirgendwo wird gesagt, daß die Leichenschau über

den Rahmen einer äußerlichen „Inspectio cadaveris" hinausgriff. Die
„Sectio vulnerum" betraf nur die Untersuchung der Verletzungsstelle,
ohne jedoch mit einer Zergliederung des Körpers verbunden gewesen
zu sein. Die Vornahme einer Obduktion läßt sich weder in den
Schriften damaliger Rechtslehrer, noch in den Werken der Aerzte nachweisen, und wenn Ambroise Paré gelegentlich einer solchen Nachschau
erwähnt, so war dies ein außergewöhnliches Ereignis, das innerhalb
des nächstfolgenden Jahrhunderts Schriftsteller als Kuriosum weiter-
erzählten. Obschon zur Zeit, als die „Carolina" in Kraft getreten war,
die Anatomie ihren Siegeslauf anhob und den Gedankenkreis der Aerzte-
welt mit neuem Inhalt erfüllte, so kam der gewonnene Schatz doch
nur langsam zur Verwertung und Geltung. Gewiß zog die Chirurgie
den nächsten Nutzen daraus, in ihrem Gebiete kam dasjenige, was das
Messer am Leichentische aufgeschlossen, auch dem Kranken mittelbar
zugute. Aber um die anatomischen Errungenschaften sogleich in den
Dienst der Rechtspflege zu stellen, gebrach es der Heilkunde noch
an Kenntnis und Rüstzeug, der gelehrte Arzt scheute vor der Berührung eines Kadavers meisthin zurück, der Barbier, dem das in den
Augen der Zeitgenossen odiose Geschäft der Leichendemonstration auf
den Schulen lange noch vorbehalten blieb, hätte selbst bei aller Red-
lichkeit des Bemühens die offenen oder dunklen Zeichen, die eine Gewalttat an dem Verstorbenen zurückgelassen, nicht zu deuten gewußt.
So kam es, daß das gewichtige Substrat, der innere Leichenbefund,
vom Richter nicht verlangt, vom Arzte nicht beschafft wurde, daß vor
Beginn des 18. Jahrhunderts die Eröffnung eines Leichnams und dessen
Untersuchung nach seinem inneren Zustande im Interesse der Justiz
vernachlässigt worden war und diese damit eines Beweismittels von
höchster Bedeutung entbehren mußte[1].

Aber noch ein weiteres, in Wesenheit tiefer greifendes Uebel lag
im 16. Jahrhundert der forensischen Medizin zugrunde, das ihre Anwendung beschränkte, ihre Entwicklung behinderte. Es fehlte vorweg
an umfassenderen Studien, an deren Verbreitung und allgemeiner Nutzbarmachung. Italien, die Wiege des neuerwachten wissenschaftlichen
Lebens, war auch hierin den übrigen Ländern um ein beträchtliches
Stück vorangeeilt. Dort war die Verbindung von Medizin und Chirurgie
niemals bis zur gänzlichen Scheidung herabgesunken, Leichenzergliede-
rungen kamen schon während des 15. Jahrhunderts mehr und mehr in
Aufschwung, die zunehmende Lust der Gelehrten, gemachte Beobachtungen aufzuzeichnen und andern Berufsgenossen mitzuteilen, förderte
Tatsachen zutage, die mittelbar das Interesse an gerichtlich-medizini-
schen Dingen erweckten. Die großen Anatomen schufen die Grundlage besserer Orientierung über den Bau des menschlichen Leibes, ein
Gewinn, der zunächst die Chirurgie in der Theorie und Praxis durch-

---

[1] Vgl. Mende, L. J. C., Handbuch der gerichtl. Medizin. Leipzig 1819, Bd. I.
S. 72—460. — Oesterlen, O. A., Ueber die früheste Entwicklung der gerichtl.
Medizin. Schmidts Jbb. Bd. 176, Jahrg. 1877. — Henke, A., Lehrbuch der gerichtl.
Medizin. 11. Aufl. Berlin 1852.

weg umgestaltete. Doch es gab kein Gebiet, auf dem sich nicht der Forschungsgeist der Aerzte versucht hätte. Welche Sorgfalt haben beispielsweise die Italiener des 16. Jahrhunderts auf die Lehre von den Giften verwendet, wie fruchtbringend erwiesen sich die Untersuchungen der Schußverletzungen für das Verständnis der Wundheilung, welche richtige Gedanken hat nicht der große Chirurg Frankreichs, Ambroise Paré, ausgesprochen über Verletzung, Erstickung, Vergiftung und andere Gegenstände der legalen Medizin? Solcher Exempel gäbe es mehrere, die alle beweisen, wie das Licht des Fortschrittes in dunkle Gebiete der ärztlichen Kenntnis hineindrang, immer von neuem zur Prüfung anlockte. Aber nicht die Medizin allein schlug diesen Weg ein, die Rechtsgelehrsamkeit hielt gleichen Schritt; die Summe des ererbten Wissens blieb kein toter Wortschatz, eifrig vertieften sich die Juristen in das Vermächtnis der Römer und der Kirche früherer Zeit, geläuterte und dem Humanismus jener Tage entsprungene Ideen fanden den Weg in das Rechtsleben. Die starren Formen des Gesetzes erhielten, wenn es Einsicht und Vorbild erheischte, eine teilweise Umprägung, insbesondere zog man in der praktischen Auslegung juristischer Grundsätze manches heran, was mittlerweile einzelne Nachbarwissenschaften geleistet hatten. In dem Maße, als man fortfuhr, die Anklage auf breiteren Indizienbeweis zu gründen, vollzog sich ein allmählich enger werdender Anschluß an die medizinische Theorie und Erfahrung, das Bündnis, das sich zwischen den beiden Fakultäten herausgebildet, setzte sich immer mehr in die tägliche Uebung um, die Fühlung, die vorerst die Gelehrten unter sich gewannen, sollte nicht umsonst in verbesserten Normen Ausdruck erreichen.

So lag der Boden vorbereitet, auf dem die Anfänge einer selbständigen Pflege der gerichtlichen Medizin feste Wurzel fassen konnten. Es liegt keineswegs in unserer Absicht, eine Geschichte dieser Disziplin zu schreiben oder in die Einzelheiten, welche im Laufe des 16. und 17. Jahrhunderts das Gebiet bereicherten, näher einzugehen. Wir haben uns nur zur Aufgabe gestellt, die Leistungen des hervorragendsten Gerichtsarztes des 17. Säkulums in eine historische Skizze zusammenzufassen und über deren Grenzen in der Ausbeute der Literatur die äußerste Beschränkung dabei uns aufzuerlegen. In diesem Sinne mag es ausreichend erscheinen, der wenigen Autoren kurz zu gedenken, die vor dem Auftreten des römischen Archiaters Paul Zacchias die legale Medizin gesondert bearbeitet haben und als Vorläufer des Verfassers der „Quaestiones medico-legales" Erwähnung verdienen. Neben A. Paré, dem genialen Chirurgen, dessen wir schon gedacht haben, ist Baptista Codronchi aus Imola zu nennen, der gegen das Ende des 16. Jahrhunderts mehrere Schriften produzierte, die auf die forensische Heilkunde abzielen, so die Giftlehre, die Virginität, die Testamentserrichtung vom ärztlichen Standpunkte betrachten[1]). Zacchias zitiert

---

[1]) Codronchius, B., De morbis veneficiis ac veneficiis libr. IV. Venet. 1591. — Idem, De vitiis vocis lib. II. Acc. Consilium de raucedine, Methodus testificandi ... Francof. 1597.

ihn des öfteren, ohne seinen vielfach abergläubischen Vorstellungen und
Meinungen höheren Wert beizulegen. Wenn Roderich a Castro (1546
bis 1627), ein in Hamburg praktizierender Lissaboner Jude hier aufgezählt wird, so geschieht dies vornehmlich, weil sein im Jahre 1614
erschienenes Buch „Medicus politicus" als eine der ersten Schriften auf
deutschem Boden forensischen Fragen nachgeht und deshalb unter den
Zeitgenossen Aufsehen erregt hat. Castro bespricht darin allerlei Angelegenheiten des ärztlichen Standes, dessen Verhältnis zum Publikum
und zu den Behörden. So verteidigt er die Heilkunst gegen allerlei
Anwürfe, weist ihr den Vorrang vor der Jurisprudenz zu, lehrt, wie
man Medizin studieren, wie der Arzt sein Metier betreiben und vor
übler Nachrede sich schützen sollte usw. Wo er die ärztlichen Aufgaben in foro in seine Reflexionen einbezieht, verrät er Dürftigkeit der
Anschauungen, Leichtgläubigkeit und kritische Schwäche. Aber gerade
darum, weil er mit seinen Gedanken den Gesichtskreis der Zeit kennzeichnet, dem Aberglauben des Jahrhunderts mit naiver Teilnahme sich
hingibt und gerichtsärztliche Dinge nicht mit dem Auge des über-
legenen Kenners, sondern vielfach vom Standpunkte herrschender Meinungen abschätzt, entbehrt der „Medicus politicus" des Lusitaners nicht
eines gewissen Interesses, indem er den geistigen Horizont vergangener
Tage veranschaulicht, ungefähr wie die unbeholfenen Holzschnitte mittel-
mäßiger Meister jener Zeit uns zeigen, wie sie Wald und Gebirge sich
vorgestellt haben. Es soll an späteren Stellen angemerkt werden,
welchen Ansichten Castro in speziellen Kapiteln der gerichtlichen
Arzneikunde zuneigte. Hier wollen wir nur das scharfe Urteil Hallers
beisetzen, der von Castros „politischem Arzte" sagt, es sei ein in ge-
schwätziger Weise verfaßtes Buch, das weder auf die Medizin, noch
auf die Geschichte eigentlich sich erstreckt, ein böses Wort zwar, aber
von der Wahrheit nicht allzuweit entfernt liegend[1].

Wie ganz anders präsentiert sich das kleine und doch so bedeutende Werk: „De relatione medicorum', das Fortunatus Fidelis
1602 der Oeffentlichkeit übergeben hatte[2]. Um 1550 in S. Philippo
di Agiro in Sizilien geboren, als Professor in Palermo 1630 gestorben,
schrieb er nach dem im Vorworte niedergelegten Geständnis seine Erfahrungen über die gerichtliche und öffentliche Medizin in der Absicht
nieder, um der Unwissenheit der Aerzte auf diesem Gebiete abzuhelfen,
denen bisher kein Buch zu Gebote stand, denen er aber nunmehr, ohne
an ein Vorbild sich anlehnen zu können (ac mihi sine exemplo sus-
ceptum), das Wissenswerteste mitteilen wolle. Mit klarer Sachlichkeit,
ferne von der Sucht damaliger Schriftsteller, mit Hilfe der Meinungen
anderer das Gesagte zu stützen, war er an sein Vorhaben gegangen.
Muß man ihm als Hygieniker und Epidemiologen wegen seiner Dar-

---

[1] Bibliotheca med. pract. Tom. II. 320.
[2] Fortunatus Fidelis, De relatione medicorum libr. IV, in quibus ea
omnia, quae in forensibus ac publicis causis Medici referre solent, plenissime tra-
dunter. Ed. Paul Amman. Lips. 1674. — Vgl. Blumenstock, L., Fortunato
Fedele, der erste gerichtsärztliche Autor. Krakau 1875. In polnischer Sprache.

stellung der Salubrität der Wohnsitze, der Pestlehre, der Nahrungs-
mittelpolizei Anerkennung zollen, so gebührt ihm noch größeres Lob
für die hohe Auffassung des ärztlichen Berufes im Dienste der Justiz.
Er behandelt mit strenger, nüchterner Sorgfalt die Hauptmaterien der
legalen Medizin, bekundet reiches Wissen, namentlich in der Anatomie
und Chirurgie, und versteht es, diese Kenntnisse auf die Kommentierung
von körperlichen Beschädigungen zu übertragen. Dabei verliert er sich
keineswegs in spitzfindige Exkursionen, er hat zwar vieles gelesen, das
er dem Texte in Schlagworten einfügt, aber noch schärfer die Wirklichkeit beobachtet. Die Aerzte empfingen zum ersten Male eine Anleitung, wie eine gerichtliche Frage zu beurteilen, das Objekt der
Untersuchung nach rein medizinischen Begriffen abzuschätzen und zu
begutachten sei. Mochte die Sache in das Gebiet der zivilen oder
strafrechtlichen Gesetzgebung fallen, etwa um Simulation, Zeugungs-
unfähigkeit, Verletzungen, gewaltsame Todesarten, geschlechtliche Delikte, Kunstfehler und andere Gegenstände sich handeln, Fidelis erteilt
Aufschluß und begründet seine Meinung mit wohltuender Ueberzeugung.
Warum er aber der Psychopathologie in foro gänzlich aus dem Wege
geht, deutet er in keiner Weise an. Wenn er über viele Dinge schiefe
Schlüsse zieht, mit kindlicher Logik unverstandene Naturvorgänge interpretiert, so wird der Einsichtige darin nur die Mängel des Zeitalters,
nicht persönliche Rückständigkeit des Autors erkennen. Vielen seiner
Lehrsätze werden wir auf den folgenden Blättern begegnen.

Fidelis hat die Fundamente der Lehre von der gerichtlichen Medizin
geschaffen, Paul Zacchias den Bau weitergeführt; Fidelis zeichnete den
Grundriß mit der kundigen Hand eines erfahrenen Praktikers, schaffte
das auf verschiedenen Gebieten liegende Material herbei, um es plan-
mäßig zu bearbeiten. Sein Nachfolger erweiterte und vertiefte das
Geschaffene, stattete gewissermaßen die schlichten Räume mit dem
nötigen Hausrate aus, er war ein Gelehrter in jeglicher Wissenschaft,
ein tüchtiger Arzt obendrein. Zacchias verlieh der gerichtlichen Heilkunde eine achtunggebietende Stellung und erhob sie, die vordem nur
eine Dienerin der Theologie und Jurisprudenz gewesen, zur ebenbürtigen
Genossin. Die geistige Brücke, die er zwischen Rechtskundigen und
Aerzten hergestellt, vermittelte den Austausch der Anschauungen, bahnte
die Klärung vieler, scheinbar unversöhnlicher Gegensätze an und wies
dem Juristen wie dem Mediziner den Weg zum gemeinsamen Arbeits-
feld. Beide Teile strichen namhaften Gewinn ein. Die Männer des
Rechtes, gewohnt, nur verbrieften Ordnungen zu gehorchen, wie das
Gesetz im jeweiligen Falle anzuwenden sei, lernten die Denkmethode
des Beirates kennen, der von Beobachtungen ausgeht und feste Normen
erst dann anerkennt, wenn die Uebereinstimmung der Lebenserschei-
nungen die Form der Gesetzmäßigkeit annimmt. Die Aerzte anderseits
hatten sich an den gemessenen Schritt der logischen Beweisführung
im judiziellen Prozesse zu bequemen, körperlichen Schaden oder geistiges
Gebrechen nicht bloß als Objekt der Heilkunst zu betrachten, sondern
die Einbuße, die aus krankhafter Veranlagung, organischer Störung

oder gewaltsamem Eingriff entsprungen war, nach dem Richtmaße
öffentlicher oder privater Rechtssicherheit zu beurteilen.

Zacchias gebührt das Verdienst, die gerichtliche Medizin ausgebildet
zu haben. Schon die äußeren Verhältnisse seines Lebensganges be-
günstigten den Einfluß, den er auf die Ausgestaltung dieses Sonder-
gebietes genommen hatte. Gunst des Schicksals und eigenes Verdienst
verhalfen ihm auf den richtigen Platz, auf dem seine Talente zur Entwicklung und Betätigung gelangen sollten. Im Jahre 1584 in Rom
als Sprosse einer vornehmen Familie geboren, welcher mehrere bedeutende Rechtsgelehrte angehörten, genoß er die sorgfältigste Erziehung[1]). In allen vier Fakultäten unterrichtet, mit erstaunlicher
Wissensfülle ausgestattet, von unversiegbarer Arbeitslust beseelt, gebrach es ihm nicht an Muße, seinem poetischen Schaffensdrange er-
folgreich nachzuhängen, Musik und Malerei zu treiben, im Reiche der
schönen Künste eine den flachen Dilettantismus überragende Schulung
und Gewandtheit zu erwerben. Doch er verlor sich keineswegs in
schöngeistige Liebhabereien, die Medizin war der Mittelpunkt seiner
Studien, das Feld seiner Tätigkeit.

Schon am Beginn seiner Laufbahn als Praktiker vielbeschäftigt,
in den Gelehrtenkreisen wegen seiner universellen Bildung und sympathischen Persönlichkeit angesehen, lenkte er die Aufmerksamkeit des
päpstlichen Hofes auf sich. Innozenz X., der am 16. September 1644
den päpstlichen Stuhl bestiegen hatte, ernannte Zacchias zu seinem
Leibarzt, zum Archiater und Protomedikus des ganzen Kirchenstaates,
und legte die Leitung und Ordnung der Sanitätsverwaltung des Landes
in seine Hand. Auch unter der Regierung des nächstfolgenden Papstes,
Alexander VII., bekleidete er die ihm verliehenen Würden und Aemter.
Das wichtigste Amt aber, zu dem ihn die erworbenen Kenntnisse vorweg tauglich erscheinen ließen, war die Stellung des Konsulenten der
Rota Romana. Dieser aus zwölf Mitgliedern bestehende oberste Ge-
richtshof des Kirchenstaates war berufen, in Rechtssachen die endgültige
Entscheidung zu fällen, seine Judikatur, von den Römern gefürchtet,
pries das Ausland als Vorbild juristischer Spruchweisheit. Zacchias,
dem ein langes, bis zu seinem im Jahre 1659 erfolgten Tod reichendes
Wirken an diesem Tribunal beschieden war, trat hierdurch in engsten
Kontakt mit dem Rechtsleben der Zeit. Die Schwierigkeit der Mission
überwand er mit der Macht des Wissens, die Verantwortlichkeit verstand er überdies mit Klugheit und menschlicher Teilnahme zu lösen.

Bevor wir auf das Hauptwerk, das Zacchias hinterlassen, näher
eingehen, möchten wir seiner übrigen literarischen Produktionen kurz
gedenken. Vielseitig, wie sein Interesse, war seine Schriftstellerei.
Selbst in der Medizin kultivierte er nicht abgeschlossene Teilgebiete,
er wendete sich heterogenen Gegenständen zu, wie der Inhalt der ge-

---

[1]) Mandosius, Tr., Theatron, in quo maximorum christiani orbis pontificum
archiatros ... spectandos exhibet. Romae 1784, p. 119—122. — Vgl. Kerschensteiner, Paul Zacchias. Friedreichs Blätter für ger. Medizin, XXV. Jahrg. 1884,
S. 402—409.

druckten und die Namen seiner unveröffentlichten Schriften bezeugen. So wurde sein 1639 in italienischer Sprache erschienenes, 1671 ins Lateinische übersetzte Buch: „De malo hypochondriaco" viel gelesen, ohne indes von den Lehren der alten Humoralpathologie sich weit zu entfernen. Seine Schrift „Il vitto quaresimale" (1637) erläuterte das kirchliche Fastengebot und stand im Rufe eines gelehrten Kommentars. Seine zahlreichen Dichtungen erfreuten sich, wie Leo Allatius erzählt[1], des wärmsten Lobes. Viele Arbeiten, die Zacchias auf medizinischem und schöngeistigem Gebiete geliefert, sind durch die Sorglosigkeit der Erben gänzlich verloren gegangen[2].

In der Geschichte der Medizin hat Zacchias seinen Namen als Verfasser der „Quaestiones medico-legales" verewigt[3]. Sie bilden die ergiebigste Fundgrube für die Erforschung der offiziellen Medizin des 17. Jahrhunderts. Es ist ein ausgereiftes Werk, dessen neun Bücher ursprünglich im Zeitraume 1621—1650 stückweise erschienen und erst im Jahre 1654 zu einer Gesamtausgabe vereinigt worden sind. Nicht weniger als acht Neudrucke waren ihr bis 1737 in Frankreich, Holland und Deutschland gefolgt, doch nicht alle enthalten die wertvolle Beigabe von 85 Konsilien des Autors, die gleichsam den Text illustrieren; noch seltener sind den Editionen die 100 Dezisionen der Rota Romana angefügt, die der rechtskundige Neffe Lanfranchi Zacchia als Bestätigung der in foro zur Geltung gelangten Lehren seines Onkels Paolo gesammelt hatte. Die unserer Studie zugrunde liegende, von Daniel Horst besorgte Ausgabe stammt aus dem Jahre 1737. Setzt man die überschwenglichen Beifallsworte beiseite, mit denen die Zeitgenossen das „Opus doctum" begrüßten, und nimmt dafür die gerichtsärztliche Literatur des 18. Jahrhunderts zur Hand, so erkennt man den Einfluß, den Zacchias auf die nachkommenden Aerzte wie Juristen ausgeübt und die fruchtbare Arbeit beider Parteien in Wesenheit vorbereitet hatte.

Denn vom ersten bis zum letzten Kapitel verfolgen die „Quaestiones" den doppelten Zweck: der ärztlichen Welt zu zeigen, in welchem Umfange und nach welchen Methoden die Medizin auf die Rechtspflege Anwendung zu finden hätte, den weltlichen und geistlichen Richtern

---

[1] Leo Allatius, Apes urbanae sive de viris illustribus, qui ab anno 1630—1632 Romae adfuerunt. Romae 1633, p. 213 seq.

[2] Unter den Schriften Zacchias' werden genannt: Miscellanea — De maculis in utero a foetu contractis, quae vulgo dicuntur ‚le Voglie". — In Cardani librum de male medendi usu antipracticae animadversiones. — De subitis et insperatis mortis eventibus. — De quietate servanda in curandis morbis libri III. — De sacrae scripturae miraculis physica consideratio libri IV. — Della passione dell' anima e de mali . . . Libri due. — Della Birra o Cervosa, Discorso medico. — Del contagio. — Del riso e del Pianto, libri due. — Il Bacio. — Poesie varie, cioè Sonneti, Canzoni, Madrigali. — Degli Innocenti Cante cinque. — Siehe auch Praefatio zur Ausgabe der „Quaestiones" vom Jahre 1737, und Kerschensteiner, l. c.

[3] Der ursprüngliche Titel des Werkes lautete: Quaestiones medico-legales, in quibus omnes eae materiae medicae, quae ad legales facultates videntur pertinere, proponuntur, resolvuntur. In den späteren Ausgaben sind die neun Bücher in drei Abteilungen vereinigt, letztere bei Daniel Horst besonders paginiert und die von uns in den Text eingeschalteten Bezugsstellen danach bezeichnet.

anderseits Einblick und Belehrung zu verschaffen, welche Schranken das selbständige Urteilsgebiet des ärztlichen Experten umgrenzen, wo dieser allein das Wort führen, darüber hinaus aber dem Gesetzkundigen die Formierung der Tatsachen überlassen sollte. Zacchias, mit juristischer Weisheit gerüstet und der Dialektik der Theologen gewachsen, führt diese Mittlerolle konsequent durch und weiß seiner Belesenheit, die ihm den Beinamen eines Allwissers (omniscius) eintrug, mit kritischer Schärfe zu durchsetzen. Ein polemischer Zug geht durch seine „Quaestiones", belebt die komplizierten Untersuchungen, wirkt aber auf den Leser, der die enggeknüpften Schlingen spitzfindiger Kontroversen mit in den Kauf zu nehmen hat, nicht selten ermüdend und macht es nicht immer leicht, die Meinung des Autors von fremder Sentenz zu scheiden. Mit seiner Weitschweifigkeit kam er dem Geschmack des Zeitalters entgegen, ohne daß wir heute darin einen Vorzug des Werkes erblicken könnten.

Wenn Zacchias abergläubische Anschauungen ausspricht, nach unserer heutigen Erkenntnis Falsches und Irriges berichtet, so haben wir davon in einer historischen Studie mit besonderem Nachdruck Notiz zu nehmen. Er stand im Gesichtskreise seines Jahrhunderts, teilte dessen Schwächen, bekämpfte aber eingewurzelte Vorurteile, wo sein geschärftes Auge tiefer sah, um anderseits desto williger den herrschenden Vorstellungen von der Macht der Dämonen, der Wunderkraft, dem bösen Walten der Zauberer sich zu ergeben. Wenn er dem Banne des Glaubens an übernatürlichen Einfluß nicht zu entrinnen vermag, liefert er dennoch sprechende Proben, wie sehr er an vielen Lehren der Kirche im Grunde seiner Seele zweifelt; verbietet ihm die Klugheit offenen Widerspruch, so unterdrückt er gleichwohl nicht den Anreiz zu skeptischen Glossen, der Arzt wird dann in ihm Herr über den Katholiken. Noch ein anderer wohltuender Charakterzug erhebt seine Arbeit über das Niveau der Zeit, es ist dies seine freie, menschliche Gesinnung. Man braucht nur die Abhandlungen über die Geistesstörungen, über Tortur und Strafe zu lesen, um inne zu werden, wie weit Zacchias den Zeitgenossen vorangeschritten war, wie seine Humanität allein Wohltat und Segen verbreitet hatte.

Wir haben oben angedeutet, daß die „Quaestiones" nahezu auf die gesamte öffentliche Medizin sich beziehen. Größere Abschnitte behandeln die Lehre von der Pest, dem Kontagium, die Altersstufen, die Salubrität der Wohnsitze und ihre hygienischen Einrichtungen, worüber jedoch der Autor uns keine originellen Gedanken zu sagen weiß, ja hinter anderen Pestschriften des 17. Jahrhunderts zurückbleibt. Von dieser Erwägung geleitet, wollen wir die epidemiologischen und sanitätspolizeilichen Streifzüge des Autors in der folgenden Darstellung ausschalten. Hingegen soll versucht werden, den überreichen Stoff, den Zacchias für die forensische Medizin bearbeitet hatte, in die knappen Formen einer Auslese zusammenzufassen, nach den charakteristischen Merkmalen der Behandlung zu veranschaulichen und damit seine Persönlichkeit aus dem eigenen Schaffen heraus zu kennzeichnen. Die

Ausführung vermeidet absichtlich eingehende Umschreibungen und Er-
örterungen, sie will lieber die Tatsachen hinstellen und für sich sprechen
lassen. Der juristischen Seite seines Werkes sind wir in unserer Darstellung mit Vorbedacht aus dem Wege gegangen.

II.

Das 17. Jahrhundert war in den physiologischen Fragen der
Schwangerschaft und Geburt noch nicht über den Stand der Kenntnisse
des Altertums hinausgekommen. Die Anschauungen, welche Aristoteles,
Hippokrates u. a. über Zeugung und Differenzierung der Geschlechter
hinterlassen haben, standen als Dogmen in vollem Ansehen. Es kann
nicht überraschen, wenn auch Zacchias, der mit dem ganzen Apparate
des Gelehrten diesen Dingen nachspürt, wesentlich den Hippokratischen
Lehrmeinungen folgt, dennoch aber mit kritischem Blicke die Schwächen
anderer Meinungen herausfindet und zu widerlegen sucht [1]). Schon das
Geheimnis der Zeugung reizt seinen Scharfsinn und er bekämpft die
noch von vielen Zeitgenossen geteilte Ansicht, der Uterus bestände aus
sieben Zellen und jede derselben könne gleichzeitig einer Frucht Raum
bieten. Ebenso falsch sei es und den Beobachtungen neuerer Anatomen
stracks zuwiderlaufend, zwei Hälften in der Gebärmutter anzunehmen,
obzwar es nicht von der Hand zu weisen wäre, daß im Uterus die
Knaben meist die rechte, die Mädchen die linke Seite einnähmen und
überdies erstere, als die zweifellos Stärkeren, sich die geräumigere
Oberhälfte des Uterus eroberten, indes die weiblichen Früchte mit dem
engeren Teile der Gebärmutter sich zu begnügen hätten. Analogien
aus dem Tierreiche für die Ausbildung menschlicher Früchte heranzuziehen, sei unstatthaft, weil hier nicht zu übersehende Unterschiede
obwalten. Ein solcher bestand nach älterer Lehre vornehmlich darin,
daß die menschliche Schwangerschaftsdauer keine determinierte sei und
daher die rechtmäßige Geburt eines Kindes innerhalb eines größeren Zeitraumes erfolgen könne, angefangen vom 7. bis selbst zum 13. Schwangerschaftsmonat. Schon die Tatsache, daß bei Säugetieren das Temperament wenig variiere, bei Menschen aber die Natur in hohem Maße
beeinflusse, komme hier in Betracht; darum disponiere warmes Temperament zu schnellerer, kaltes zu verlangsamter Geburt, der männliche Sprosse werde in kürzerer Frist vollendet, weil er wärmerer
Natur sei. Ist das Siebenmonatkind ausgebildet, lebensfähig, legitim?
Zacchias behauptet es, nennt eine Frucht von 182 Tagen „legitimus
et vitalis", setzt aber der Hippokratischen Lehre, wonach dieses dem
Achtmonatkinde an Vitalität überlegen sei, Zweifel entgegen, indem er
beide für schwächlich und infolge krankhafter Ursachen als zurück-
geblieben in der Entwicklung erachtet, hingegen den vollendeten
9. Schwangerschaftsmonat als den richtigen Termin der Geburt erklärt.

---

[1]) Lib. I. Tit. II., quaestiones 1—9; Tit. III. 1—7; Tit. IV. 1—5.

Wenn er dem Glauben, es könne die Gravidität selbst bis zur Dauer
von 13 Monaten sich erstrecken, mit gewichtigen Gründen entgegen-
tritt und unter anderem auf die Erfahrung hinweist, wie selbst Mehr-
gebärende über den Beginn ihrer Schwangerschaft sich in starken Irrtümern bewegten, so gibt er doch eine Frist von 10 Monaten zu mit
dem Beifügen, es wäre dies die längste Zeit, die zur Austragung des
Kindes natürlicherweise erforderlich sei. Seiner Meinung nach kommen
Knaben zumeist im 9., Mädchen im 10. Monate nach der Empfängnis
zur Welt, beide verlassen nicht etwa, wie Hippokrates irrig annimmt,
aus Nahrungsmangel den Mutterschoß, sondern vielmehr deshalb, weil
sie schon genug genährt und gekräftigt nach außen streben. Ob es
verläßliche Zeichen mangelnder Lebensfähigkeit eines vorzeitig geborenen
Fötus gäbe, will er nicht schulgerecht aufzählen, man müsse den
Gesamthabitus der Frucht abschätzen, um darüber ins klare zu gelangen,
nicht einzelne Erscheinungen, wie das Fehlen der Stimme oder der
Bewegungsfähigkeit herausheben, sondern zugleich nachforschen, wie
der Gesundheitszustand der Mutter vor und während der Geburt beschaffen gewesen sei.

Jede vor dem 7. Monat erfolgte Geburt sei eigentlich keine Geburt,
da Abortus soviel bedeute wie „nicht geboren haben" (Abortus non
ortus vel frustra ortus, abortus est ejicere foetum, I. 48). Den Begriff
der Frühgeburt kennt Zacchias nicht, merkwürdigerweise geht er, obgleich er das Thema über die Fehlgeburt weitschichtig ventiliert, auf
den kriminellen Abortus mit keiner Silbe ein. Ebensowenig findet der
Kindesmord irgendwo eine nähere Abhandlung. Erst geraume Zeit
später fanden diese wichtigen Materien eine wissenschaftliche Deutung
in der legalen Medizin.

Der Leipziger Professor Johannes Bohn (1640—1718), einer der
verdienstvollsten Deutschen, die die gerichtliche Heilkunde bearbeitet
haben, beklagt es in seiner wertvollen Dissertation „De infanticidio"
lebhaft, daß vor seiner Zeit, sonach vor dem Jahre 1689, die Entscheidung, ob ein Kind lebend oder tot geboren worden sei, lediglich
nur nach richterlichen Beweisen (per iudicia tantum mere legalia) ge-
fällt wurde und er vergeblich in den Schriften eines Paré, Fidelis,
Codronchi und Zacchias geforscht hätte, ob eine Besichtigung der
Kindesleiche etwa stattgefunden habe[1]).

Bedeutsam erscheint Zacchias für die Kommentierung straf- und
zivilrechtlicher Fragen die Besprechung der Schwangerschaftsdiagnose,
der Ueberschwängerung und der Molenbildung. Denn nicht bloß in
streitigen Erbschaftsfällen nach dem verstorbenen Gatten, sondern auch
vor dem Kriminalforum habe der Arzt über das Vorhandensein einer
Gravidität Auskunft zu geben, die bei Zuerkennung einer Körperstrafe,
bei Verhängung der Tortur oder Todesstrafe einen ausschließenden
Faktor bilde. Vor dem vierten Monat, sagt er, gäbe es überhaupt kein
absolut verläßliches Kriterium, auch später ließe sich in unfehlbarer

---

[1]) Bohn, J., De renunciatione vulnerum. Lips. 1711, p. 169.

Weise nicht allemal die Schwangerschaft diagnostizieren. Hydrops oder Geschwülste können sie vortäuschen, die Milch in den Brüsten fände sich zuweilen auch bei intakten Jungfrauen, selbst bei Männern, das Ausbleiben der Menses sei trügerisch, denn Schwangere menstruieren, nicht Menstruierende konzipieren. Ganz verwerflich sei der Glaube an Gesichtsflecke bei Graviden, ein unstichhaltiger Beweis das Erbrechen oder die Kindesbewegungen, welche Symptome Fortunatus Fidelis[1] als sichere Gewährszeichen aufstellt, obgleich schon Hippokrates in den „Vorhersagungen" sie als unsichere und häufig subjektive Empfindungen der Frauen hingestellt hatte. Nachdem Zacchias die abergläubischen Prognosen, denen auch der große Koer nicht ferne stand, ablehnt, faßt er die Anzeichen der Schwangerschaft zusammen, die bei gewissen Altersstufen mehr gleichförmiger Natur sind, anderseits auf Störungen beruhen, die nicht bei allen gleichförmig auftreten, überdies nach Zeiten verschieden sind.

Die Ueberschwängerung nennt er eine juristisch wichtige Frage, ohne die Ueberschwängerung (superfoecundatio) von der Ueberfruchtung (superfoetatio) im heutigen Sinne zu unterscheiden. Sie werde von einigen Schriftstellern in Abrede gestellt, von dem spanischen Anatomen Valverda geradehin lächerlich gemacht, aber abgesehen von den griechischen Lehrmeistern zweifeln Autoritäten der neueren Zeit, wie Fernel, Maßa, Paré, Schenk, nicht daran und sind des Dafürhaltens, daß sie die Bildung von Zwillingen oder Drillingen ursächlich begünstige. Zacchias hält gleichfalls die Superfoetatio für eine ausgemachte Sache, sie erfolge in der Regel nicht aus einem einzigen Geschlechtsakte. Obzwar sie an sich ein seltenes Ereignis bilde, käme sie um so eher zustande, je näher die Termine der Konzeptionen aneinander rücken; ob aber, wie manche Verteidiger der Ueberbefruchtung annehmen, der 40. Tag post priorem conceptionem die Grenze bilde, bis zu welcher eine nochmalige Schwängerung möglich, oder ob die Länge eines solchen Termines dem Spiele der Natur zuzuschreiben sei und darum in unerforschlicher Weise gekürzt oder ausgedehnt werde, lasse sich schwer bestimmen. Hingegen aus dem Zeitraume, der zwischen der ersten und zweiten Geburt liegt, auf gleiche Distanz der befruchteten Kohabitationen schließen zu wollen, müsse man entschieden verneinen.

Für die forensische Begutachtung erscheint es Zacchias weiters von Belang, dem Rechtsgelehrten wie dem medizinischen Sachverständigen die Entwicklung einer Mola auseinanderzusetzen. Denn eine Frauensperson, welcher das Gesetz oder die Religion den sexuellen Verkehr mit Männern verbietet, gelange leichterdings in den Verdacht laxerer Schamhaftigkeit („. . . quae molam gerit, suspectam pudicitiam suam haberet", I. 62), nachdem gelehrte Doktoren voraussetzen, eine Mola könne ohne männlichen Samen nicht entstehen, indes gerade höchste Autoritäten das umgekehrte beweisen. Fidelis beispielsweise huldigt dieser Annahme[2]. Den lebhaften Streitigkeiten über den

---

[1] l. c. p. 408 seq.   [2] l. c. p. 429 seq.

Gegenstand widmet Zacchias im ganzen drei ausführliche Kapitel. Mit
anderen Aerzten übereinstimmend, erklärt er die Mola für ein patho-
logisches Produkt, ein formloses Fleischstück, aus unregelmäßiger
Menstruation oder schlechter Samenqualität des Weibes, bei Mangel
des Samens eines Mannes entstanden, das, der Form nach ein Gebilde
des Uterus, nicht anders wie eine wirkliche Leibesfrucht geboren werde.
Und trotz dieser prompten Definition bekennt er sich als Häretiker in
dieser Frage, zitiert in einem Atem einschlägige Bruchstücke aus
Homers Ilias und Tassos „Gerusalemme liberata“, um doch die Mitwirkung des Sperma virile schließlich gelten zu lassen. Denn es könne
nicht von der Hand gewiesen werden, daß die Mole auch einer legitimen Ehe entsprieße, streitig sei nur der Umstand, ob diese Schein-
frucht etwa nicht auf Superfoetatio zurückzuführen sei. Die Frage
dünkt ihm deshalb von einiger Tragweite, weil es forensisch nicht
gleichgültig sei, ob man das mit einer Mole behaftete Weib einer
Schwangeren gleichzustellen habe oder nicht. Letztere erfreue sich
gewisser gesetzlicher „Privilegien“, werde von der Folter verschont
und genieße schon wegen des keimenden Lebens in ihrem Schoße eine
Ausnahmestellung. Zacchias durchmustert hierüber die herrschenden
Meinungen und gelangt dazu, eine Frau, die nur die Mole, nicht aber
zu gleicher Zeit eine Frucht im Leibe trägt, dürfe, obgleich geschwächt
und erholungsbedürftig, nicht den Schwangeren beigezählt werden.

Das Hauptargument aber, welches Zacchias ins Treffen führt, ist
die Nichtbeseelung der Mole. Wie und wann die Beseelung des Fötus
eintrete, war für die Theologen nicht weniger eine Sache von Wichtigkeit, wie für die Juristen und ihre ärztlichen Beiräte. Schon der vor-
sätzliche Abortus wurde vom Richter milder oder strenger bestraft, je
nach dem Kriterium, ob dabei ein beseeltes oder unbeseeltes Wesen
betroffen wurde, ob es sich um einen Menschen gehandelt hatte oder
nicht. Wir verstehen die Disputationen über die „Foetus animatio“,
wenn wir uns gegenwärtig halten, daß das kanonische und römische
Recht zwischen belebten und unbelebten, beseelten und unbeseelten,
gliedmäßigen und nichtgliedmäßigen Früchten strenge unterschieden hat.
Auch Zacchias greift in die Frage ein, ob die Bewegung der Frucht,
ob die Vollendung ihrer menschlichen Gestalt sie zum Menschen mache.
Einige Autoren, wie Hippokrates (De nat. pueri), behaupten, die Sonderung der Körperteile bedürfe bei männlichen Sprößlingen 30, bei
weiblichen 42 Tage, andere erweitern den Termin auf 40 bzw. auf
80 Tage, ja Roderich a Castro [1]) bis zu 3 Monaten, wobei er im arti-
fiziellen Abortus keine Unterscheidung anerkennen will, ob ein Foetus
animatus aut inanimatus das Objekt der Abtreibung gebildet habe.
Zacchias interveniert hier als vielbelesener Vermittler und weil es seiner
Ueberzeugung nach keinen einheitlichen Zeitpunkt der Beseelung gäbe,
so nimmt er für beide Geschlechter den erreichten 60. Tag an. In
einem besonderen Abschnitte der „Quaestiones“ kommt er nochmals

---

[1]) l. c. Lib. IV. cap. 12.

auf dasselbe, noch im 18. Jahrhundert gründlich durchsprochene Thema
zurück, das, seiner theologisch-philosophischen Beleuchtung willen
außerhalb unseres Interesses liegend, nicht weiter berührt werden soll [1].
Ebenso glauben wir aus gleichem Grunde die Kapitel von der Aehnlichkeit oder Unähnlichkeit der Geborenen nur andeuten zu dürfen.
Selbst wo Zacchias dieses Argument in Fällen zweifelhafter Legitimität,
z. B. bei Verdacht des außerehelichen Beischlafs, insbesondere kurz vor
oder nach dem Ableben des Gatten, heranzuziehen sich anschickt, steht
er nicht an, demselben nur den Wert einer Konjektur von sekundärer
Bedeutung beizumessen.

Erwähnenswert hingegen erscheint die Besprechung der Frage der
Erstgeburt bei Zwillingen, wie sie unser Protomedikus zu lösen sucht [2].
Er bekennt in der Einleitung zu dieser Abhandlung, niemals auf den
Gegenstand geraten zu sein, wenn nicht von anderer Seite der Zweifel
wäre angeregt worden: welchem der Zwillinge gebühre das Vorrecht
der Erstgeburt, dem zuerst geborenen oder dem zuerst gezeugten?
So „lächerlich und frivol" manchem die Aufrollung solcher Frage erscheinen möge, er müsse sie beantworten, denn es gäbe Rechtsgelehrte,
die die Behauptung aufstellen und mit aller Zähigkeit verteidigen, der
Ersterzeugte sei der Erstgeborene, während wieder Juristen sagen, der
vollständig als erster zur Welt gekommene sei der Erstgeborene und
es genüge nicht, wenn von einem der Zwillinge nur ein Arm oder Bein
aus dem Mutterleibe herausgetreten wäre. Wenngleich die Tatsache
nicht zu bestreiten sei, daß Zwillinge aus einem und demselben Zeu-
gungsakte entsprießen, so wenig lasse sich leugnen, daß sie zweien der
Zeit nach verschiedenen Begattungen entstammen können. Und nun
setzt die Gegenpartei mit dem scheinbar schlagenden Beweise ein, der
später Erzeugte, dem Ausgang der Gebärmutter zunächst befindliche
Sprosse nähme selbstverständlich den Vortritt in Anspruch, was aber
Zacchias mit dem obengedachten Hinweise auf die Lage beider Geschlechter entkräftet. Mit den Kirchenvätern als Gewährsmännern im
Bunde tritt er dafür ein, nach natürlicher Ordnung der Dinge werde
der früher Geschaffene zuerst geboren, ihm sei der Name „Primogenitus"
zuzuerkennen. Denn — so folgert er unter teilweiser Anlehnung an
Hippokrates — der zuerst Erzeugte, aus besserem Samen hervorgegangen, darum an sich stärker und energischer, vermöge sich im
Mutterleibe rascher und ausgiebiger zu ernähren als der Nachfolger,
dermaßen wohlgeformter und robuster dränge er zum Ausgang und
gewinne naturgemäß den Vorsprung. In Fällen, wo durch den Kaiserschnitt Zwillinge zur Welt gebracht werden, könne dies Argument
sinngemäße Anwendung finden, doch sei es hier besser am Platz, jene
Frucht, die zuerst manuell entwickelt worden sei, als die erstgeborene
anzusehen.

---

[1] Teychmayer, Anleitung zur gerichtlichen Arzneygelehrsamkeit. Nürnberg 1769, S. 457.
[2] Lib. IX. Tit. XII. 1—6.

Es ist einleuchtend, Zacchias würde der Erstgeburtsfrage nicht so
vielen Aufwand von Dialektik in medizinischer wie juristischer Richtung
gewidmet haben, wenn er nicht sich bewußt gewesen wäre, welche
Folgen in Rechtssachen, nennen wir nur die Sukzession im Besitze von
Vermögen und Würden, aus dem Gutachten der sachverständigen Aerzte
abgeleitet werden konnten. Eingehend beschäftigt er sich in einer
Reihe von Quästionen mit dem juridischen Probleme, in welchem Umfange und nach welchen zivilrechtlichen Grundsätzen der Tod der Mutter
während der Schwangerschaft oder Geburt, die die Ordnung der Güter
bestimmend beeinflusse, ob und in welchen Vorkommnissen der „casus
exceptionis" gegeben oder eine andere Grundlage zur Regelung der
materiellen Seite zu schaffen sei. Doch auch für den Gerichtsarzt fehlt
es in diesem Exkurse nicht an Belehrung, und der Leitsatz sei vor
allem festzuhalten, es komme lediglich auf den ärztlichen Ausspruch
an, zu sagen, wann die Geburt oder die Schwangerschaft absolut als
unmittelbare Todesursache anzuerkennen sei, wann sie nur als be-
günstigendes oder mittelbar unterstützendes Moment hierzu beigetragen habe.

Ueber Mißgeburten handelt Zacchias in dem Abschnitte „de mon-
stris"[1]. Monstra (Ostenta, Portenta, Prodigia) fallen nach seinem Ausspruch in das Lehrgebiet aller vier Fakultäten, denn den Theologen
berührt die Frage, ob er die Taufe vornehmen dürfe, ob sie beseelt
sind und einst wiederauferstehen werden; den Juristen beschäftigen
allerlei Erwägungen, ob sie dem Verkehre zwischen Mensch und Tier
entsprossen sind, ob sie ein Testament aufheben oder nicht, dem
Mediziner und Philosophen endlich steht die Antwort zu, was eigentlich
ein Monstrum bedeute. Die von Aristoteles, Weinrich, Capivaccio,
Licetus u. a. aufgestellten Definitionen und Einteilungen aufzählend,
unterscheidet er zwei Hauptkategorien: solche natürlichen oder meta-
physischen Ursprungs. An letzteren trage zuweilen Gott selbst, bisweilen das Werk „böser Engel" die Schuld. Die Teilnahme der
Dämonen an der Zeugung von Ungeheuern soll bei Besprechung der
Zauberei nähere Ausführung erfahren; hier wollen wir nur den physischen Ursachen nach der Ansicht des Autors nachgehen. Krankhafte
Beschaffenheit des männlichen oder weiblichen Samens sei zweifelsohne dabei im Spiele, Abnormitäten des Uterus, wie dessen Enge,
Drehung u. dgl. könne ebenso auf das Widerspiel der Natur Einfluß
nehmen, wie unpassendes Verhalten, exzessive Wollust bei der Begattung, Fehler nach derselben und während der Schwangerschaft. Die
Macht der weiblichen Einbildungskraft habe keineswegs jene Wirkung
auf die Bildung fötaler Monstrositäten, wie die meisten Autoren behaupten, denn schon die Seltenheit solcher Gebilde im Vergleich zu
der Häufigkeit und Intensität phantasiereicher Vorstellungen bei den
Schwangeren spräche zu Ungunsten dieser Annahme. Der Glaube an
die Einbildung als einen ursächlichen oder zufällig begleitenden Faktor

---

[1] Lib. VII. Tit. I. 1—6.

im sogenannten „Versehen" Schwangerer sei widersinnig, lächerlich, daher aufs bestimmteste zu verurteilen! Wenn Zacchias das Vorkommen der abenteuerlichsten Mißgeburten mit Tierköpfen, animalen Gliedmaßen, Verdoppelung einzelner Körperteile usw. als unleugbare Tatsachen hinstellt, so zweifelt er doch daran oder salviert sich wenigstens hinter Vernunftgründen, ob der erfahrungsgemäß nicht selten ausgeübte geschlechtliche Verkehr zwischen Mensch und Tier solche Metamorphosen hervorbringen könne. Sei dem wie ihm wolle, die Hauptursache liegt nach seiner Meinung am Samen; dessen Defekte ziehen defektiöse Mißgestalten der Frucht nach sich, der Ueberschuß des Spermas bedingt in gleicher Weise multiforme Massenzunahme des Fötus, sogenannte Ueberbildungen.

Die Zwitterbildung und ihre Variationen schildert Zacchias ganz zutreffend und hebt die Prävalenz des einen oder des anderen Geschlechts an Hermaphroditen rationell hervor. Darum verwirft er auch mit Entschiedenheit die vielfach unter den Zeitgenossen verbreitete Anschauung, es gäbe Individuen mit gleichmäßig und voll entwickeltem bisexuellen Charakter, die sogar zur mutuellen Produktion des männlichen oder weiblichen Samens befähigt seien. Derartiges zu glauben, wäre nach seinen Worten gerade so absurd, wie die Annahme vieler Gelehrter, Adam, der Stammvater der Menschheit, sei Androgyne gewesen.

Kein Gegenstand der Rechtspflege hat zu Zacchias' Zeiten die Medizin mit dem kanonischen Rechte in so enge Verbindung gebracht, den ärztlichen Sachverständigen so unmittelbar dem kirchlichen Forum zur Seite gestellt, wie die Frage der Zeugungsfähigkeit. Das Institut der Ehe als zivilrechtlicher Kontrakt und nach den Einrichtungen der katholischen Kirche ein unauflösliches Bündnis verlangt, um Zacchias' Worte anzuführen, zu seiner Gültigkeit offenkundig und notwendig den Nachweis des Begattungsvermögens[1]). Wo bei Ausfall dieser Prämisse dem Gerichte, zumal in katholischen Ländern, die Entscheidung über die Lösbarkeit der Ehe zukam und gerade die Kirche hierzu allein sich für kompetent erachtete, wird es begreiflich, wenn die Quästionen des Kapitels „de impotentia coeundi et generandi" den Gegenstand im breitesten Ausmaße beleuchten und unser römischer Archiater der überreichen Literatur, welche die Kanonisten und Moralisten zu jener Zeit angehäuft hatten, seine eigene Gelehrsamkeit gegenübersetzt. Doch steht ihm, dem ein mehr als gewöhnlicher Besitz an Natur- und Heilkunde zugute kommt, gleichwie in anderen Dingen seines Berufes, die Sucht der Ueberlegenheit über die Theologen und deren Kasuistik gänzlich ferne, er greift nirgends über den Rahmen der medizinischen Aufklärung hinaus und sieht innerhalb des ärztlichen Wissens zugleich die Grenze der Befugnisse des Experten gesteckt (medici in judices tamquam periti adhibentur I. 203).

Von dem Grundsatze ausgehend, es müsse beim Zweifel über das

---

[1]) Lib. III. Tit. I. 1—9; Lib. X. Tit. III. 1—7.

Zeugungsvermögen das Urteil des Arztes eingeholt werden, zergliedert
er vorerst die Ursachen der Erscheinung. Es kann beim Mann der
Grund ein natürlicher oder ein akzidenteller sein. Mangelhafte Entwicklung des ganzen Körpers, fehlerhafte Bildung der Genitalien,
natürliche Kälte, Gemütsbewegungen während des Aktes (häßliche,
keifende Weiber), lange Abstinenz und anderes mehr zählt er zu den
ersteren. Als Hindernisse, durch Krankheit bewirkt, nennt er Kopfwunden, Gehirnkrankheiten, kopiöse Blutentziehungen, Mangel oder
Atrophie der Testikel, unfreiwilligen Samenfluß („vera gonorrhoea"),
Verletzung des Halses, Rückenmarkes und anderer edlerer Körperteile,
übergroße Hernien, Hydrocele, Fettsucht, kaltmachende Gifte und
anderes mehr. Unter die Gelegenheitsursachen führt er die Einflüsse
des häufigen Gehens mit nackten Füßen, forciertes Reiten, Aderlässe
hinter den Ohren auf, von denen schon Hippokrates spricht. Unfähigkeit des Mannes zum Beischlaf involviere jene zur Zeugung vorübergehend oder beständig, je nach der Ursache, aber es sei für den Richter
vom höchsten Interesse, zu wissen, daß manche Formen der Impotenz
der ärztlichen Kunst sich zugänglich erweisen und dann keinen Ehe-
scheidungsgrund bilden können. Einschaltend möchten wir hier bemerken, daß Zacchias drastische Beispiele von sexueller Stimulation
geschwächter Männer aufzählt, die dem Bilde des sogenannten „Ma-
sochismus" täuschend ähnlich sehen. Wie beim Manne beruhe auch
beim Weibe der Fehler auf natürlicher oder unnatürlicher Basis,
worunter nicht zu vergessen sei, daß Sterilität nicht selten von Frauen
durch Perversitäten absichtlich herbeigeführt, anderseits dann bedingt
werde, wenn während der Begattung die Ergießung des Samens von
seite des Mannes nicht gleichzeitig mit jener des Weibes eintrete, hierdurch die zur Befruchtung notwendige Vermischung der seminalen
Lebensgeister vereitelt, sowie der Uterus außerstand gesetzt werde, das
Semen virile in sich aufzusaugen.

Nach Zacchias muß der Richter und der Arzt in Fragen der Impotenz gegebenenfalls Alter oder Krankheit der Eheleute berücksichtigen. Wenn Kirchenrechtslehrer es nicht für ausgeschlossen halten, daß
Knaben im Alter von 8 bis 10 Jahren zu koitieren, selbst Kinder zu
erzeugen vermögen, so bestreitet er dies und setzt die Minimalalters-
grenze auf 12 Jahre herab. Unter den Fehlern von besonderer Qualifikation handelt er die durch Naturanlage oder Krankheit verursachte
„Kälte" ab, die ob Mangels der eingepflanzten Wärme oder sonstiger
pathologischer Defekte wegen zum Geschlechtsakt ungeeignet mache.
Es gibt nach seiner Erfahrung auch „Halbkalte" (semifrigidi), die bei
dem einen Weibe ihren Mann stellen, bei einem anderen jedoch gänzlich
versagen. Von wesentlicher Bedeutung sei hier die Unterscheidung
zwischen kalten Naturen (frigidi) und Verhexten (maleficati), eine Differenzierung, die dem Arzte oft nur nach eingehendster Untersuchung
erreichbar, zuweilen ganz unmöglich werde. Aehnlich wie Cardanus
es behauptet, stellt Zacchias den Satz auf: „Die Impotenz bei einer
und nicht bei anderen Frauen oder die Impotenz bei allen Weibern mit

Ausnahme einer einzigen ist Maleficium, nicht aber natürlichen Ursprungs" (II. 234). Doch irren seines Dafürhaltens der Toledaner Gelehrte Capella u. a., wenn sie glauben, der Verhexte erfreue sich vor dem Akte der höchsten Erektion, doch im Begriffe denselben auszuüben, träte vollständige Erschlaffung und vergebliches Bemühen ein. Einen sexuell Verzauberten nennt Zacchias jenen, dessen Leistungsfähigkeit sonst klaglos beschaffen sei, der aber mit einem Male ohne nachweisbarer anderer Ursache und ohne Krankheit impotent werde. Denn er ist so fest von der Existenz und der Bosheit der Dämonen oder zauberkundiger Menschen überzeugt, daß er deren Einwirken auf das Geschlechtsleben des Mannes, mit Fidelis[1]) übereinstimmend, zugibt, bei Weibern aber eher auszuschließen geneigt ist. Hingegen beurteilt er das Maleficium durch Arzneimittel (Ruta, Thymus, Koriander, Puleginum, Lactuca und andere) zu wiederholten Malen skeptisch, obgleich ärztliche Schriftsteller, wie beispielsweise Arnald von Villanova, daran festhalten. Er nennt es auch Leichtgläubigkeit, auf gewisse Gegenmittel zu vertrauen, um die medikamentöse „Kälte" aufzuheben. Auch Leidenschaft, die oft genug ein temporäres Hindernis des Liebesgenusses bilde, dürfe nicht mit Verhexung verwechselt werden, die übergroße Aufregung löse sich, wie oft erwiesen, in Wohlgefallen auf, oder wie ein von Zacchias zitiertes Dichterwort des Lucretius zart andeutet: „consuetudo concinnat amorem" (I. 215).

Wenn Fortunatus Fidelis an der Verhexung Liebender gleich unserem Autor keineswegs zweifelt, beide auch nicht vollends leugnen, daß die Benützung von Amuletten, die Kraft des Zauberspruches hier arges Unheil stiften könne, so leuchtet doch unverhohlen aus Zacchias' wortreichen Reflexionen ein gewisser Nihilismus heraus. Er sieht jedoch das übernatürliche Maleficium für behebbar an, wenn man der magischen Künste kundig oder das Dämonenwerk zu brechen derart imstande ist, wie es dem Exorzismus der Kirche eigen sei. Die aus dem Maleficium, aus Krankheiten, Gebrechen minderen Grades hervorgerufenen, also ganz oder teilweise der Beseitigung zugänglichen Zeugungshindernisse unterlagen nach den Bestimmungen des kanonischen Rechtes, insbesondere nach der Praxis der Rota Romana, einer dreijährigen Beobachtungsfrist, die je nach dem Einzelfalle verkürzt oder verlängert werden konnte, um definitiv den Anpruch der Eheauflösung oder die Unstichhaltigkeit der vorgebrachten Gründe gehörig zu motivieren.

In allen diesen Betrachtungen, die den Beischlaf in seinem naturgemäßen Vollzug oder nach den mannigfachen Formen seiner bleibenden oder zeitweiligen Behinderung zum Gegenstand haben, fehlt es nicht an zahlreichen Exzerpten aus den weitläufigen Folianten der Kanonisten. Kein Vorgang, und mag er auch die intimsten Geschehnisse des Ehebettes betreffen, ist den geistlichen Autoren und Beichtvätern unbekannt, und was Sanchez und seine Ordensbrüder von solchen Dingen zu er-

---

[1]) l. c. p. 353 seq.

zählen wissen, kann man unschwer aus Zacchias' „Quaestiones" ablesen.
Wie spitzfindig determinieren sie nicht das Maß der Wollust, ob und in
welchem Momente des Aktes es beim Manne oder der Frau zum Or-
gasmus emporsteigt, ob und welche Modifikationen dasselbe abschwächen
oder vermehren, nicht zu sprechen von den Lehrmeinungen der kirchlichen Exegeten, ob diese oder jene, schon bei den römischen Satirikern
geschilderte Variationen der Beiwohnung unter den Begriff der Todsünde fallen, unter die läßlichen Sünden etwa einzureihen oder dann
zu dulden wären, wenn sie angesichts vorheriger, erfolgloser Versuche
der Befruchtung lediglich nur auf diesen Endzweck und nicht etwa nur
auf geänderte Befriedigung des sexuellen Triebes abzielen würden. Die
weibliche Sterilität bildet nach Ansicht unseres Archiaters keinen Scheidungsgrund, denn es gäbe Frauen, die an sich kalter Natur sind, keine
Erregung bei Abgang ihres Samens empfinden und dennoch konzipieren. Er bespricht die angeborenen Defekte der weiblichen Genitalien, wie Verschluß oder Weite der Vulva, Prolapsus und anderes,
ohne sie indes für apodiktische Ehehindernisse summarisch zu erklären.
Selbst Verengerung des Uterus sei durch die ärztliche Hilfe zu beseitigen, allerdings oft mit Gefahren verbunden, dennoch nicht zu unterlassen, weil gerade bei wegsamen weiblichem Genitale die attraktive
Kraft des Uterus als wirksamstes Moment der Samenaufnahme ein-
setze. Ob das Weib ohne männliche Umarmung empfangen könne,
war eine im 17. Jahrhundert noch lebhaft diskutierte Frage. Zacchias
verneint sie kurzweg und bezeichnet die in ärztlichen Schriften fort-
geschleppten Erzählungen einschlägigen Inhaltes für Fabeln, die den
absoluten Voraussetzungen (Erectio, Immissio penis, Ejaculatio seminis
virilis in Vas femininum) und den Lehren der Anatomen widersprechen.
Vorsichtiger ist seine Haltung gegenüber dem von kirchlichen und
profanen Autoren gestützten Wahne des Zeitalters, es könne eine Jungfrau oder ein Weib von einem Dämon (Incubus) begattet und ge-
schwängert werden. Lebhaft stritt man in jenen Tagen, ob Dämonen
einen Samen besitzen oder nicht. Paré, Castro nahmen die Möglichkeit ihres sexuellen Verkehres mit Menschen, Incubi und Sucubi
an, negierten aber die etwa daraus folgende Konzeption. Zacchias
spricht an einer Stelle reserviert, er wolle der Autorität des heiligen
Thomas und jener Navarras damit entgegnen, indem er schweige (satis
responsum puto, si nihil respondeam, I. 222). An anderer Stelle tritt
er jedoch offener auf, bezeichnet die Behauptungen der Hexentheologen,
speziell Sprengers, es lägen unzählige Geständnisse Angeklagter vor,
wonach sie Buhlschaft mit bösen Geistern getrieben hätten und daraus
schwanger geworden wären, für absurd, weil solchermaßen Erzeugte
von menschlichen Samen zweifelsohne abstammen.

Unter die Zeugungsunfähigen rechnet er selbstverständlich die
Eunuchen, die zwar nicht selten den Coitus auszuüben geeignet, aber
des Samens ermangelnd von der Ehe auszuschließen wären[1]. Er

---

[1] Lib. II. Tit. III. 7.

unterscheidet von dem Eunuchen oder Kastrierten den „Spado", der nur einen Testikel besitzt, aber gleichfalls nach seiner und der Kanonisten Anschauung schlecht zum Ehemann taugt. Die üblichen Methoden der Kastrierung schildernd, erwähnt Zacchias der von vielen Aerzten seinerzeit nicht zurückgewiesenen, von Marcellus Empiricus herrührenden Sitte, bei Knaben eine Atrophie der Hoden durch Auflegen kaltmachender Medikamente (Cicuta, Nympheawurzel) zu bezwecken, was ihm mehr fabelhaft als glaubwürdig erscheint. Zwitter endlich, bei denen die Feststellung des Geschlechtscharakters Schwierigkeiten begegnet, sollen in Ansehung der Ehe einer dreijährigen Observation unterzogen werden.

Engverwandt mit der Frage der Zeugungsfähigkeit erscheinen die erschöpfenden Ausführungen, die Zacchias dem Kapitel von der ehelichen Pflichtleistung widmet [1]). Als Arzt hält er sich berufen, die weitschweifigen und bis ins subtilste dringenden Lehren und Weisungen der im Gegenstande wohlbewanderten Kanonisten teils zu kommentieren, teils zu korrigieren. Er will keine Termine der Pflichterfüllung aufstellen, denn dies sei nicht ärztliche Aufgabe, er bevorzugt leichterer Konzeption halber den Frühling, unterschätzt aber die übrigen Jahreszeiten keineswegs; er nimmt die Sonn- und Feiertage oder die Fastenzeit, wie die Kirche es gebietet, nicht aus und rät sogar jenen, die an die Freuden der Venus gewöhnt sind, auch in Pestzeiten keine Unterbrechung einzuleiten, weil dies als krankmachende Ursache mehr Schaden als Vorteil brächte. Da die Erzielung der Nachkommenschaft allein der Zweck des ehelichen Beischlafes sein soll, sonst schwere Sünde bedeutet, so ist unter anderem die Wahl der Tages- oder Nachtstunde, die Lage oder Stellung der Gatten nach kanonischer Regel nebensächlich, soferne die Konzeption dabei ermöglicht wird. Für ihn als Arzt ist deren vornehmste Bedingung die Vermischung des männlichen und weiblichen Samens, denn beider Aktivität sei erforderlich zur Befruchtung. Mögen andere Schriftsteller die Existenz des weiblichen Sperma leugnen oder das, was Frauen beim Akte absondern, nur für „irgend eine rohe Materie" ansehen, er leugnet beides ebenso bestimmt, wie die Behauptung Sanchez', es könne ein Weib ohne Zutun des Mannes, etwa allein im Bade oder Bette infolge Berührung mit einem zufällig zurückgebliebenen maskulinen Samenreste empfangen. Unter den zahlreichen Gründen, die Zacchias für Mann oder Frau oder für beide Teile als entlastend von der ehelichen Pflicht aufzählt, wollen wir, um diesen Exkurs nicht ungebührlich zu erweitern, nur anführen, daß er, im Widerspruch zu den Kanonisten, die Geisteskrankheiten wegen der Gefahr offenkundiger Vererbung als triftiges Hindernis anerkennt, während die Forderung des Arztes, gleiches Recht auch für nicht minder erbliche Krankheiten zu verlangen, wie Epilepsie, Lepra, Lues, Phthisis und andere vielen und unüberwindlichen Schwierigkeiten begegnen würde. —

---

[1]) Lib. VII. Tit. III. 1—6.

Um die Verantwortung des Arztes bei Begutachtung einer Defloration ins rechte Licht zu rücken, stellt Zacchias an die Spitze seiner
Abhandlung die Frage: Was ist die Jungfrauschaft, welche Zeichen
sind ihr eigentümlich, aus welchen Symptomen kann auf den Verlust
ihrer Integrität mit Gewißheit oder Wahrscheinlichkeit geschlossen
werden [1])? Nicht die seelische Virginität, die zu bestimmen Sache der
Theologen sei, sondern die körperliche, materielle Seite zu erklären,
kommt dem Arzte zu (nobis provincia hujus tractatus de virginitate,
I. 305). Die Rota Romana habe die Erledigung der Frage, ob eine
Jungfrau intakt sei oder nicht, in Rücksicht auf das trügerische Urteil
der meist hierin unerfahrenen Hebammen vor das Forum der Aerzte
verwiesen. Wenn Paré, Codronchius, Castro [2]) u. a. behaupten, eine
Virgo sei so lange als solche anzusehen, als sie nicht der Umarmung
eines Mannes sich ausgesetzt habe, gleichviel, ob deren Schamteile
durch wollüstige Manipulationen oder instrumentell verletzt worden
seien oder nicht, so stimmt Zacchias den Kollegen bei, fordert aber
zugleich den Beweis der auszuschließenden oder stattgehabten Entjungferung. Gibt es sichere Kennzeichen? Ist das Hymen hierfür ein
unfehlbares Merkmal, worüber Pinaeus (Pineau), Riolan, Sennert, Ves-
ling und andere Autoren ihre Einwendungen uns nicht verschwiegen
haben? Die die Defloration begleitende Blutung ist kein zuverläßliches
Anzeichen der Zerstörung dieser Membran. Es gibt keine sicheren,
unanfechtbaren Merkmale der Jungfrauschaft, sagen unter anderem
Joubert, Capivaccio, Vesal, Colombo, Falloppio, die das Vorhandensein
des Hymens entweder gänzlich verneinen oder nur in seltenen Aus-
nahmefällen gefunden haben wollen, ja einige von ihnen als unnatür-
lich (praeter naturam et morbosum, I. 306) bezeichnen. Castro und
Fidelis [3]) teilen gleichfalls diesen Standpunkt, auf welchem noch im
17. und 18. Jahrhundert einzelne deutsche Fakultäten beharren zu
müssen glaubten [4]).

Zacchias fragt nun weiter: Gibt man auch das Bestehen des
Hymens einwandfrei zu, kann aus seiner Zerreißung auf vorangegangenen
Beischlaf gefolgert werden? Findet sich nicht ein unversehrtes Hymen
zuweilen auch bei Schwangeren vor? Er antwortet auf diese Bedenken,
es sei offenkundig, welche falsche Vorstellungen von dem Sitze, der
Form und Beschaffenheit des Hymens bei den genannten Aerzten obwalten, und versucht nun, unter Anlehnung an Pineau eine Beschreibung
der intakt erhaltenen und der zerstörten Scheidenklappe zu geben, die
der Wirklichkeit ziemlich nahe kommt. Wo entweder der Befund der
Integrität vorliegt oder fehlt, könne man daraus wertvolle Schlüsse
(evidentem conjecturam) ableiten. Man müsse aber außerdem den Zustand der Nymphen, ob zart und enge anliegend, den Scheideneingang
und die Vagina, ob gerunzelt (crispum) oder verstrichen (magis leve

---

[1]) Lib. III. Tit. II. 1—5; Lib. VIII. Tit. I. 14.
[2]) Lib. IV. cap. 12.
[3]) l. c. p. 337 seq., p. 348 seq.
[4]) Mende, l. c. S. 132 ff. — Teychmayer, l. c. S. 32 ff.

et planum), in Betracht ziehen. Doch sei die Untersuchung nicht auf die Genitalien allein zu beschränken, der ganze Körper, die Brüste, auch die Stimme (in virginibus delicatior et suavior) zu beachten, hingegen die Messung des Halsumfanges oder gewisse Arznei- oder Urinproben als trügliche Mittel der Diagnose hintanzusetzen.

Die Erkenntnis der verletzten Jungfrauschaft — sagt Zacchias — ist nicht bei allen Mädchen gleichartig, sondern verschieden nach der körperlichen Anlage, nach der Zeit, die seit dem Akte verstrichen, merkbar abweichend, ob ein einmaliger oder wiederholter Koitus vorangegangen ist; darum habe der untersuchende Arzt vor allem auf Schmerz, Röte, Schwellung und Erschlaffung der Geschlechtsteile, auf frische oder zusammengeklebte Einrisse der Häutchen (destructio panniculorum et caruncularum simul cohaerentium, I. 309) u. a. zu sehen, nicht aber aus einem Merkmal allein aufs Ganze zu schließen. Bei Besprechung „de irregularitate faeminarum" kommt er auf diesen Gegenstand zurück und mißt der Unverletztheit oder Durchtrennung der das Hymen formierenden myrtenförmigen und dreiwinkeligen Gebilde die allerstärkste Beweiskraft in Notzuchtsfällen bei. Auch der angebliche Täter, sofern er in die Hände der Gerechtigkeit geraten ist, sollte nach seiner Leibesbeschaffenheit, Kraft und Potenz (maturus et bene mentulatus) geprüft und der Gesamtaugenschein mit jenem der Geschwächten verglichen werden. Denn Zacchias hält den gewaltsamen Vollzug des Beischlafes bei einer robusten erwachsenen Frauensperson gegen ihren Willen für äußerst schwierig (I. 310).

In einem Falle ((Konsil 34), den Zacchias zu begutachten hatte, erwies die Untersuchung des Beschuldigten ein verkümmertes, durch Kauterisationen kallös gewordenes und erektionsunfähiges Glied, indes das angeblich stuprierte Mädchen eine ungewöhnlich weite Scheide und starken Fluor albus, aber 4 Monate nach dem fraglichen Akte keinerlei Zeichen der Defloration erkennen ließ, die, wie unser Autor deponiert, meist nach einer Woche zurückzugehen pflegen, von der intervenierenden Hebamme aber noch nach so langer Zeit als vorhanden behauptet worden seien. Zacchias schließt aus der Weite der Genitalien (ampla loca), nur ein starker, dicker Penis hätte die Entjungferung bewirken können, nicht aber das kurze, kraftlose Glied des angeblichen Täters. Die ganze Sache beruhe auf Lügenhaftigkeit der Hebamme, diese unwissende, freche Person gehöre auf die Anklagebank, nicht der ungerecht Beschuldigte.

In einem anderen Falle (Konsil 42) wurde ein Mann der gewaltsamen Beiwohnung eines Mädchens beschuldigt, das schwanger geworden war. Auf die Folter gespannt gesteht der Angeklagte, er habe den Koitus stehenderweise ausgeübt, ohne mit seinem Gliede in die Scheide eingedrungen zu sein, was das Mädchen bestätigte. Zacchias gibt folgendes Gutachten ab: Ohne Einbringung des männlichen Gliedes und Samenentleerung in die Vagina komme keine Konzeption zustande, es müsse daher die Schwängerung ein Dritter bewirkt haben! Denn um die Befruchtung zu erzielen, müsse das männliche Sperma dem

Muttermunde möglichst nahe kommen, damit dieser sich erhitze, den Samen begierig, wie der Magnet das Eisen, anziehe und die „Fermentation" des weiblichen Samens einleite. Die Außenluft lösche die Lebensgeister des männlichen Spermas aus.

Dem illegalen Geschlechtsverkehre zwischen Männern und Knaben widmet Zacchias ein kurzes, aber lehrreiches Kapitel [1]. Bei der Häufigkeit der Päderastie werden, wie er ausführt, Aerzte und Chirurgen des öfteren um die Kennzeichen der Knabenschändung befragt, deshalb sei es wichtig, die bei frischen und erstmaligen Fällen vorkommenden Erscheinungen von jenen des habituellen Lasters zu unterscheiden. Erstere bestehen in Einrissen des Afters, Rötung, Schwellung und Entzündung, die um so mehr sich manifestieren, je rascher sie ärztlich beobachtet werden, je voluminöser das Glied des Stuprators, das gleichfalls zu besichtigen sei, sich erweist. Handelt es sich aber um Gewohnheitssünder, so bilden sich nebst Erschlaffung und Erweiterung der Afteröffnung fleischliche Wucherungen, Kämme aus, die Juvenal „Mariscae" nennt, indem er sagt: „... sed podice laevi, caeduntur tumidae, medico ridente, mariscae". Die ringförmig und sternförmig angeordneten Afterfalten verstreichen sich desto eher, je frühzeitiger der Knabe zum Pathicus abgerichtet worden war.

III.

Wollten wir es unternehmen, die historische Entwicklung der Psychiatrie lediglich in der Absicht zu skizzieren, um den Standpunkt zu kennzeichnen, den Zacchias in der Erkenntnis krankhafter Seelenzustände einnimmt, so würden wir mit diesem erweiterten Bilde unseres römischen Gerichtsarztes im Rahmen der uns gestellten Aufgabe unmöglich Platz finden. Es genügt hinzuweisen, wie die hohe Auffassung der Hippokratiker von den psychischen Krankheiten als Störungen des Gehirns und dessen Kräfte dem Altertum den Pfad rationeller Beurteilung gewiesen hatte, wie jedoch das Mittelalter, ohnmächtig gegen den Druck der Kirche und gegen die aus orientalischen Quellen mittelbar stammenden Vorstellungen, die verderblichen Einflüsse diabolischer Geister zur ausschließlichen Ursache emporhob. Weil man in der Krankheit des Geistes nur das Werk des Teufels zu erkennen vermochte, schritt man dazu, den „bösen Feind" mit dem Exorcimus zu bannen, oder aber zögerte nicht, mit lebenslänglicher Kerkerhaft das Los der Unglücklichen zu besiegeln. Das 16. Jahrhundert, in welchem sich dem Teufelswahne der Hexenglauben zum schreckhaften Bündnis zugesellt hatte, läßt gleichwohl ein Zurückweichen der Finsternis auf dem Gebiete der Irrenheilkunde in erfreulichem Ausmaße verspüren; man begann, mit den Griechen vertraut geworden, die Psychosen als körperliche Veränderungen anzusehen, und Männer wie Paracelsus, Felix

---

[1] Lib. IV. Tit. II. 5.

Plater und Wierus haben sich, ungeachtet vieler Irrtümer und trotz
der Befangenheit im Aberglauben des Zeitalters, um die Lehre von
dem Wesen und der Behandlung der Geisteskrankheiten verdient gemacht.

Einmal auf die Bahn des Fortschrittes gebracht, erfährt die
Psychiatrie aus der Ausgestaltung der medizinischen Schwesterdisziplinen
befruchtende Anregung, sie zieht das Interesse der Aerzte auf sich und,
was ihr vornehmlich zum eigenen Segen gereicht, sie erkämpft sich
langsam, aber siegreich die gebührende Stellung in der Rechtspflege.
Dafür bietet im 17. Jahrhundert kein anderer Arzt ein leuchtenderes
Beispiel als Zacchias [1]). Bleiben wir vorsätzlich in den Grenzen der
gerichtlichen Psychopathologie, so werden wir jene Autoren, die die
Geistesgebrechen nur von der medizinischen Seite allein auffassen,
füglich von näherer Benützung ausschalten dürfen. Aber selbst die
forensischen Aerzte vor Zacchias bieten keine Ausbeute, und was nach
dessen Opus geschrieben worden war, trägt wenigstens bis ins 18. Jahrhundert hinein die unverkennbaren Geisteszüge verwandtschaftlicher
Angehörigkeit zu unserem Archiater. Vergeblich sucht man bei Fidelis
nach Andeutungen über psychiatrische Fragen, und was z. B. Roderich
a Castro [2]) zu erzählen weiß, ist dürftig genug und nur hinreichend,
den Tiefstand anzuzeigen, den er gegenüber den Anschauungen einnimmt, welche Zacchias in seinen „Quaestiones" ausspricht.

Den umfangreichen Abschnitt über die psychischen Krankheiten
eröffnet er mit dem bedeutsamen Satze, daß sie Gehirnleiden bilden
und als solche einzig nur von den Aerzten erkennbar und diese darüber
zu urteilen berufen sind [3]). Demgemäß haben über Demenz und ähnliche Geistesstörungen die Gerichte, wie wiederholt die Rota Romana
judiziert hätte, den Arzt zu vernehmen, weil nur dieser die Unterschiede der einzelnen Formen und die daraus zu ziehenden Schlüsse
dem Richter klarzulegen vermöge.

Dementia (Amentia) ist nach seiner Meinung der allgemeine Begriff für jene Leiden, wo der menschliche Verstand irrt oder geschwächt
ist. Die generellen Merkmale sind dreierlei Art: verminderte, verkehrte
oder verloren gegangene Verstandesfunktion. Unter die Demenz fallen
die drei Hauptgruppen: Insania, Delirium, Fatuitas. Die Insania (Unsinnigkeit) umschließt die Manie, Melancholie, den Furor (Raserei,
Tobsucht), die Lykantrophie, den Liebeswahn, die hypochondrische
Melancholie. Unter das Delirium reiht er die Phrenitis und Para-
phrenitis (die sogenannte Hirnwut der älteren Autoren), endlich unter
die Fatuitas (Torheit) diese im engeren Sinne, die Stoliditas (Narrheit),
die Ignorantia (Unwissenheit sui generis), Oblivio (Gedächtnisfehler)
und andere Formen, „über die wir noch im besonderen verhandeln
und deren Natur klarzustellen versuchen werden". Diese Nomenklatur

---

[1]) Beer, Paul Zacchias. Ein Beitrag zur Geschichte der gerichtlichen Psychiatrie. Vierteljahrschr. f. Psychiatrie. Jahrg. 1868, S. 371 ff.
[2]) l. c. Lib. III. cap. 13; Lib. IV. cap. 2.
[3]) Lib. II. Tit. I. 1—23.

und Einteilung empfiehlt Zacchias den Aerzten, obzwar er Schattie-
rungen und Uebergänge von einer Spezies zur anderen unumwunden
zugesteht.

Die Demenz und verwandte Krankheiten sind nach ihm entweder
primäre, d. i. durch Gehirnaffektionen oder Läsion der Verstandeskräfte
bedingte, oder aber sekundäre, akzidentelle Störungen, die sich im
Gefolge anderer pathologischer Prozesse (Uterinleiden, Entzündung,
Kopfverletzung u. s. w.) einstellen, worüber er ein weiteres Schema
aufstellt. Wohl zu beachten sei, ob die Psychose stationär, exazer-
bierend, remittierend, intermittierend, zirkulär (per circuitus) oder mit
„lichten Intervallen" auftrete; so daure z. B. die Phrenesie beständig
in der Art, wie sie eingesetzt habe, während die hypochondrische
Melancholie, die Ekstase und andere Formen zeitweilige Rückgänge
aufweisen.

Die Anzeichen der psychischen Alteration (non sanae mentis) sind,
wie er begründet, nach dem Individuum und dem Affekt sehr verschieden, gerade so wie bei körperlichen Krankheiten. Vorwiegend
sind sie aus Taten und Reden zu erkennen, doch auch Blick, Haltung,
Körperfarbe, Gang, Bewegung, Handlungen, zivile Akte, z. B. Errichtung eines sinnwidrigen Testaments, auf dessen klare Fassung die Rota
diagnostischen Wert legt, Verschenken der ganzen Habe und andere
Symptome unterstützen die Diagnose, die nicht einseitig zu stellen sei.
Oft sei freilich aus Form, Ordnung und Menge der Worte unschwer zu
erkennen, ob es sich um einen Fiebernden oder um einen Narren
handle, anderseits erweise sich mancher Kranke in vielen Dingen
orientiert und doch dement. Aeußere Ursachen geben nicht selten
Anlaß zu Seelenleiden, so Angst, Liebesgram, Gift und Zauberei. Will
aber der Richter zu einem gerechten Urteil kommen, so habe er sich
keineswegs auf die Vernehmung von Zeugen zu beschränken, sondern
das Gesamtergebnis der ärztlichen Exploration mit seiner eigenen Ansicht zu verwerten. Die Entwicklung der Demenz (im generellen Sinne)
bietet Zacchias Gelegenheit, in die Pathologie der Psychosen theoretisch
einzugehen, Läsionen des Gehirns von prädisponierenden Allgemein-
zuständen, von der Macht der Einbildung und anderen Ursachen aus-
einanderzuhalten. Die Einbildung, deren Sitz er mit Vesal, Colombo
und anderen Anatomen in die vorderen Gehirnventrikel verlegt, nennt
er beispielsweise eine freie, dem Menschen beliebig zu Diensten stehende
Kraft (Facultas), deren Exspansion an sich nicht als Merkzeichen des
Irreseins gelten könne. Wer — sagt er — hat sich nicht einmal
eingebildet, fliegende Menschen zu sehen, die doch in Wirklichkeit
nicht existieren? Wäre gestörte Einbildung die alleinige Ursache, so
müßten alle Leute an Dementia leiden, denn erstere schlummere weder
im Wachen, noch weniger im Schlafe. Wo aber mit der Imagination
zugleich der Intellekt gestört, Wahres vom Falschen nicht mehr unter-
scheidbar ist, da besteht Krankheit. Wesentlich wird die Verstandestätigkeit vom Alter und Geschlecht beeinflußt, darum Kindern unter
14 Jahren verminderte Zurechnungsfähigkeit zugebilligt, mancher De-

fekt bei Greisen als natürliche Alterserscheinung ausgelegt. Etwas strenge und ungalant denkt unser Archiater von der weiblichen Intelligenz, deren Unvollkommenheit Schuld trägt, wenn Frauen von öffentlichen Aemtern ausgeschlossen bleiben. Die Behauptung: „Mulier habet consilium invalidum" klingt fast wie eine Vorahnung der von einem modernen Psychiater verkündeten Lehre vom „physiologischen Schwachsinn beim Weibe"; aber Zacchias konstatiert wiederum glänzende Ausnahmen von der Regel und beruft sich auf Platos „Republik", wo den Frauen die höchste Qualifikation zu allen Studien, sowohl den praktischen wie den spekulativen, zu den künstlerischen wie den Geistesdisziplinen rückhaltlos zugesprochen wird.

Feine Unterschiede macht Zacchias in der forensischen Wertung der Fatuösen, der Toren im allgemeinen, die weder den „mente captis", noch den „insanis" gleichzustellen sind, „wie es gewisse Rechtslehrer zu tun belieben". Unter beiden Spezies die charakteristischen Abarten schildernd, gelangt er zur Aufstellung zweier Haupttypen, niederen und höheren Grades. Erstere, zu denen auch die von den Juristen als „Maccarones" benannten, von Jugend auf Imbecillen zählen, sind je nach ihrer Individualität vom kanonischen und zivilrechtlichen Standpunkte aus als zurechnungsfähig zu erkennen oder in gewissen Fällen von der Dispositionsfähigkeit auszuschließen. Wenn unter den Schwachsinnigen dem einen der Eintritt ins Kloster zu verwehren sein wird, so kann der andere unter Umständen zur Errichtung eines Testaments, zur Schließung der Ehe geeignet sein, ein Dritter aber zu den kirchlichen Weihen, zur Uebernahme einer Vormundschaft, zur Nachfolge im Besitze eines Lehens und anderer Stellen sich nicht eignen. Begehen derartige Leute Delikte strafrechtlicher Natur, so wird man ihr Einsichtsvermögen zu erforschen haben, je nach Sachlage wie 14jährige Kinder zu halten haben oder gänzlich entschuldigen. Fatuöse höheren Grades, im Besitze eines kalten Gehirns, unvermögender Geisteskräfte und eines ungeordneten Gedächtnisses befindlich, die in vorgeschrittenen Stadien ganz hirnlos (veluti lapides) handeln, sind von jedem Zivilakte auszuschließen, nach begangenen Delikten nicht dafür verantwortlich zu machen. Ob im Einzelfalle Heirats- oder Testierfähigkeit vorhanden sei, soll der Arzt durch die Untersuchung klarstellen, die Entscheidung aber dem Richter überlassen (Judicis arbitrio remitterem). Im allgemeinen ist der Gedächtnismangel von krankhafter Vergeßlichkeit essentiell verschieden, bei Frauen größer und auf das feuchtere Gehirn zurückzuleiten, die Vergeßlichkeit besonders bei Leuten anzutreffen, die nichts zu tun haben (qui negotiis vacant). Die zahlreichen Belegstellen, die Zacchias über den Gegenstand einschaltet, die vielen Konsilien, die auf zweifelhafte Geisteszustände Bezug nehmen, um zivile Akte und deren Gültigkeit oder Nichtigkeit zu kommentieren, sind sprechende Beweise, wie detailliert und sorgfältig die Kasuistik der psychischen Defekte schon zu jener Zeit von Juristen und Medizinern studiert worden war.

Bei Stummen und Tauben, bzw. bei Taubstummen liegt nach

unserem Autor ein angeborener Fehler der Sinnesnerven vor. Wo der
Intellekt nicht insuffizient ist, läßt sich derselbe durch Disziplin emporheben, gleichwohl neigen derartige Personen zu exzessiver Gereiztheit
und sind dann den Wütenden (Furiosis) ähnlich. Taubstumme sind
zu zivilrechtlichen Handlungen nicht zuzulassen, auch kanonisch nicht
vollberechtigt, hingegen ist die Stummheit oder Taubheit für sich allein,
besonders wenn das Gebrechen akzidentell erworben wurde, kein
Hindernis der bürgerlichen Eigenberechtigung, es sei denn, daß das
Gebrechen durch eine Gehirnkrankheit herbeigeführt worden wäre, in
welchem Falle leichterdings Blödigkeit und andere Formen der Ver-
standesverkümmerung als weitere Folgen zu befürchten sind.

Wenn wir die vorangegangene Darstellung der psychischen Anomalien und Defekte, wie sie Zacchias niedergelegt hatte, lediglich mit
einem dürftigen Auszug aus seinen „Quaestionen" wiedergegeben haben,
so waren wir uns bewußt, auf einen Kommentar um so eher verzichten
zu können, weil die Schilderung an sich für die Klarheit der Auffassung spricht und nur mit geringen Ausnahmen ebensogut hätte einem
Lehrbuche etwa aus dem Anfang des 19. Jahrhunderts entnommen zu
werden gebraucht. Mehr von unserem heutigen Standpunkt abweichend,
faßt Zacchias das Wesen der Melancholie auf, die er weniger als
Gehirnkrankheit, sondern humoralpathologisch als ein Produkt der
„schwarzen Galle" erklärt. Sie komme, sagt er, häufiger als andere
Geisteskrankheiten zusammengenommen vor. Ganz falsch sei es, Melancholie mit Raserei (furor) und Manie zu identifizieren, obwohl diese
beiden Formen nach Hippokrates, Altomare, Forestus, Prosper Alpinus
und anderen Schriftstellern eine engere Verwandtschaft besitzen sollen.
Während Fernel das Leiden als Geistesstörung kennzeichnet, behauptet
Mercurialis das Gegenteil, was ihm entschieden tadelnswert erscheint.
Schon das äußere Bild der Kranken, hier Ruhe, Furcht und Schweigen,
dort Aufgeregtheit, Geschrei und beständige Unruhe, wäre hinlänglich
differenzierend. Dies der Sinn der breiten Auseinandersetzungen. Noch
weiter entfernen sich nach unserem Autor die Juristen von der Wahrheit, wenn sie den psychopathischen Charakter der Melancholie bezwei-
feln oder gar negieren, sich darauf steifen, solche Kranke seien nur
partiell gestört, sonst aber wie Vollsinnige beschaffen. Nicht zu unterschätzen sei, daß Melancholiker Phantasmen nachhängen, Delirien der
Sinne aufweisen, Trugschlüsse aufbauen, kurzum von anderen Geistes-
gestörten sich kaum abheben und darum zivilrechtlich ihnen gleichzustellen sind, entgegen der Ansicht vieler Rechtslehrer.

Unter den 23 Kapiteln, die von den psychischen Krankheiten
handeln, widmet Zacchias die „Quaestio X" den Verliebten (Amantibus),
ein Gegenstand, der vor und während des 17. Jahrhunderts ein geläu-
figes Thema der Psychiater gebildet hat. Die Juristen zählen die Verliebten unter Umständen zu den „Insanis" oder „Melancholicis", Vallesius
sagt, die Liebe verkehre die Urteilskraft des Verstandes, ähnliches
nehmen die Philosophen an. Aerzte zählen die Liebe unter die Leiden
des Gehirns, das Volk unter jene des Herzens. Galen verlegt sie als

eine Bewegung der begehrlichen Kraft (motus concupiscibilis facultatis) in die Leber, was Zacchias dahin modifiziert, daß er die Liebe von der Leber in das Gehirn aufsteigen läßt, wo sie den Verstand verwirre, Trauer, Angst, Melancholie, eine Summe von Einbildungen hervorrufe, die geeignet seien, schwere Irrtümer der Vernunft auszulösen. Müsse man, erläutert er weiter, dermaßen krankhaft Verliebte unter die Unsinnigen unterordnen, so solle man gerechterweise auf der anderen Seite anerkennen, wie die Liebe den Menschen vervollkommne, ihn findiger, feuriger, gerechter, kluger, eleganter, fröhlicher mache, die Sinne schärfe, den Ungelehrten zum Gelehrten wandle, worüber er bestätigende Stellen aus Plautus, Petrarca und anderen Dichterwerken beizubringen nicht versäumt. Doch die Liebe besitzt seiner Ansicht nach eine Doppelnatur; sie sei imstande, den Menschen der Vernunft zu berauben, zu den größten Schlechtigkeiten zu verleiten, sie mache blind, halluzinierend, denn sie fälsche Gehör und Geschmack. Die Verliebtheit gleiche, obzwar sie die Rechtslehrer nur als heftige Leidenschaft ansehen, in vielen Zügen der Amentia, darum sei sie strafrechtlich als Milderungsgrund, wo nicht sogar als entlastendes Moment anzurechnen, denn der Verliebte handle nicht selten wie der Verschwender, der nicht weiß und sieht, was er tut.

Aehnlich bespricht Zacchias die Trunkenheit und die Schlafsucht. Erstere beschuldigt er, sie zehre die ganze Intelligenz des Menschen auf, schließe den Säufer, dessen Varietäten vom akuten Rauschzustande bis zum habituellen Alkoholisten in vortrefflichen Skizzen vorgeführt werden, zivilrechtlich von der Heirat, der Testierfähigkeit, der Uebernahme öffentlicher Aemter aus; dem Potator sei ein Kurator beizustellen, weil er die Kraft zur Besorgung seiner Angelegenheiten eingebüßt habe. Wenn Trunkenheit auch keineswegs in kriminellen Delikten die Schuld aufhebe, so mindere sie doch vielfach die Verantwortung, denn sie trage oftmals die Kennzeichen der ausgesprochenen Sinnlosigkeit an sich. — Von Schlafenden bzw. Schlaftrunkenen nehmen die Juristen an, daß sie den Geistesabwesenden rechtlich gleichkommen; aber der Arzt dürfe sich mit solchen generellen Axiomen nicht zufrieden geben, er müsse strenge individualisieren, etwaige krankhafte Erscheinungen im wachen Zustande berücksichtigen, was namentlich bei Anklagen wegen Mord, Sexualverbrechen usw. von schwerwiegender Bedeutung sein könne. Ausführlich beschreibt Zacchias die Formen der Schlaftrunkenheit, die das Bewußtsein entweder fälschen oder vollständig aufheben bis zum Erlöschen jeglicher Erinnerung an eine während des Schlafes etwa begangene Handlung. Er bezeichnet derartige Zustände schlechtweg als die Zurechnungsfähigkeit einschränkende oder ausschließende Krankheiten und zählt, ohne dabei wesentliche Differenzierungen beizusetzen, als Typen auf: Lethargus, Coma, Carus, Veternus, Topor, Marcor, Cataphora, Catoche. In gewissem Sinne ihnen verwandt ist nach der Lehre unseres Autors die Apoplexie, die vorübergehenden oder bleibenden Verfall der Sinne nach sich zieht und in letzterer Form die Dispositionsfähigkeit zunichte macht.

Eine wichtige Frage bedeutet für Zacchias die Unterscheidung der Epileptiker von den Mondsüchtigen. Die Fallsucht mit ihrer reichhaltigen Nomenklatur werde von Autoren des kanonischen und des bürgerlichen Rechtes wie von den alten und neueren Aerzten mit der Mondsucht zusammengeworfen und als ein und dasselbe Leiden erklärt. Dem müsse er widersprechen. Die verschiedenen Formen der Epilepsie schildernd und die Stufen der aus der „heiligen Krankheit" resultierenden Rechtsfolgen rationell abwägend, findet er das differierende Merkmal bei den Lunaticis darin, daß die Häufigkeit und Schwere ihrer nur auf die Nachtzeit beschränkten Anfälle von den Stadien des Mondes beeinflußt bzw. verursacht werde, indes die Paroxysmen der Fallsüchtigen davon unabhängig erscheinen. Die Mondsüchtigen, die wie Unsinnige oder Toren sich gebärden, bedürfen eines Sachwalters, unter dessen Schutz sie z. B. ein Testament nur dann errichten können, wenn seit dem letzten Anfall schon eine geraume Zeit verstrichen ist.

Auf die übrigen Arten der Geistesstörung übergehend, will Zacchias die Phrenitis, Manie, Tobsucht, Ekstase und Lykanthropie unter das gleiche Maß der Beurteilung der vorher genannten Psychosen stellen (sub eundem censum veniunt). Von der Bezeichnung „Phrenitis" trieben in seinen Augen die Aerzte rügenswerten Mißbrauch, indem sie eine jede fieberhafte mit Delirien verbundene Entzündung des Gehirns und seiner Häute unterschiedslos so benennen. Die echte Phrenitis sei chronischer Natur (semper durat, ex quo incipit), nicht aussetzend, von keinen lichten Intervallen begleitet, demnach eine Geistesstörung mit allen Attributen der Aufhebung des persönlichen Verfügungsrechtes, doch nicht zurückwirkend auf die Gültigkeit der vor dem Krankheitsbeginne abgeschlossenen Verträge, z. B. der Eheschließung oder der letzten Willenserklärung. Gehe jedoch das Leiden in Genesung über, was wohl höchst selten einträte, so wären dem Kranken wie dem von Tobsucht oder Manie Geheilten die Rechte eines Gesunden nicht weiter vorzuenthalten, wobei aber der gewiegte und erfahrene Zacchias den Richter zu äußerster Vorsicht ermahnt.

Die Ekstase, berichtet er, wird von den Theologen als geistiger Raptus mit Aufhebung des Schlafes, der Sinnestätigkeit und Bewegung bezeichnet, in welchem Verzückungszustande die Befallenen den Himmel und die Engel zu schauen glauben. Am schönsten (elegantissime) zeichnet nach Zacchias' Urteil die Ekstase Petrarca, darum wollen wir auch die zitierten Verse hier einschalten:

> L'era in terra, e l'cor in paradiso
> Dolcemente obliando ogni altra cura;
> E mia viva figura
> Far sentia un marmo, e'inpier di meraviglia (I. 136).

Die Aerzte aber, fügt er sogleich bei, haben von der Sache die gegenteilige Meinung und halten sie für eine Vernichtung der Einbildungskraft (abolitionem imaginationis), wie sie bei Katalepsie beobachtet werde, oder für einen heftigen Furor. Wenn auch nach den Lehren der Kirche nicht zu zweifeln sei, daß die Ekstatischen übernatürlicher,

ja göttlicher Eingebung gehorchen, so schätzt unser Autor mit Fra-
castoro sie als Geisteskranke ein, denen selbst nach Aufhören der
Visionen und Halluzinationen nicht zu trauen sei. — Als eine besondere
Spezies der Wütenden führt er die „Lycanthropici" auf, welche Wölfe
zu sein wähnen (lupina insania), meist im Lenz von diesen Trans-
formationsideen ergriffen werden, nach 30—40 Tagen zur Vernunft
zurückkehren, oder aber Anzeichen dauernder Aenderungen der Psyche
verraten. — Die Hundswut und gewisse Gifte bewirken nach Zacchias'
Ausspruch zuweilen Delirien vorübergehender Natur, anderseits Defekte
des Geistesvermögens, die länger anzudauern pflegen. Wenn Zacchias
schon die Fabel von den „Werwölfen" nicht aus dem Sinne kommt,
so erweist er sich noch mehr als Kind seines Zeitalters in der rück-
haltlosen Gläubigkeit an die Besessenheit. So viele Proben er auch
ablegt, wie sonst sein Urteil dem Jahrhundert vorangeeilt war, sein
freier Blick sich über den Aberglauben der Theologen, Juristen und
Aerzte erhoben hatte, so wenig vermag er sich von der allgemeinen
Vorstellung zu befreien, daß Dämonen über den Menschen Gewalt besitzen, ihn umgarnen, Leib und Seele tiefsten Schaden zuzufügen imstande sind. In dieser Ueberzeugung, in die sich nur verstohlen die
Skepsis einschleicht, ohne die Oberhand zu gewinnen, ist für ihn das
Walten feindlicher Geister bei der Entwicklung von Geisteskrankheiten
eine ausgemachte Sache. Und doch geht seine kritische Gabe nicht
in Vorurteilen unter, er plädiert eingangs der Besprechung dieser
Formen des Irreseins, man dürfe unter dem generellen Namen der
„Daemoniaci" nicht alle Varianten vereinigen, sondern müsse nach
deren Wesen und Erscheinungen strenge differenzieren. So gäbe es
eine Menge Schwachsinniger und Weiblein, besonders älterer, noch nicht
menstruierter Jungfrauen, die sich einbilden, vom Teufel besessen zu
sein, aber in Wirklichkeit davon befreit seien. Freilich wähle der
Dämon die Hauptquelle derartiger Leiden, nämlich die Fehler der
schwarzen Galle als Mittel zum Zweck (tamquam instrumento utitur),
um Unsinnigkeit hervorzurufen, aber nicht bei allen Kranken träfe dies
zu. Von den Besessenen (Energumeni) und den Dämonischen seien
die Weissager (Fanatici) zu unterscheiden, die aus übernatürlicher oder
natürlicher Ursache prophezeien oder dies zu tun scheinen, oftmals
aber unverfälschte Narren sind, die selbst in fremden Sprachen reden,
aus Ungelehrten plötzlich zu Gelehrten werden, den Betrunkenen ähnlich sind, die in hirnloser Geschwätzigkeit wahre Orgien feiern. Die
„Daemoniaci" sind — und hier spricht abermals der fein beobachtende
Arzt und nicht der Theologe — den Rasenden und Unsinnigen gleichzustellen, denn wenn auch eine supernaturale Ursache vorliegt, der Geist
ist bei allen gestört und eine krankmachende körperliche Disposition
vorherrschend, eine Ueberfülle der verdorbenen Säfte vorhanden, in
denen nach Fidelis' Worten der Dämon schwelgt (gaudet enim melan-
cholico humore Daemon) (I. 140), eine Ansicht, der aber Zacchias an
anderer Stelle scharfen Widerspruch entgegenstellt. Immerhin sei das
vortäuschende dämonische Bild bei vielen Kranken nicht zu leugnen,

ohne daß es die wahre Grundlage abgäbe. Darum behaupten so viele
Aerzte, Avicenna, Forestus, Matthiolus, Codronchi u. a., von den Theologen selbst Martin Delrius, der böse Geist könne aus den Besessenen
nicht mittels Exorcismus und Gebet allein ausgetrieben, sondern auch
durch natürliche Hilfsmittel und durch die ärztliche Kunst befreit werden.

Eine nach unserem psychiatrischen Wortschatze in verwandtschaft-
lichem Sinne gedeutete Spezies ist bei Zacchias der „Lymphaticus",
von dem es ein pathognomonisches Kennzeichen sei, daß er eine wässerige
Hautdecke (also Mixödem?) aufweise, hauptsächlich von Angstzuständen
gequält, von Wut oder Unsinnigkeit betroffen werde. Ausdrücklich
wird von ihnen hervorgehoben, daß sie, von Phantasmen der Furcht
getrieben, wie Kinder und Idioten in Melancholie verfallen (ut pueris
et idiotis evenire solet). Deshalb sind sie rechtlich wie Geistesgestörte
anzusehen und selbst bei scheinbarer Wiedergenesung nach dem lapidaren Grundsatze der Juristen zu behandeln: Wer einmal geistig gestört gewesen ist, von dem wird angenommen, daß er es immer sei
(quod semel insanus semper praesumatur insanus). Ebenso strenge und
vielfacher Erfahrung widersprechend lauteten die juristischen Sentenzen:
„Qui olim aliqua aegritudine laboravit, etiam hodie aeger praesummitur";
oder „Qui aliquando insanire coepit, vix aut nunquam ad sanam mentem
redit" (I. 146, 147).

Die den „Fanatikern" in vielen Stücken gleichkommende Gruppe
der „Enthusiasten" (Enthusiasmus = Anteneasmus) will Zacchias den
vom Veitstanz geplagten Personen zugesellen und sie wie die Bauch-
redner (Engastrimythi, ventriloqui), die einen Dämon im Unterleib zu
besitzen glauben und deshalb mit geschlossenem Mund Worte von sich
geben, unter die psychisch Unterwertigen einreihen.

Bei Besprechung des hysterischen Irreseins unterscheidet Zacchias
den hysterischen Anfall (uteri suffocatio) von der Mutterwut (furor
uterinus). Der erstere, so sehr die Patientinnen darunter zu leiden
scheinen, regungslos wie Tote daliegen, aber scharfes Gehör bekunden,
komme gerichtsärztlich kaum in Betracht, denn außerhalb des Paro-
xismus zeige sich die Vernunft in ungeschwächter Kraft. Schwere
Fälle von Mutterwut mit ihrem sexuellen Vorstellungsinhalt (cum delirio
circa Venerem) wären den Manischen und Rasenden anzuschließen.
Nach dem Ausspruch unseres Autors sind die Geisteskrankheiten,
namentlich die Formen der Melancholie (sc. in seinem Sinne) unver-
hältnismäßig häufiger beim weiblichen als männlichen Geschlechte, ja
er schätzt das Verhältnis der „Daemoniaci" 1 Mann auf 600 Weiber!

Indem Zacchias die vorgenannten Grundsätze der Juristen teilt und
den Aerzten zur Richtschnur empfiehlt, einmal bestandene Seelenstörung
als latenten Krankheitskeim im Auge zu behalten, so ist seines Dafürhaltens eine Ausnahme dort erlaubt, wenn die Störung zu fieberhaften
Krankheiten hinzutritt, wenn sie nur momentan oder kurze Zeit anhält,
sowie bei jenen Leiden, die mit Ausschluß der Gehirnprozesse eine
Demenz als Nebenerscheinung anderer Läsionen (per consensum aliarum
partium) zur Folge hat.

Schließlich möchten wir nicht unterlassen, aus der Reihe der Gutachten, die Zacchias über psychiatrische Untersuchungen abzugeben
hatte, eines herauszugreifen, um darzulegen, wie er bei der Beurteilung
derselben vorging, wie er selbst den eigenen Ideengang in der Arbeit
zum Ausdruck brachte, wenngleich er hierin mehr die Psychologie
statt der klinischen Analyse im heutigen Sinne voransetzen zu müssen
für gut fand. Eine vornehme Frau (Cons. 18) hatte zugunsten bestimmter Verwandter ein Testament errichtet, es zwei Jahre später
jedoch annulliert und andere Familienglieder zu Erben eingesetzt. Die
Geschädigten machten geltend, die Erblasserin sei bei der zweiten
Willenserklärung nicht im Vollbesitze der Vernunft gewesen, hätte kein
oder nur ein schwaches Gedächtnis besessen, was die Gegenpartei nicht
in Abrede stellen konnte. Zacchias geht von der Erwägung aus, daß
hier vorerst zu untersuchen sein wird, ob Vernunft (ratio) und Gedächtnis unter allen Umständen einander decken, ob der der gänzlichen Aufhebung der Verstandestätigkeit zukommende Gedächtnisverlust unbedingt
eintreten müsse, wenn es sich nur um Schwächung der Ratio handle.
Er ist der Ansicht, daß zwischen den Läsionen der Vernunft und jenen
des Erinnerungsvermögens zu unterscheiden sei, ebenso wie die Einbildungskraft von der Vernunft divergiere und schon dem Sitze nach
zu trennen sei. Selbst wenn man der Vernunft und der Erinnerung
keine besondere Lokalisation (sedes distinctae) einräumen wolle, sei
doch ihr Operationsmodus von ungleicher Art, die erstere erscheine
nach der Lehre Platos als ein Instrument von mehr trockener, die
letztere von mehr feuchter Natur. Es werde von Aerzten und Philosophen einmütig zugestanden, daß totaler Gedächtnisschwund folge-
richtig den Gebrauch des Verstandes nach sich ziehe. Wo aber die
Erinnerung nur teilweise eingebüßt worden war, frage es sich, ob dabei notwendigerweise die Vernunft zu Schaden kommen müsse? Dem
sei nach Zacchias' Ansicht entgegenzuhalten, daß Erinnerung und Einsicht nicht immer identisch seien (recordari, seu etiam reminisci non
est simpliciter intelligere), das Gedächtnis beziehe sich nur auf die
Erkenntnis der Vergangenheit ohne anderweitige Vermittlung, umgekehrt funktioniere Intelligenz ohne Hilfe des Gedächtnisses. Diesen
Beweisführungen unterlegt unser Autor gewichtige Aussprüche aus der
älteren und neueren Literatur und kommt zum Schlusse: Mag das
Gedächtnis der testierenden Frau mehr oder weniger zur Zeit der zweiten
Testamentserrichtung vermindert gewesen sein, so könne daraus kein
Argument für eine gleichzeitig vorhandene Läsion der Vernunft abge-
leitet werden, wonach sie außerstande gewesen wäre, gesetzmäßig ihren
letzten Willen zu erklären. —

„Wenngleich das Thema von den Wundern weitab von der Rechts-
materie sich zu entfernen scheint, so daß es gleichsam mit Gewalt unter
die gerichtsärztlichen Fragen einbezogen zu werden den Eindruck macht,
da diese mehr auf das bürgerliche als auf das kanonische Jus Bezug
nehmen, wohin eigentlich der Stoff gehört, so kann es doch nicht ohne

Verdienst dem Inhalte unseres Werkes, das wir zu schreiben die Absicht haben, einverleibt werden." Mit diesen Worten rechtfertigt Zacchias, das Kapitel „de miraculis" einleitend, die Wahl des zu erörternden Gegenstandes[1]). Jedermann, fährt er fort, auch dem Ungebildeten ist ein religiöses Gefühl angeboren, das ihn drängt, das Walten höherer Mächte anzuerkennen. Die christliche Religion, die als einzige Lehrmeisterin der Wahrheit und ihre Gläubigen nirgendwo täusche, dulde nicht, daß neue Wunder verkündet werden, es sei denn, daß sie vordem auf das strengste geprüft und gebilligt worden wären. Gott läßt zuweilen durch schlechte Menschen und Dämonen Wunder verrichten, was aber zu untersuchen nicht unseres Amtes sei. So viele Wunder auch angeblich geschehen und als Seltenheiten von einfältigen Leuten blindlings geglaubt werden, was verwerflich erscheint, so sei an dem Wunderwirken der Heiligen absolut nicht zu zweifeln, gerade die mirakulösen Ereignisse, welche den Heiligen nach ihrem Tode zugeschrieben werden, was schlechten Menschen nach dem Absterben niemals gelinge, bilden das alleinige Substrat der Kanonisierung, nicht jene, die sie bei Lebzeiten verrichtet haben. Es gibt, sagt er, zweierlei Arten von Wundern, solche von durchaus übernatürlichem Erfolge oder jene, die zwar natürlichen Effekten gleichkommen, doch nach der Beschaffenheit und Wirkung der Ursachen nicht der Naturkraft, sondern dem Willen Gottes zuzuschreiben sind. Die Theologen unterscheiden drei Gattungen von Wundern: naturwidrige, übernatürliche und außernatürliche Mirakel. Doch die Unkenntnis der Ursachen führe oft auf falsche Wege und vieles Wunderbare, was einem Dämon untergeschoben zu werden pflegt, sei einfach der Ausfluß der Melancholie. Solche Kranke besitzen die Gabe der Vorhersagung; ohne derselben etwa übernatürlichen Ursprung vindizieren zu dürfen, ist sie ebenso natürlich wie die Prophezeiung eines Sterbenden. Selbst dem Dämon ist es nicht gegeben, in seinem Werke über die Kräfte der Natur hinauszugreifen (nihil agere quod naturae vires exuperat), und wenn auch an übernatürlicher Ekstase nicht zu zweifeln ist, so ist der Zustand weit häufiger in körperlicher Anlage bedingt, ähnlich wie die Eignung zu langem Fasten, das auf beide Ursachen zurückzuführen ist.

Die wunderbare Heilung Kranker, die zu allen Zeiten geglaubt worden ist, stellt Zacchias keineswegs in Abrede, schaltet aber sofort den Vorbehalt ein, daß bei vielen derartigen Geschehnissen die Wiederherstellung auf ganz natürliche Weise zustande gekommen sei. Die Möglichkeit der Austreibung eines vermeintlichen Dämons im Menschenleibe mittels passender Medikamente spräche als genügendes Beispiel für das natürliche Heilverfahren bei Besessenheit. Eine Wunderheilung kann nur als solche eintreten, wo die Genesung entweder äußerst schwierig sich gestaltet oder gänzlich außer menschlicher Macht gelegen ist oder aber trotzdem plötzlich und vollständig vonstatten geht. Als Beispiele werden die momentanen und tadellosen Heilungen von

---

[1]) Lib. IV. Tit. I. 1—11.

Blindheit, Taubheit, Stummsein, Lähmungen aller Art durch die Fürbitte Heiliger aufgezählt. Auch die in der Bibel enthaltenen Kuren
erfahren eingehende Würdigung, werden aber ungeachtet der Streng-
gläubigkeit unseres päpstlichen Leibarztes mit echt medizinischer Skepsis
auf die Wagschale gelegt. So z. B. kritisiert er die im Evangelium
des Markus erzählte Kur des Weibes, das zwölf Jahre lang an Blutfluß leidend und vergeblich Hilfe suchend, mit einem Male davon befreit worden ist, wie einen Fall in der Praxis. Ihm ist es unerklärbar,
wieso die Kranke so starke Blutverluste aushalten konnte, warum sie
nicht längst der Kachexie, dem Hydrops, dem Erlöschen aller Körperwärme verfiel? Dies gehe gegen die Natur, daher erübrige nur die
Annahme eines Wunders. Die Empfängnis der biblischen Elisabeth,
die doch schon im vorgerückten Alter von 70 Jahren, also über der
Grenze der Fruchtbarkeit stand, ging nicht auf natürlichem Wege
einher; ebenso sind die im Alten und Neuen Testament erzählten Aus-
satzkuren bei der Unmöglichkeit, sie vernunftgemäß zu deuten, als
mirakulöse Ereignisse anzusehen. Anders verhielt es sich bei Malchus,
dem Diener des Hohenpriesters, dem Petrus das rechte Ohr völlig ab-
gehauen, aber durch Christi Berührung wieder heil angefügt worden
war. Ob dieser Vorgang, auch wenn er sich so, wie geschrieben steht,
verhalten habe, absolut als Wunder aufzunehmen sei, will Zacchias
hinsichtlich der Methode (tantum quoad modum) nicht negieren, aber
er erinnert als nüchterner Arzt daran, wie prompt frisch abgehauene
Nasen, alsogleich durch die Kunst der Chirurgen wiedervereinigt, zur
schönsten Heilung gebracht werden. Wenn er überdies eine Fülle von
wunderbaren Kuren aufzählt, überläßt er es doch dem Ermessen des
Lesers, davon zu denken, was er wolle, denn die Fälle, die außerhalb
der Heiligen Schrift erzählt werden, möge sich jeder zurechtlegen, wie
es ihm beliebe (facere quandocunque licebit). Er für seine Person
konzediert in zwei Konsilien (32, 45) ohne Einschränkung die Wunderheilung durch die Fürbitte bei dem seligen Felix und infolge einer Ein-
reibung mit dem Oele der Lampe, die demselben geweiht war. Das
eine Mal wurde ein an Variola erstickender, halbtot daliegender 15jähriger
Knabe rasch auf solche Weise hergestellt, ein anderes Mal einem Mädchen, das nach penetrierender Hornhautwunde und Abfluß des Kammerwassers total erblindet war, nach wenigen Tagen das volle Augenlicht
wiedergegeben. Andere Konsilien behandeln das gleiche Thema im
gleichen Sinne. Anders geht aber Zacchias in einem Gutachten (79)
vor, wo ein Mönch sich rühmte, einen ertrunkenen Knaben wieder zum
Leben erweckt zu haben und dafür in den Geruch der Wundertäterei
gelangen wollte. Die Zeugen des Vorganges wollten jedoch von einer
Wiederaufstehung nichts wissen, ja nach glaubwürdiger Aussage sei
die Leiche schon in Fäulnis übergegangen gewesen, woraus Zacchias
den Schluß zieht, hier sei ein natürlicher Tod, nicht ein Wieder-
erwachen vorgelegen, denn die beginnende Verwesung schließe auch
den Schein eines Wunders aus.

Der Zwiespalt, der den Rationalismus des Arztes von dem Gehor-

sam des Katholiken scheidet, dem die Kirche auch das Unerklärbare
zu glauben befiehlt, tritt bei Zacchias immer von neuem hervor.
Solchergestalt erscheint ihm nicht bloß die Krankheit, sondern auch
der ohne vorherige Anzeichen plötzlich eintretende Tod als Schickung
Gottes, welche dort anzunehmen sein wird, wo alle Ursachen eines
natürlichen Lebensendes unserer Erkenntnis unzugänglich sich erweisen.
Die Unversehrtheit der Leichen vor dem Fäulnisprozeß liegt, wenn sie
von den Kirchenlehrern verkündet worden, nicht im Gebiete seines
Zweifels, selbst Regung und Bewegung der Kadaver heiliger Personen
ist schlechtweg in seinen Augen ein Wunder, in dem sich Gottes Wille
und Allmacht offenbare. Alles andere aber, was uns Schriftsteller von
Erröten und Erblassen, vom Aufstehen und Umhergehen aufgebahrter
Leichname, vom Schwitzen und Fließen des Blutes der Kadaver zu
erzählen wissen, sei eitel Fabel. Nur die Auferstehung der Toten und
deren vollständige Wiedereinsetzung in den früheren Stand nach gött-
lichem Ratschluß ist eine Tatsache, die aber — wie Zacchias kluger-
weise anmerkt — nicht unsere Sache, sondern einen Gegenstand der
theologischen Exegese bilde.

Fortunatus Fidelis ergibt sich blindlings der Vorstellung von Dämonen und Zauberern [1]). Daß solche existieren, glaubt auch Zacchias
in allem Ernst [2]). Er nennt sie ein verabscheuenswertes Volk, das in
satanischer Bosheit Krankheiten jeder Art über die Menschheit bringe,
das Vieh verhexe, Weiber steril, Männer impotent mache, die Frucht
im Mutterleibe verderbe, zarte Kinder töte und die Eingeweide armer
Kranker mit Folterqualen heimzusuchen nicht zurückscheue. Zu allen
Zeiten, bei allen Nationen habe dieses Gesindel sein Unwesen getrieben,
dem mit den strengsten Strafen zu steuern der Staat die Pflicht hätte.

Wie lebhaft der Wahn von den Umtrieben der Dämonen und
Zauberer die Köpfe gerichtsärztlicher Schriftsteller beherrschte, sie noch
im 18. Jahrhundert daran festhalten ließ, es würden Monstra durch
den Satan erzeugt, Impotente nur durch Zauberei allein zum Falle
gebracht, ist unter anderem bei Hebenstreit und Teychmayer zu ersehen [3]). Im 49. Konsilium begutachtet Zacchias über Auftrag der Be-
hörde ein Zauberwerk. In einer Gegend, wo höchst verdächtige Personen herumvagierten, erkrankten plötzlich viele Bewohner unter stürmischen oder auffälligen Erscheinungen. Ein gesundes Weib starb
nach kurzem heftigen Leiden, ein kräftiger Jüngling wurde von Impotenz
schwerster Form befallen, Frauen von profuser Menstruation erschreckt,
andere wieder von stinkender Krätze, Lepra, Tabes, Marasmus ergriffen,
viele starben auf rätselhafte Weise rasch dahin. Mehrere wie Gift-
mischerinnen aussehende Weiber fielen der Justiz in die Hände, und
weil die behandelnden Aerzte eine Untersuchung verlangten, ob bei
Ausschluß natürlicher Gründe nicht etwa ein diabolisches Werk vorläge,

---

[1]) l. c. p. 219 seq.
[2]) Lib. VII. Tit. IV. 1—5.
[3]) Hebenstreit, J., Anthropologia forensis. Lips. 1753, p. 238 f. — Teychmayer, l. c. S. 87, 107.

würde das Votum unseres Archiaters eingeholt. Mit gründlicher Gelehrsamkeit unterzieht Zacchias die Literatur über Magie, das vorliegende Aktenmaterial im besonderen der Kritik und endet mit dem Beweise, hier haben Zauberkundige das Unheil allein angestiftet.

Hierher gehört auch die bei den Vergiftungen abgehandelte, von vielen Autoritäten verteidigte, von anderen bekämpfte Vorstellung von der Kraft der Beschwörung und des bösen Blickes. Zacchias gibt sich den Anschein, als würde er derlei dämonische Künste beargwöhnen, getraut sich aber („ut non ausim") nicht, vollends zu widersprechen, da es die heiligen Schriften als ein Stück der Glaubenslehre hinstellen. Wenn es wirklich Zauberer gäbe, müsse man fragen: Verraten sich derlei Scheusale und Uebeltäter nicht schon äußerlich durch gewisse Merkmale? Sind die sogenannten „Stigmata" verläßliche Kennzeichen der aktiven und passiven Magie? Gibt es Mäler oder sonstige Punkte, die hinzeigen, daß der Mensch an bestimmten Körperstellen gegen jeden Schmerz empfindlos sich erweist, wo keine Blutung zustande kommt, gibt es, wie behauptet wird, Menschen, die wie leblos daliegen und, wenn sie abgestorben sind, nicht einmal der Fäulnis unterliegen? Viele Theologen bejahen dies, andere hingegen und wohlerfahrene Inquisitoren stellen es in Abrede. Wir halten uns jedoch der Verpflichtung enthoben, den langen, ermüdenden Ausführungen, die Zacchias auf das Wesen und das charakteristische Vorkommen solcher „Stigmata" verschwendet (er selbst will sich nicht der „verborum circumvolutio" schuldig machen), näher einzugehen. Er schließt das Kapitel mit dem sympathischen Trostworte, er vermöge daran nicht zu glauben, wenn auch die gelehrtesten Männer und selbst die heilige Kirche derlei Merkzeichen nicht von der Hand weisen.

IV.

Schon in den einleitenden Worten, mit welchen der Stand der gerichtlichen Medizin vor Beginn des 17. Jahrhunderts kurz gekennzeichnet worden war, geschah der gesetzlich vorgeschriebenen ärztlichen Untersuchung und Begutachtung von Wunden Erwähnung. Wie die Rechtseinrichtungen der Völker im Mittelalter ergeben, die Gesetzsammlungen des Reformationszeitalters in konkreten Bestimmungen erweisen, hatte der Arzt oder Wundarzt die Gefährlichkeit oder Tödlichkeit einer Wunde zu beurteilen, den bewirkten oder vorauszusehenden Schaden dem Richter klarzulegen. War der chirurgischen Erfahrung solche Aufgabe am Lebenden zugänglich, so versagte sie an dem Getöteten, denn nur die Besichtigung, nicht aber die Zergliederung der Leiche war Gegenstand des gerichtsärztlichen Augenscheines. Welchen Nutzen konnte die äußere „Inspectio vulnerum" abwerfen, wo nur die Eröffnung des Körpers den einzig denkbaren Aufschluß zu geben imstande gewesen wäre? Bohn, der vortreffliche Anwalt des obligaten gerichtlichen Sektionsverfahrens, verurteilt in kräftigen Worten die

Mißbräuche, die während des 17. Jahrhunderts aus der Unterlassung der Leichenobduktion sich herausgebildet hatten, er schildert die Fehler und Irrtümer der Aerzte, womit sie wissentlich oder unwissentlich Recht und Gesetz verletzten. „Quam frivolos ac negligentes in cadavere inspiciendo, absurdos temerariosve in judicio formando se nonulli gerant, ad testimonia ejusmodi provocati, quotidiana loquitur experientia" [1]).

Nach den Ausführungen Hebenstreits gab es noch um die Mitte des 18. Jahrhunderts viele Gegner unter den Aerzten, die die Vornahme einer Sektion in foro für ganz entbehrlich hielten, selbst die juridischen Fakultäten von Leipzig und Wittenberg bekämpften damals die Notwendigkeit derselben [2]).

Nach diesen Quellen sowie nach den Forschungen von Mende [3]) und Reubold [4]) u. a. ist eine allgemein gebräuchliche Vornahme gerichtlicher Sektionen nicht vor Ausgang des 17. Jahrhunderts anzusetzen. Sicherer sind wir über die in das vorhergegangene Säkulum fallenden Anfänge der Lehre von der Beurteilung der Wunden, d. h. der Verletzungen nach dem äußerlichen Befunde unterrichtet. Ambroise Paré gibt schon eine Anleitung der Methode zur Bestimmung der Gefahren der Wunden, Roderich a Castro erwähnt nur nebensächlich des Themas, dafür folgt der Deutsche Suevus Parés Beispiel in seinem 1629 erschienenen „Wundenurteil" (wie der Titel der deutschen Uebersetzung des Traktates „de inspectione vulnerum" lautet), Sebitz der Jüngere erörtert im „Examen vulnerum" vom Jahre 1638 die Einteilung der tödlichen Wunden in drei Klassen, andere Schriftsteller des Zeitalters greifen gleichfalls den Gegenstand auf, der bis in das 19. Jahrhundert hinein Aerzte und Kriminalisten lebhaft bewegt hat.

Für Zacchias, der seine Abhandlung über die Wunden im Jahre 1630 veröffentlicht hatte, lagen Vorarbeiten vor, keine aber von solchem Wert wie das Buch seines Landsmannes Fortunato Fedele. Wir werden Gelegenheit haben, den wesentlichen Inhalt der nur wenige Dezennien auseinander liegenden Schriften beider Autoren heranzuziehen, um den damaligen Stand der Einsicht in die Frage der rechtlichen Bewertung der Wunden zu ermessen.

Wie immer greift Zacchias ins Volle, er begnügt sich nicht wie Fidelis, den Stoff in schlichter Weise zu examinieren und in kompendiöser Form abzuhandeln; der Römer schrieb ein großes gelehrtes Opus, der Palermitaner einen kurzen Leitfaden für Aerzte und Juristen. Gleich die Einleitung zu dem Traktate von den Verletzungen bietet Zacchias Anlaß, den Begriff der Wunde festzulegen, deren Unterscheidung vom Geschwüre, die von den Aerzten vielfach vernachlässigt erscheine, zu fixieren und sodann auf die eigentliche Aufgabe des Sachverständigen einzugehen, nämlich den Grad und die Prognose der

---

[1]) Bohn, l. c. S. 4.
[2]) Hebenstreit, l. c. p. 308 seq.
[3]) Mende, l. c. S. 238, 259.
[4]) Reubold, Zur Geschichte der gerichtlichen Sektion. Friedreichs Blätter f. ger. Med. 45. Jahrg. 1894, S. 1—31, S. 101—142.

Verletzung zu bestimmen. Während Galen die Wunde vom Geschwüre kaum differenziere, Avicenna dem letzteren die Eiterung als charakteristisches Merkmal zuspreche, die neueren Autoren, wie Paré, Falloppio, Vigo, Fabricius, die frische Blutung und Fäulnis einer Wunde verschiedenartig zu pathognomischen Erklärungen heranziehen, definiert Zacchias unter teilweiser Korrektur des von Vesal gegebenen Ausspruchs die Wunde (im weiteren Sinne die Verletzung überhaupt) als rezente Trennung der Kontinuität infolge äußerer Einwirkung, das Geschwür als krankhaftes Produkt innerer Ursachen, wobei er aber daran erinnert, daß die Wunde durch externe wie interne Einflüsse geschwürig werden könne. Von großer Wichtigkeit sei es für den Arzt wie den Richter, zu wissen, ob eine Verletzung letal sei, ob sie naturnotwendig den Tod bewirke oder, falls sie nicht tödlich gewesen, ob und welche Gesundheitsstörungen oder bleibende Folgen durch sie verursacht worden seien.

Hören wir Fidelis [1]). Er stellt drei Grade auf: sichere (gutartige), gefährliche und letale Wunden. Letztere sind es oftmals schon ihrer Natur nach, ohne Ansehung der etwaigen tödlichen Zufälle, wie Wunden des Gehirns, des Herzens, der großen Blutgefäße, der sogenannten edleren Körperteile. Die Begutachtung habe sich nicht bloß auf Sitz und Form zu beschränken, auch die wesentlichen Symptome, z. B. die Konvulsionen bei Hirnwunden, den unfreiwilligen Abgang von Kot und Harn bei Läsionen des Rückenmarks prognostisch zu verwerten. Bestimmt seiner Meinung nach die Wichtigkeit des verletzten Organes oder Gliedes die Tödlichkeit der Verwundung, so zeigt er an gut gewählten Fällen, wie trotz augenscheinlicher Letalitätsgefahr dennoch solche Traumen in Genesung übergehen können. Gefährliche Wunden sind gleichfalls nach der Oertlichkeit, Schwierigkeit der Heilung zu bemessen, was besonders bei Nervenverletzungen zu bedenken ist. Am gefahrvollsten erscheinen ihm Kopfwunden; sie sind der Luftverderbnis ausgesetzt, an ihnen wird in der Therapie durch das Zuviel oder Zuwenig am meisten gesündigt. Auch die Gefahr des Rostes an den verwendeten Waffen wird beispielsweise als ein wichtiges Nocens gewürdigt.

Die Frage, ob die Verletzung den Tod herbeigeführt oder ob eine Zwischenursache den schlimmen Ausgang verschuldet habe, beantwortet Fidelis damit, daß er letalen Wunden die Kausalität an sich zuspricht, doch erinnert er, wie häufig Schwerverwundete ohne Akzidens und bei sorgfältigster Behandlung zugrunde gehen. Ueble Zufälle sind nach seiner Erfahrung krankhafte Säftebeschaffenheit, Verunreinigung der Luft, Fahrlässigkeit (incuria) der Aerzte und anderes mehr. Ein besonderes Kapitel widmet Fidelis der Prognose, an welchem Tage des Krankheitsverlaufes die „verborgene Kraft letaler Wunden" zum Vorschein komme, ein Glaube, der lange die Chirurgen beherrscht hat. Nach Chauliac nahm man den 7., 9. und 40. Tag an, Paré sagt, vor dem 9. Tage trete keine Entscheidung ein, während das kanonische

---

[1]) l. c. p. 525—570.

Recht den 3. Tag als kritischen Termin hinstellt. Fidelis selbst geht
der Vorhersagung aus dem Wege, weil Jahreszeit, Temperament und
andere Momente wechselnden Einfluß darauf nehmen.

Zacchias hingegen stellt die Gattungen der Verletzungen in weiterem Umfange auf[1]). Er unterscheidet nach der Qualität einfache,
zusammengesetzte, mit oder ohne Quetschung; nach der Gefahr letale
an sich, letal werdende, mit bleibender Einbuße verbundene, endlich
sichere (gutartige) Wunden; je nach dem Werkzeuge: Hieb-, Schnitt-,
Stich-, Schußwunden, die nach der Anzahl, Tiefe, Breite usw. wiederum
das Gutachten zu modifizieren haben. Bezüglich der Letalität verweist
er auf die Ansichten, die unter anderen Paré, Sebitz, besonders Fidelis
hierüber geäußert haben, und differenziert die Tödlichkeit der Wunden
nach ihrer Natur, nach Sitz, Verlauf, dann nach Alter, Leibesbeschaffenheit, Jahreszeit und auch nach der Salubrität des Ortes der Tat. So
wären, behauptet er, Kopfwunden in Florenz und Bologna weit gefährlicher, als in Rom oder Ragusa, wo die Luft trockener sei als in den
vorgenannten Städten. — Er zergliedert des näheren die Argumente,
ob und inwieweit die ihrer Natur nach nicht letale Wunde infolge der
Sorglosigkeit des Arztes, des Verschuldens des Verletzten oder durch
akzidentelle Ursachen, z. B. Erysipel, Phlegmone, kurzum durch Verunreinigung (impuritas) oder endlich durch unbekannte Einflüsse zum
Tode führen könne. Als Sachverständiger unterläßt er es nicht, eingehend zu analysieren, ob und nach welchen Erwägungen des Arztes
und Richters, die sich hierin die Hand zu bieten hätten, von einer teilweisen Entlastung der Schuld, von Strafmilderung des Täters, gegebenenfalls von der Verantwortlichkeit des behandelnden Arztes die Rede sein
müsse.

Sorgfältig und unter Benützung der Literatur der Heilkunde und
Jurisprudenz bespricht er die Kriterien, nach welchen die bleibenden
Folgen einer Verletzung, wie Verlust, Verstümmelung, Deformität eines
Körpergliedes, totale oder beschränkte Funktionsunfähigkeit eines Organes zu beurteilen sein werden. Denn der Arzt, der nicht die künftigen aus der Verwundung resultierenden Hindernisse vorhersagt, sei
schon nach Galens Ausspruch schuldbar und daher zur Rechenschaft
zu ziehen. Zacchias wendet sich, bevor er allgemeine Regeln für das
gerichtsärztliche Gutachten namhaft machen will, den Verletzungen der
einzelnen Teile zu, vom Scheitel bis zur Ferse vordringend. Wichtig
sind ihm besonders die Wunden des Gehirns und der Nerven. Die
konsekutiven Lähmungszustände, z. B. Lidlähmung bei Wunden der
Augenbrauengegend, Stimmverlust bei Durchtrennung der Luftröhre
oder der beiden Rekurrensäste seien wohl zu beachten. Hirnwunden
heben oft die Zeugungsfähigkeit auf, traumatische Läsionen des Hinter-
hauptes sind häufig die Ursache der Erblindung (sciendum, occipitis
vulnera ut plurimum caecitatem inducere, I. 347). Narben hätten nicht
bloß eine Bedeutung als Bewegungshindernisse, sondern, wie dies

---

[1]) Lib. V. Tit. II. 1—12.

Fortunatus mit Recht hervorgehoben, werden sie bei Frauen, wenn sie im Gesichte sich gebildet haben, zu schweren Schönheitsfehlern. Doch wie überall müsse der Arzt individualisieren, um sich und andere vor Schaden zu bewahren.

Sehr schwierig, führt Zacchias fort, gestalte sich die mutmaßliche Bestimmung (conjectura) der Letalität einer Verletzung nach dem Zeitraum, der zwischen der Tat und dem Tode zu liegen pflege, um nämlich im voraus oder nachträglich zu beurteilen, der Tod müsse zu diesem oder jenem Termin der Natur des Traumas gemäß eintreten oder sei durch akzidentelle Ursachen beschleunigt oder verzögert worden, eine Frage, die sich Aerzte wie Rechtsgelehrte so leicht lösbar vorstellen. Aber dies sei, wie er aus Erfahrung wisse, weit gefehlt, denn ein sicherer Termin lasse sich nicht als Regel aufstellen, schon darum nicht, weil einfach die Natur derlei Spekulation über den Haufen werfe! Man müsse andere Konjekturen zu Hilfe nehmen, um die Letalität anzuerkennen oder auszuschließen. Dafür ist in erster Reihe die Natur des verletzten Teiles, Quantität und Qualität der Verwundung, Art der Waffe und deren etwaige Vergiftung eine wichtige Anzeige, obgleich der Glaube an das Gift bei Schußverletzungen als abgetane Sache beiseite geschoben worden sei. Der Wundverlauf und dessen Störungen sind nicht weniger auf die Frage zu beziehen und nach der Eigenart des Falles zu berücksichtigen. Wenn der gelehrte Jurist Farinacius behaupte, die Tödlichkeit des Traumas liege dann vor, wenn die akzidentellen Ursachen sofort und im unmittelbaren Zusammenhange sich manifestieren, hinwieder aber das Gegenteil zu folgern sei, wenn die Wirkung erst einige Tage später sich äußere, so weist Zacchias diesen irrationellen Lehrsatz (dictum nulla ratione fultum) gebührendermaßen zurück.

Unter den vorerwähnten Bedingungen der Verschlimmerung einer Wunde wurde der vergifteten Wunden gedacht. Nicht bloß aus dem Grunde, weil Zacchias eine besondere „Quaestio" dem Thema widmet, sondern weil medizinisch-historisches Interesse dazu anregt, wollen wir bei demselben einen Augenblick verweilen. Im Widerspruch zu den Rechtsgelehrten erklärt Zacchias, daß derjenige, der einen Menschen mit vergifteten Waffen getötet habe, nicht des gemeinen, sondern des Giftmordes wegen in Untersuchung zu ziehen wäre. Derartige Wunden, an deren Vorkommen nicht im geringsten zu zweifeln sei, werden von charakteristischen Symptomen begleitet: geringer Verfall, heftiger Schwindel, Herzzittern, Marmorblässe, Intensität des Schmerzes, unerträglicher Geruch aus dem Munde und anderes mehr. Die Fabel von der Waffensalbe und dem Sympathiepulver als Heilmittel erzählt unser Autor nach den Mitteilungen Cardanos, hält sie aber für eitles Geschwätz und sagt von dem leichtgläubigen Mailänder Arzte, er stütze ein Wunder mit dem anderen (miraculum miraculo subnectens).

Noch mehr verdient unsere Aufmerksamkeit die daran gereihte Untersuchung der Frage über das sogenannte „Bahrrecht" (Jus feretri, Jus cruentationis). Diesem den Ordalien des Mittelalters entstammen-

den Rechtsgebrauche zufolge hatte der des Mordes Verdächtige in
Gegenwart des Gerichtes an die Bahre des Getöteten heranzutreten,
dessen Leib und Wunden zu berühren; bluteten letztere, so galt dies
für ein schweres Indizium des begangenen Mordes, das Gegenteil aber
sprach für die Unschuld des der Tat Bezichtigten. Zacchias leitet die
Besprechung dieser Art Gottesurteil mit dem Hinweis ein, daß die
Meinung der Gelehrten über die Dauer der Wirksamkeit der Leichen-
blutung auseinandergehen, da die einen 3, 8, 10, 12 Stunden, andere
3 Tage annehmen, darüber hinaus die Blutung wegen des Schwindens
der Körperwärme negieren, wieder andere jedoch keine bestimmte Frist
der Erscheinung festgesetzt wissen wollen. Auch der Ort des Blut-
austrittes werde verschieden angegeben, so die Wunden allein, dann
wieder nur Nase, Auge, Ohr und Mund des Getöteten und selbst zuweilen gleichzeitig oder allein ein Blutstropfen oder Blutfluß aus den
genannten Körperöffnungen des angeblichen Mörders selbst. Wie ihm
der deutsche, in Rom als Botaniker und Anatom wirkende Johannes
Faber (1570—1640) mitgeteilt habe, sei es in Deutschland üblich, von
der Leiche des Erschlagenen einen Daumen abzuschneiden, aufzubewahren
und, falls der vermeintliche Missetäter eingebracht wurde, das Leichen-
stück in dessen Zelle aufzuhängen; blutete es, so war der Verdacht
offenbar (salvam rem habent) und der Beschuldigte wurde der Folter
unterzogen. Unter den zahlreichen Gewährsmännern, welche Zacchias
zur Bestätigung des Glaubens an das Bahrrecht heranzieht, stützt er
sich mit Vorliebe auf den Koburger Gelehrten Libavius († 1616), der
eine besondere Schrift „De cruentatione cadaverum, Francof. 1594"
veröffentlicht und die verschiedenen Variationen des Blutschwitzens
geschildert hat. Selbst die Waffe, deren sich der Mörder oder Tot-
schläger bedient hatte, finge an, vor den Angeklagten gebracht, mit
Blut sich zu färben. So zähe diese Wahnvorstellung unter Juristen
und Medizinern sich erhielt, so fehlte es doch nicht, wie Zacchias erzählt, an Gegnern, ja Libavius selber gehört unter die Zweifler, die
die Sache in das Gebiet der Einbildung verweisen wollten oder, wie
wir heute sagen würden, als einen Akt der Autosuggestion ansahen.
Zacchias durchstöbert die Literatur, prüft die Erscheinung, ob sie ein
Wunder oder Dämonenspuk sei oder nicht, ob sich etwa darin ein
letztes Aufflackern der angesichts des Mörders empörten Lebensgeister
im Blute des Getöteten erkennen ließe oder ob endlich der Vorgang
nicht auf ganz natürliche Weise gedeutet werden müsse. Er vermag
die Gründe der letzteren Auslegung freilich sich nicht zurecht zu legen,
schließt aber mit dem Bekenntnis, als Arzt könne er unmöglich dem
Bahrrechte irgendwelchen Beweiswert zuerkennen, weil aus einer gering-
fügigen Veranlassung das Bluttröpfeln auch eintreten könne (levi ex
causa emanare possit).

Die Beurteilung der Verletzungen nach der Natur und Lebens-
wichtigkeit der beschädigten Körperteile ist bei Zacchias mit Sachkenntnis und Gewissenhaftigkeit abgehandelt. So erörtert er den trü-
gerischen Verlauf der Kopfwunden, die oft eine ganz unerwartete

Wendung zum Schlimmen annähmen; auch hätten Erschütterungen des
Gehirns ohne äußerlich wahrnehmbare Gewalteindrücke den unerfahrenen
Arzt zuweilen in seiner Prognose getäuscht, besonders wenn er Sprünge
und Brüche des Craniums übersehen hatte. Es sei daher ganz falsch,
bei Kopftraumen zu behaupten, der 40. Tag sei der Termin, nach
welchem eventuell der Tod aus der Verletzung an sich bewiesen werden
könne, denn bis zum 100. Tag und darüber hinaus könne man Rezidive
oder plötzliche Gefahren nicht ausschließen. Die gleiche Ausnahmsstellung räumt er den penetrierenden Brust- und Gelenkwunden ein
und erinnert an die dabei sich bildenden Fisteln mit ihrer bleibenden
Malignität. — Kontusionen ohne Blutung, z. B. Schläge mit Stöcken,
Riemen, Ohrfeigen, Fußtritte auf den Unterleib u. dgl. heben seiner
Ansicht nach den Begriff „vulnus" (stets als Verletzung gemeint) nicht
auf. Derartige Mißhandlungen seien häufig mit inneren Blutungen und
Zerreißungen, Fieber und langwieriger Erkrankung verbunden. Apoplexie, Epilepsie, Halsgeschwür (Squinantia), Blutharnen usw. entstünden
daraus, der Tod wäre oft die unmittelbare Folge. Hier sei die Art
des Vorganges, die Qualifikation des Werkzeuges, die Leibesbeschaffenheit des Beschädigten genau zu untersuchen und die pathognomonischen
Hautsymptome gewisser Krankheiten, deren Aehnlichkeit oder Verwechslung mit den Merkmalen äußerer Gewalttat im Auge zu behalten.

Wurde eine Wunde, die sich an der Leiche vorfindet, dem Lebenden
oder Toten zugefügt, kam der Ertrunkene lebend oder schon entseelt
ins Wasser, ist der stranguliert Aufgefundene ein Selbstmörder oder
der vom Blitz Erschlagene durch irgend eine andere Außengewalt ums
Leben gekommen? Solche Fragen werden nach Zacchias dem Arzte
nicht selten zur Beantwortung vorgelegt. Paré lehre zwar, für eine
im Leben empfangene Wunde sei die lebhaftere Röte, Schwellung und
Blutunterlaufung charakteristisch, während sie, nach dem Tode bewirkt,
weißlich und welk (alba et flaccida) erscheine infolge der raschen Blut-
gerinnung. Die Entscheidung, ob ein Mensch lebend oder abgestorben
ins Wasser gelangt sei, fände sich schon bei Fidelis [1]) und Roderich
a Castro [2]) besprochen, deshalb verweist Zacchias auf deren Urteil, wonach Auftreibung und Wasseransammlung im Bauche, schaumige Flüssigkeit in Mund und Nase als Zeichen der Erstickung des Lebenden zu
gelten haben. Er akzeptiert dieselben, korrigiert aber die damals gang-
bare Meinung, als hätte das Verschlucken der Wassermenge den Tod
einzig verursacht, der vielmehr auf Abschluß der Respiration zurückzuführen sei. Außerdem zeige der Ertrunkene oft Abschürfungen an
den Fingern usw., was im gegenteiligen Falle mangle. Der lebend
Aufgehängte biete die von den genannten Autoren gut beschriebenen
Verfärbungen und Eindrücke der Strangulierungsfurche; die aber von
beiden Vordermännern aufgeführten Begleiterscheinungen, nämlich
Bruch des Kehlkopfes, Luxation des zweiten Halswirbels, Urinträufeln,

---

[1]) l. c. p. 585 seq.
[2]) l. c. Lib. IV. cap. 11.

Erektion des männlichen Gliedes weist Zacchias als keineswegs allgemein zutreffend zurück. Ueber die aus Fortunato Fedele entnommene
Stelle [1]), wonach beim Erstickungstod die Eröffnung des Brustkorbes
eine schaumige, gleichsam eiterige Schwellung der Lungen ergäbe, geht
Zacchias stillschweigend hinweg. Wir werden gelegentlich der Besprechung der Leichensektionen auf diese auffällige Beobachtung zurück-
kommen.

Bei Leichen von Menschen, die vom Blitze erschlagen worden
waren, finden sich nach unserem Autor zuweilen keine Spuren einer
Verletzung. Anderseits geben Paré und Fidelis als gemeinsame Zeichen
an: Penetranten Schwefelgeruch des Kadavers, weshalb derselbe von
Vögeln verschmäht werde; der gleiche Gestank hafte auch den Kleidern
und der Umgebung der Leichenfundstelle an. Ein zweites Merkmal
sei die bräunliche Verfärbung der Haut, insbesondere an der Eingangs-
pforte des Blitzes. Endlich nennen die vorgenannten Autoren als eigentümlichen Befund bei Abwesenheit anderer Symptome die Zertrümme-
rung von Knochen an der Blitzstelle [2]) und die Verzögerung, selbst das
gänzliche Ausbleiben der Fäulnis an solchen Leichen, wenngleich daran
die Würmer geschäftig erscheinen. Zacchias bezweifelt die Einwirkung
auf die Knochen, weil dem Blitz, der mehr spirituöser als solider Natur
sei, mehr brennend als erschütternd eingreife, solche Kraft mangle,
ebenso faßt er die Fäulniswidrigkeit skeptisch auf. Daß bei Blitztod
die ärztliche Augenscheinaufnahme den Verdacht fremden Verschuldens
zu beseitigen imstande ist, erzählt Fidelis in einem anschaulichen Beispiele [3]).

Das Schlußkapitel der Abhandlung von den Wunden, die Mende
zu den besten Partien der „Quaestiones" zählt[4]), bildet die Erwägung
der Priorität des Todes, wenn nämlich mehrere Menschen zu gleicher
Zeit ums Leben gekommen sind. Die große Bedeutung dieser Frage
im Zivilrechte macht es begreiflich, wenn Zacchias an deren Lösung
schreitet und die Wahrscheinlichkeitsgründe mit positiven Tatsachen,
mit sachlichen Beweisen zu stützen sucht. Die einzelnen Todesursachen
resümierend, erörtert er die etwaigen Einflüsse, welche bei dem einen
Individuum den Tod rascher als bei dem anderen herbeizuführen geeignet sind. Alter, Temperament, Leibesbeschaffenheit, Kräftezustand,
Geschlecht, Gemütsaufregung, besonders Furcht, Gesundheit oder Krankheit seien als Mitursachen maßgebend. Der kräftige Mann werde z. B.
bei einem Brande, Schiffbruch oder unter den Trümmern eines ein-
gestürzten Gebäudes das furchtsame, von Angst gequälte Weib aller
Berechnung nach überleben, das schon seiner kälteren Natur nach (im
humoralen Sinne) zu energischem Widerstande gegen äußere Gewalten
minder veranlagt erscheine. Obgleich die Schriften der Rechtsgelehrten
hierin die Besichtigung der Leiche nirgendwo erwähnen (quamvis Juris-

---

[1]) l. c. p. 586 seq.
[2]) Mende, l. c. S. 409 ff.
[3]) l. c. p. 594 seq.
[4]) l. c. p. 438 ff.

consultos de his nihil litteris mandasse animadverterim, I. 367), so will er aus eigenen Stücken jene Leichenerscheinungen verwerten, die als zuverlässige Kriterien oder als unterstützendes Beweismaterial sich erfahrungsgemäß erprobt hätten. Schwere Traumen bei Menschen, die unter einem Einsturz begraben und tot aufgefunden werden, sprechen für die Priorität des Ablebens ceteris paribus deutlicher, als geringe Beschädigungen. Der Tote, der mitten unter einer Brandstelle gelegen war, wird rascher zugrunde gegangen sein, als das entfernter aufgedeckte Opfer. Der Vergleich einer Leiche mit der anderen ergebe öfter merkwürdige Aufschlüsse, der Unterschied der postmortalen Kennzeichen sei nach dem graduellen Befunde der Erstarrung und der begonnenen Fäulnis in der Qualität der Personen oder der veranlassenden Ursache bedingt. Erschossene gehen seiner Ansicht nach rascher in Putreszenz über, als jene mit dem Schwerte Getöteten. Diese und andere Momente böten schätzbare Hilfsmittel, um zu schließen, wer früher oder später gestorben sei.

In einem Konsilium (Nr. 51) gibt Zacchias über eine ihm vorgelegte Prioritätsfrage, wo es sich um den gemeinsamen Tod von Vater und Sohn infolge Einsturzes eines alten Hauses gehandelt, ein breites Votum ab, da es darauf ankam, welchem Familiengliede die Erbschaft zuzuerkennen sei. Die Leichen beider Verschütteter wurden 10 Stunden nach dem Unfall aufgefunden. Der 60jährige Vater bot keinerlei äußerlich wahrnehmbare Verletzungen; es wurde festgestellt, daß er nur unter dem Gewichte der Steinmassen erstickt worden sei. Am Sohne wurde jedoch außer der augenscheinlichen Erstickung eine schwere Hinterhauptsverletzung entdeckt. Zacchias bezeichnet selbst die ihm gestellte Aufgabe schwierig, aber seine Antwort hätte, wie er mit einer gewissen Befriedigung beifügt, ein rühmliches Aufsehen hervorgerufen. Von dem Unterschiede des Alters, des Temperaments und der Lebenskraft eines 60- oder 30jährigen Mannes ausgehend, etwaige Kontroversen im voraus polemisch entkräftend, erklärt er die gedachte Wunde keineswegs für unmittelbar letal; der Sohn hätte damit noch lange leben, ja auch genesen können; hingegen sei der Vater greisenhaft, fettleibig, an Kraft und Lebenszähigkeit erschöpft gewesen und demnach müsse man annehmen, er sei dem Sohne im Tode vorausgegangen.

Schon an früherem Orte haben wir daran erinnert, daß die Sektion einer Leiche im heutigen Sinne kaum vor Ende des 17. Jahrhunderts in allgemeine Uebung gezogen worden ist. Auch Zacchias, in dessen voluminösem Werke alles gesammelt sich vorfindet, was irgendwie mit der legalen Medizin seiner Zeit in näherer oder entfernterer Beziehung stand, geht über die Institution der inneren Leichenuntersuchung vollständig hinweg. Diese Quelle der gerichtsärztlichen Erkenntnis ist ihm noch verborgen und selbst die Andeutungen, die er z. B. bei Fidelis über den Lungenbefund bei Erstickten oder bei diesem Autor wie bei Paré über die mißfarbige Beschaffenheit des Inneren der Eingeweide Vergifteter aufgezeichnet vorfand, hält er, der sonst wahrlich nicht mit

dem Worte kargt, offensichtig für irrelevant. Weder bei Besprechung
des Verletzungs- noch des Vergiftungstodes, noch bei anderer Gelegenheit erwähnt er der Vornahme, noch weniger der Zweckmäßigkeit einer
Leichenzergliederung. Sein lehrreiches Opus bildet einen strikten Beweis, daß in jenen Tagen die Inspektion einer Leiche nur das äußere,
nicht aber das innere Bild des Verstorbenen zum Zweck hatte. —

Die Toxikologie der alten Griechen war allem Anscheine nach
während des Mittelalters gerade auf italienischem Boden nicht in Vergessenheit geraten. Die Verbrechen, die an den Fürstenhöfen dieses
Landes im 15. und 16. Jahrhundert mittels Gift verübt worden waren,
sprechen deutlich für die Entwicklung der Kenntnisse, die die Giftmischer jener Zeit besessen haben mochten. Corradi[1]) hat uns schätzbare historische Belege aufgeschlossen, wonach es Männern der Wissenschaft der Renaissanceepoche, wie Falloppio, Brassavola, Matthiolo u. a.,
gestattet gewesen war, mit Giften und heroisch wirkenden Arzneimitteln
an Lebenden zu experimentieren, indem sie zum Tode verurteilten Ver-
brechern mit ihrer Zustimmung und unter den Augen des Richters
Gifte beibrachten und das wirksame Gegengift zu ermitteln suchten.
Kamen die Missetäter mit dem Leben davon, so waren sie der Be-
gnadigung sicher. Auch am Hofe Kaiser Ferdinands I. in Prag, wie
am Hofe Karls IX. von Frankreich wurden derlei Versuche angestellt.
Wie Italien damals in jener medizinischen Disziplin voranschritt, so
treffen wir auch hier die Wiederbearbeitung der in den Tagen des
Mithridates und Attalus gepflegten Giftlehre durch Cardanus, Mercurialis,
Fonseca und andere Aerzte[2]).

Schon Fortunatus Fidelis beschäftigt sich mit dem Giftmord, läßt
aber in vielen Stücken reelleres Wissen vermissen[3]); an Dioskurides,
Plinius, Manardo und Paré sich anlehnend, neigt er zu abergläubischen
Vorstellungen, die er kritiklos wiedergibt. So erzählt er, die Leiche
eines an Gift Verstorbenen würde von Tieren, selbst von Würmern
unberührt belassen und anderes mehr. Wichtig erscheint die Stelle,
wo er von der Eröffnung der Brust- und Bauchhöhle an der Leiche
einer zweifelhaft an Gift zugrunde gegangenen Person spricht; man
müsse, sagt er, alle Wege und Eingeweide untersuchen, ob nämlich
Erosionen, Fäulnissymptome, Anhäufungen verdorbener Säfte, bösartige
Tumoren oder ähnliche Erscheinungen sich vorfänden, was nach vieler
Meinung sicheren Anhalt zur Feststellung einer Vergiftung bieten würde.
Er selbst vermeidet ein eigenes Urteil, glaubt aber, man solle bei Giftverdacht den erbrochenen Mageninhalt einem Hunde zum Fressen vor-
schütten, verende derselbe, so sei die Tatsache an den Tag gebracht.
Noch im 18. Jahrhundert plädiert Hebenstreit für diese Freßprobe,

---

[1]) Corradi, A., Degli experimenti tossicologici in anima nobili nel cinque-
cento. Ref. in Jahresb. v. Virchow-Hirsch, 1886, I. 307.
[2]) Fühner, H., Aqua Tofana. Janus V. 27 ff.
[3]) l. c. p. 580 seq.

empfiehlt aber daneben, bei Giftverdacht den Mageninhalt aufzufangen und auf charakteristische Ueberbleibsel zu untersuchen [1].

Zacchias eröffnet die Abhandlung „De venenis et veneficiis" [2]) mit der Frage, was ist ein Gift, wann kann der Arzt erklären, es sei jemand an Gift gestorben? Denn selbst nach Rechtsübung genüge das Geständnis des Beschuldigten noch nicht als Beweismittel, es müsse das ärztliche Votum darüber eingeholt werden, ob das angebliche Mittel in der Tat ein Gift, ob es seiner Quantität und Qualität nach zur Tötung eines Menschen geeignet gewesen sei. „Der Giftmord ist das schwerste Verbrechen, ärger als der gemeine Mord, selbst die kirchliche Immunität bleibt dem Giftmischer verwehrt, wegen Vergiftungsverdacht wird Eheleuten die Trennung vom Bette gestattet, bei überwiesenem Verbrechen verschwindet der Unterschied zwischen Edlen und Gemeinen, jedem gebührt die Strafe des Galgens, die sonst nur den Unedlen zu teil wird" (I. 148). Solcher Ausnahmsstellung wegen, die die Rechtsgelehrten dem Giftmorde unter den Kriminalfällen einräumen, steige die Verantwortung des Arztes bei Abgabe des Gutachtens. Im Gegensatze zu den Juristen, die unter Gift alles einreihen, was im Einzelfalle auf die Gesundheit oder das Leben schädlich eingewirkt hat, trennt Zacchias, teilweise Cardanus folgend, teilweise aber die eigenen Gedanken ausdrückend, die eigentlichen Gifte von den uneigentlichen. Er umschreibt die ersteren als sicher durch ihre verborgene Kraft Schaden bringende. Die letzteren, darunter zahlreiche Medikamente, sind nur nach ihrer speziellen Wirkung, nach Ansehung der Menge und sträflichen Anwendung gefahrvoll. Eine weitere Differenzierung liege in dem Effekt der Gifte, ob sie auf die ganze Substanz, die ersten Qualitäten, nur auf bestimmte Teile usw. direkten oder indirekten Einfluß hätten. Natürliche Gifte können z. B. trotz ihrer evidenten Schädlichkeit zuweilen unter vorsichtiger Anwendung ohne Nachteil genossen werden, wie der Arsenik, den Mesuë gegen Asthma, Avicenna gegen veralteten Husten empfiehlt. Aus dem Effekte ergäben sich die absolut tödlichen, die an Letalität grenzenden, die raschen oder langsamen Wirkungen der Giftstoffe. Manche von ihnen bedürfen einer gewissen Zeit zur Entfaltung ihrer Kraft (quae venena ad tempus medici vocant). Andere wieder töten zwar nicht, aber sie rufen schwere Einbuße an Gesundheit hervor, machen die Leute unsinnig, steril, impotent, regen, wie dies bei den Liebestränken der Fall sei, zu höchster Begierde an, erzeugen Abortus oder unwiderstehliche Abneigung unter Ehe- und Liebespaaren. Endlich reiht er hierher die giftigen Schäden des Kontagiums oder übertragbarer Krankheiten, wie Lepra, Phthisis, die aus toxischer Ursache entstandene bleibende Schwächung eines Körpergliedes usw.

Die Qualität und Quantität des Giftes zu erkennen bezw. abzuschätzen, gehört, wie Zacchias lehrt, zu den wesentlichen Aufgaben

---

[1]) l. c. p. 331 u. 528.
[2]) Lib. II. Tit. II. 1—13.

des Sachverständigen. Nicht so selten ereigne es sich, daß jemand einem anderen ein vermeintliches Gift beibringt, das aber dessen Eigenschaft entbehrt, z. B. Edelsteinpulver, von welchem das Volk die schlimmsten Nachteile erwarte. Der Diamant sei kein Gift, wie Averrhoes, Cardanus, Schenk und andere Aerzte glauben; hingegen ein solches der Agyrodamus oder der Amiantus lapis, der auch Alumen plumae oder Flos petrae genannt wird, nach dem Zeugnis Caesalpinus'. Lächerlich sei es aber, den Magnet hierher zu stellen, von dem man glaube, er mache melancholisch, mondsüchtig und konserviere die Jugend. Ebenso verweist er die giftige Qualität des Glases, der Haare von Katzen und anderen Tieren in das Bereich der Fabel, obzwar Ardoinus und andere Autoren das Umgekehrte behaupten. Wer im Streite, ob das flüssige Quecksilber giftig sei oder nicht, auf Seite der Wahrheit stand, war damals eine noch unerledigte Frage. Obschon Zacchias anführt, daß es bei Ileus bis zu drei Pfund ohne Gefahren vertragen werde, bezweifelt er doch dessen Unschädlichkeit. Das hauptsächlichste Moment bei der Beurteilung eines Giftes ist für ihn die „Qualitas occulta", die die prompte tödliche Wirkung schon in geringster Menge besitze, und deren substantielle Spuren oft der Ermittlung sich gänzlich entziehen. Nicht minder belangreich sei die Kenntnis der Natur der Gifte, ob kalt, warm, feucht oder trocken, denn bei gleichem Temperament der Menschen trete der Effekt weit rascher ein, als im gegenteiligen Falle. An und für sich könne, wie Zacchias sagt, im Menschenleibe kein Gift sensu strictiore sich bilden, wohl aber eine ihm gleichkommende Schädlichkeit, sowie die Hundswut aus den korrumpierten Säften allein entstehen, gleich der Pest oder Fäulnis sich entwickeln und anderen mitteilen könne.

Die Kennzeichen der Vergiftung hängen nach seiner Lehre naturgemäß von der Qualität und Menge des einverleibten Stoffes ab. Er kann nicht unterlassen, hier den autochton erzeugten Giften einen ungebührlich weiten Raum aufzusparen, geht aber gleichwohl mit leidlicher Sachkenntnis in die Semiotik der einzelnen Vergiftungsarten am Lebenden ein, ohne der Leichenerscheinungen zu vergessen. Letztere beziehen sich allerdings mehr auf die äußeren Symptome. Von dem Ergebnis einer Leichensektion verspricht er sich durchaus keine zuverlässigen Zeichen, denn Verschwärungen des Magengrundes, des Rachens und der Gedärme, deren Mißfärbung, Brand, Zerstörung und ähnliche pathologische Veränderungen können auch bei einem im Leibe von selbst entwickelten Gift zustande kommen, weshalb es zu wundern sei, wie Paré auf derartige Zeichen mit solcher Zuversicht vertraue. „Ich meinerseit würde glauben, daß in diesen Dingen weit mehr Vorsicht vonnöten wäre, was ja auch durch Fortunatus Fidelis bestätigt wird." (I. 164.) Mit diesem Ausspruche kennzeichnet Zacchias hinlänglich seine Geringschätzung des Leichenbefundes bei Vergiftungen, es ist ein seine Persönlichkeit charakterisierendes Wort, aber nicht befremdend, wenn man sich die höchst dürftige Entwicklung der pathologischen Anatomie vor Morgagni vor Augen hält. Er rät an, mehr die Krank-

heits- und Todeserscheinungen im Leben, die begleitenden Tatumstände
zu erwägen, um die Differentialdiagnose zwischen einem im Körper
zustande gekommenen oder von außen einverleibten Gift (venenum in-
genitum aut assumptum seu propinatum) zu begründen. Der gleiche
Vorgang sei einzuhalten, wo der augenscheinlich Vergiftete mit dem
Leben davonkomme. Dieser Kritik wird ein breiter Platz gegönnt,
z. B. das Fieber als Merkmal des vergiftenden Kontagiums, wie es der
Pest und dem Pestilenzfieber zukomme, weiterhin die rasche Fäulnis
bei den an Infektionskrankheiten Verstorbenen betont, im Gegensatz
zur länger dauernden Konservierung der durch äußere Gifte Umgekom-
menen, ein Glaube, an welchem Cardanus, Paré, Fidelis und Zacchias
festhalten. Sie alle setzten voraus, daß jedes Gift hauptsächlich den
direkten Weg zum Herzen einschlage und die Lebensgeister aufzehre,
damit dem Körper Wärme und Feuchtigkeit, die Grundbedingungen
der Putreszenz entziehe.

Auf das Thema der Gegengifte übergehend, zeigt sich Zacchias
auf dem festen Boden der Pharmakologie mehr zu Hause, als in der
Semiotik, die er hinter dem Schleier sophistischer Gelehrsamkeit allzusehr verbirgt. Er sagt, unter den einzelnen Giften herrsche eine gewisse Antipathie, welchen Leitsatz er an Beispielen erläutert. So bezeichnet er den Akonit als ein bei den verschiedensten Vergiftungen
wirksames Gegenmittel, die Mandragora als Antidot gegen Helleborus,
Chanthariden seien gegen Hundswut, Euphorbium gegen den Biß von
Schlangen und Skorpionen wertvoll usw. Die Wirkung von Giften auf
beliebig zu bestimmende Frist (ad tempus) war eine viel diskutierte
Frage, woran die Aerzte des 16. und 17. Jahrhunderts nach den
Literaturangaben, die unser Autor nicht zu unterdrücken willens ist,
hart aneinander gerieten. Die Mehrzahl leugnete die Möglichkeit, etwa
den Effekt je nach der Natur oder Art der Einverleibung des Mittels
frei in die Hand zu bekommen, um auf den Tag den Tod des Opfers
präzise vorhersagen zu können. Alle aber, heißt es bei Zacchias,
stimmen darin überein, es gäbe Gifte, deren Aktion nicht plötzlich,
sondern irgend zu einer späteren Zeit einträte, durch die Kunst der
Zubereitung dermaßen verlangsamt werden könne, daß es den Anschein
gewinne, nicht ein Gift, sondern irgendwelche Krankheit hätte das
Ende des Lebens herbeigeführt. Diese uralte Erfahrung habe sich
auch in der jüngeren Vergangenheit bestätigt. So wollte, wie unser
Autor erzählt, Caesar Borgia das ganze Kardinalskollegium mit einem
Pulver vergiften, das nicht augenblicklich, nicht mit Vehemenz, wohl aber
innerhalb einer höchst verderblichen Weile den Menschen wegzuschaffen
die Eignung besaß (I. 169). Was für ein Giftkörper dies gewesen,
wird nicht gesagt, nur daran die Bemerkung geknüpft, daß Scammonium
ein rasches, Turbith (ein Quecksilberpräparat von verschiedenartiger
Herstellung) ein ungemein langsam operierendes Mittel sei. Wie die
Kunst auf Beschleunigung oder Verzögerung der Giftwirkung hinzuzielen
vermöge, so hänge dieselbe wie bei Medikamenten von der Disposition
des Menschen, vom Alter, Temperament u. dgl. ab, doch Gifte auf Zeit

(venena temporanea) seien nur in dem Sinne zu verstehen, daß der Eingeweihte die Kenntnis besitze, ihre zerstörende Kraft in Fluß zu bringen oder zu hemmen.

Daß Gifte auch im Wege von Wunden zur Entfaltung gelangen können, ist für Zacchias nicht zweifelhaft, wohl aber deren erfolgreiche Vermittlung durch den Koitus, eine Modalität, an welche damalige Aerzte vielfach glaubten. Sicher steht für ihn die Tatsache, daß viele giftige Substanzen ganz divergierende Erscheinungen auslösen, wenn sie dem Verdauungskanal, sei es durch Trank, Speise oder durch Klistiere, zugeführt oder äußerlich appliziert werden, obzwar sie auf beiderlei Art die Ursache des Todes bilden können. So erzählt er als Tatsache (I. 172), daß König Konrad von Neapel auf Anstiften seines Halbbruders Manfred durch ein vergiftetes Klysma aus dem Wege geschafft worden sei (Konrad IV. starb am 21. Mai 1254).

Schließlich nimmt Zacchias das Wort, um als oberster Sanitätsbeamter des Kirchenstaates die Regelung des Giftverkehrs zu erörtern. Er verweist, wie sehr diese öffentliche Angelegenheit den Anschauungen der Verwaltungsleute gegenüber weit strengerer Handhabung bedürfe, anderseits nach bestehenden Verordnungen Dinge umfasse, die füglich nicht unter die Giftstoffe gehören. Als solche nennt er: Vipernspeichel, Schweiß gewisser Vierfüßer, Diamant und Magnet, Katzengehirn, Mäuseharn u. dgl. Sein „Katalog“, der die vom allgemeinen Verkaufe auszuschließenden Gifte aufzählt, enthält zahlreiche auch gegenwärtig noch vom freien Handel eliminierte Drogen und Präparate, daneben aber solche, die aus unserer Giftkammer schon längst verschwunden sind. Wir wollen davon nur einzelne herausgreifen, wie Rizinussamen, Mandragora als Aphrodisiakum, Mel venenosum (?), Nux Methel, aus dem Tierreiche Leopardengalle als Pfeilgift, Salamander, Buprestis, Lepus marinus, Vipern, Kröten, dann animalische Organteile und -flüssigkeiten, wie Gehirn und Galle aller Arten.

V.

Aus wenigen Kapiteln der öffentlichen Medizin des damaligen Kirchenstaates gewinnen wir einen so unmittelbaren Einblick in die vielseitige praktische Tätigkeit des päpstlichen Leibarztes und Konsulenten der Rota Romana, als aus jenen Abschnitten der „Quaestiones medico-legales“, die, über den Rahmen des Strafrechtes hinausgreifend, die verschiedensten Krankheiten und Gebrechen in Ansehung des rechtlichen Verhältnisses des Individuums zu seinen Mitmenschen oder der Allgemeinheit gegenüber zum Gegenstand haben. Wenn wir aus der Menge der Beobachtungen und Folgerungen nur Bemerkenswertes für die gerichtsärztliche und kulturhistorische Bedeutung des Werkes herausheben wollen, so kann nicht alles, was dem Römer des 17. Jahrhunderts von Belang gewesen, sondern nur dasjenige einer flüchtigen Betrachtung unterstellt werden, was das genannte

Säkulum zu charakterisieren, gleichsam zur Folie des Meisters zu dienen vermag.

Das große Feld der Simulation von Krankheit oder Krankheitssymptomen ließ sich schon Fortunatus Fidelis angelegen sein und überlieferte ein brauchbares Material seinem Nachfolger [1]. Fedele ermahnt wie ein Lehrer die Aerzte, sich vor Lügen und Uebertreibungen in acht zu nehmen, wenn Delinquenten aus Furcht vor der „peinlichen Frage" oder dem Kerker die unglaublichsten Leiden vorspiegeln; nur gewissenhafte Untersuchung des Beschuldigten oder Verurteilten bewahre den Arzt vor Leichtsinn, den Gefangenen vor weiterem Schaden. Er kennt dreierlei Arten Simulation: 1. Wo keine Krankheit vorliegt, aber über eine solche geklagt wird; 2. wo ein Verdacht auf verborgene Leiden, aber kein Beweis dafür vorhanden ist; 3. wo zwar ausgesprochene Krankheit fehlt, aber mehr oder weniger deutliche Symptome, darunter selbst nachgeahmte oder künstlich erzeugte, geäußert werden, wie sie wirkliche Affekte zu begleiten pflegen. So werde versucht, Blutharnen nach Genuß von indischen Feigen, Rubra tinctorum, Fieber nach Mandragoratrank, Gesichtsblässe nach Cuminum, Zahnblutung als listiges Substrat für Hämoptoe u. dgl. vorzutäuschen. Erfahrung und Vorsicht befähigen den Arzt zur Entdeckung simulierter innerer und äußerer Leiden, wobei nicht außer acht zu lassen sei, daß der Simulant selten das volle Krankheitsbild treffe, sondern in der Regel übertreibe, wie dies unter anderem bei der Insania zu geschehen pflege. Auch müsse daran gedacht werden, daß insbesondere psychische Leiden von Zauberern und Dämonen herrühren können, Männer mehr der Zauberei, Weiber mehr den diabolischen Einflüssen unterworfen seien.

Zacchias teilt die simulierten Krankheiten in leicht oder schwer verstellbare [2]. Letztere werden dem ärztlichen Blick als Täuschungen sich leichter offenbaren, wo Inkongruenz der fingierten und tatsächlichen Erscheinungen zu Tage trete. Schwerer sei es, sogenannte latente Leiden sogleich zu erkennen, die oft unter einer leichteren Affektion sich verbergen können, erst nach längerem sich ergründen lassen. Seiner Meinung nach gibt es verschiedene Wege, Simulanten zu entlarven, so die Erforschung der Anamnese, den Krankheitsbefund, die Anwendung von Medikamenten zur Prüfung des moralischen Unterschiedes von wirklichen Kranken, die den Arzt um Hilfe anflehen, selbst das Glüheisen geduldig ertragen, das gewöhnlich nicht dem Geschmacke des Simulanten koneniere. Ebenso zweckdienlich erweise sich die Beobachtung des Verlaufes der Krankheit, worin die Betrüger am leichtesten sich selbst den Fallstrick zu legen pflegen, wie beispielsweise in der Kopierung des Fiebers, einer Geistesstörung, eines Geschwürs, Tumors u. dgl. In die Einzelheiten des Studiums der Verstellungen, wie er sie vor Augen führt, können wir des Raumes halber

---

[1] l. c. p. 202 seq.
[2] Lib. III. Tit. II. 1—10.

nicht eingehen, nur im allgemeinen bemerken, daß er hierin reiches
Wissen mit Klugheit und Takt verbindet. Die Erkennung des wahren
oder vorgeschützten Schmerzes, der angeblichen oder bestehenden
Geistesstörung, der simulierten Virginität, Schwangerschaft oder Geburt
kann, wie Zacchias es getan, nur ein Arzt auseinandersetzen, der
mitten in der Praxis steht und nicht bloß aus Büchern seine Weisheit
geschöpft hat.

Die mannigfachen Gründe der Simulation diskutierend, erwähnt er
weiterhin die Dissimulation, namentlich wo es Impotente oder Luetische
auf eine Heirat abgesehen haben, Jünglinge und Männer kirchliche
Würden zu erlangen, Frauen oder Mädchen die Folgen eines illegalen
Geschlechtsverkehrs zu verheimlichen trachten, für deren Entdeckung
eine Reihe von Ratschlägen erteilt wird.

In gelehrter Form wird an einer anderen Stelle des Werkes [1]) an
der Hand der sogenannten „Edicti Aedilitii" das Verhältnis zwischen
Käufer und Verkäufer, das im alten Rom die Erwerbung von Leibeigenen oder Lasttieren gesetzlich regelte, besprochen, insofern nämlich
Krankheit oder körperliche Fehler des Objektes die Gültigkeit des
Kaufvertrages aufhoben oder je nach Zeit und Gelegenheit, Dauer,
Stillstand oder Heilung die Rückerstattung des Kaufschillings, sowie
die Rückgabe der unfreien Person (oder der Ware) bedingten. Wenn
auch der Handel mit Leibeigenen nicht mehr so häufig sei, wie er
einst gewesen, so will Zacchias doch darüber sich vernehmen lassen,
weil vieles auf die ärztliche Kunst Bezug nähme. Wie die Autoritäten
des römischen Rechtes zwischen „Krankheit" und „Fehler" unterscheiden, so kommentiert er vom medizinischen Standpunkte aus die
beiden Begriffe, unter denen er dem letzteren die geringere, ersterem
die größere Tragweite zuspricht. Ohne ihm auf das juristische Feld
zu folgen, verweilen wir kurz auf dem medizinischen Boden, wo
„Krankheiten und Fehler" ausgelegt werden, und derentwegen eigentlich die „Edikte der Aedilen" als passende Stütze herangezogen erscheinen. Einer besonderen Analyse unterzieht er die Geistesfehler, ob
sie im Sinne der Juristen die Rückerstattungspflicht tangieren oder
doch dafür den Verkäufer verantwortlich machen. Von der Voraus-
setzung ausgehend, alle Störungen der Seele, einschließlich der auf
dämonischem Wege bewirkten, seien immer körperlicher Natur, tritt
er für die Haftpflicht ein, die alle schweren Krankheiten (morbi sontici)
umschließe. Die Frage, ob Leprakranke vom öffentlichen Verkehr auszuschließen seien, ob der gesunde Ehegenosse dem leprösen die eheliche Pflicht zu leisten habe, führt er allerdings an, beantwortet sie
aber nicht, weil es mehrere Gattungen der Lepra gäbe. Hingegen
reiht er Lepra, Impetigo, Prurigo, Skabies unter die Gewährfehler,
ebenso schließt er die Kastraten von der Befugnis der Testamentserrichtung aus, denn sie seien nicht körperlich gesund und meistenteils
moralisch defekt. Gleich wie den Verlust der Zunge und die angeborene

---

[1]) Lib. II. Tit. III. 1.

oder erworbene Stummheit untersucht er die verschiedenen Mängel des
Gesichtssinnes, die Varicösen, Bruchleidenden und andere fehlerhaft
Gebildete in Hinsicht auf die gänzliche oder partielle „Gewährleistung",
erklärt unter diesem Texte die Schwangeren und normalen Wöchnerinnen
für gesund, deren geringstes Uebelbefinden hingegen als Krankheit
(habitus praeter naturam).

Wir haben absichtlich diesen Exkurs in Kürze wiedergegeben, weil
sie ein Licht auf den Inhalt der damaligen Lehre von der gerichtlichen
Medizin werfen und ihren Begründer in seiner Arbeitsleistung von einer
neuen Seite zeigen.

In sieben „Quaestiones" werden die Verstümmlungen und Schwäche-
zustände der einzelnen Glieder in ihren Beziehungen zur Rechtspflege
abgehandelt, gleichermaßen vom strafrechtlichen wie vom zivilen Forum
aus begutachtet, während ihre Beurteilung nach dem kanonischen Jus,
das zur Erlangung der kirchlichen Weihen die fehlerlose Wohlgestalt
des Kandidaten als Bedingung vorschreibt, einem besonderen Kapitel
vorbehalten bleibt. Schon bei Fidelis ist gelegentlich der Folgewirkungen
von Verletzungen von diesem Thema die Rede, bei Zacchias wächst es
zur Form einer medizinisch-juridischen Disputation aus. Obzwar, sagt
er, die Rechtsgelehrten und der heilige Stuhl schon längst die Materie
„de membrorum mutilatione et debilitate" interpretiert haben, wären
zur Entscheidung doch nur einzig die Aerzte kompetent und daher in
jedem Falle einzuvernehmen. Nicht auf die Glieder im engeren Sinne,
also auf die Gliedmaßen allein hätte sich der Arzt zu beschränken,
auch um Nase, Ohr, Auge, um die Sexualorgane des Mannes und
Weibes und anderes mehr handle es sich hier, nicht bloß um abge-
trennte, verkümmerte Körperteile, wie die Juristen annehmen, sondern,
wie es Fidelis bereits hervorkehrt, um alle Veränderungen, die mit
einer Deformität, Gebrauchseinschränkung oder Verunstaltung des Leibes
oder einzelner Partien desselben einhergehen. Hierbei wird je nach
dem Grade der Abweichung von der natürlichen Bestimmung des Gliedes,
ob der Defekt angeboren, durch Trauma oder Krankheit erworben, ob
er heilbar, verbesserungsfähig oder nicht sich erweise, der Arzt sein
Gutachten zu formulieren haben. Wie überall, habe er auch hier zu
individualisieren, z. B. abzuschätzen, wie Nervenverletzungen den Maler-
beruf oder etwa breite wulstige Narben das Antlitz weiblicher Wesen
beeinträchtigen. Diese Kriterien alle zusammen wendet Zacchias, a capite
ad calcem vorgehend, auf die verschiedenen Körperdefekte an. Wir
greifen aus der Uebermenge der Specialfälle nur einige wenige heraus:
Eine abgehauene Nase wird von den Kanonisten als eine derartige Ent-
stellung angesehen, daß sie ein selbst beeidetes Ehegelöbnis zunichte
mache, so daß selbst derjenige, dem nach dem Vorgange Tagliacozzis
im Wege des plastischen Verfahrens die Wiederherstellung des ver-
lorenen Teiles beschieden worden war, das Eheversprechen zu erneuern
hätte. Ein besonders schweres Delikt bilde die Verstümmlung des

---

[1] Lib. V. Tit. III. 1—7.

männlichen Gliedes (quia penis pater est omnium membrorum, I. 382), demnach dessen gewaltsames Ausreißen bei einer Rauferei als höchster Schimpf zu erkennen und darum ärger zu bestrafen sei, als etwa das Abhauen der Hand. Ebenso sei das Abschneiden der weiblichen Brustwarzen unter die Beschädigungen schlimmerer Gattung zu rechnen, denn es raube dem Weibe die natürliche Bestimmung zum Säugen.

Noch umfangreicher gestalten sich die Folien, auf denen er den medizinischen Kommentar zur sogenannten Irregularität der Kanonisten niederlegt[1]). Die katholische Kirche statuiere volle Integrität an Seele und Leib, um die höheren Weihen erlangen, das priesterliche Amt versehen zu können. Sofern die hier zu berücksichtigenden Mängel lediglich moralischer, spiritueller Natur sind, also im kirchenrechtlichen Sinne die „irregularitas ex delicto" bilden, will Zacchias deren Abwägung den Theologen gebührend überlassen. Dennoch läßt er nicht die Gelegenheit sich entgehen, auf das Verbot der Kirche hinzuweisen, wonach Aerzte von der Priesterweihe auszuschließen sind. Er kritisiert den Hauptgrund dieser Maßregel, daß nämlich die Heilkunst allzuleicht dem Irrtum unterliege (ob erroris promptitudinem), daher den Mitmenschen Schaden zufügen könne, und bezeichnet solche Engherzigkeit mit dem ganzen Stolze des beleidigten Mediziners als unwürdige Herabsetzung des echten Heilkünstlers. Nach seiner Ueberzeugung gehören Fehler des Geistes und Körpers vor den ärztlichen Richterstuhl, sowie somatische und psychische Krankheiten oder deren Folgen, wenn sie bleibende Hindernisse der vollen Eignung zum geistlichen Berufe bilden. Darunter fallen die Alienationen des Geistes, Gehirnaffekte, Erblindung, Sprachverlust, Lähmungen aller Art, Scirrhus, Phthisis, Lepra und andere mehr. Jeder dieser Krankheitskategorien wird ein Spezialkapitel zuteil, das den Zuschnitt eines kompendiösen Lehrbuches der Pathologie annimmt. Hierfür bietet, um nur ein Beispiel zu geben, die Besprechung der Augenfehler einen Beleg. Die Grade der Myopie (deren mildere Form Luscities genannt wird und von dem Luscus, dem Einäugigen, wohl zu trennen ist) werden je nach der Schwere als Irregularität anerkannt oder verneint; der Luscus ist unter allen Umständen irregulär, der mit Nyctalopie Behaftete besonders dann, wenn die Nachtblindheit mit zeitweiliger Aufhebung der Sehkraft überhaupt verbunden ist. Der Strabismus ist nach seiner Erklärung von der Perversion des Kristallhumors oder von Elevation, Depression oder Drehung des Sehnervens nach den vier Seiten des Gesichtsfeldes bedingt. Solchergestalt sind Schielende höheren Grades (Strabones) irregulär, indes geringere Form (Praeti) dazu nicht disponiert. Pupillenerweiterung, die das Sehvermögen einschränken und entstellend wirken kann, sei eher zu den einschränkenden Fehlern zu zählen als die Verengerung. Prominenz der Augen, wenn sie nicht häßliches Aussehen verleiht, das Sehen nicht herabsetzt, gestatte die Erlangung einer bischöflichen Dis-

---

[1]) Lib. VIII. Tit. I. 1—24.

pens; ist sie aber in einer Krankheit begründet (Oculorum procidentia,
Proptosis vel Ecpiesmos), so ist ärztlicherseits Näheres zu erforschen
und danach zu handeln. Daß Cataracta zur Ordinierung (ad promo-
tionem ad Sacra) unfähig macht, ist nach Zacchias' Ansicht selbst-
redend; ob selbst die gelungene Staroperation den Fehler beseitige,
will er nicht zugeben, da in der Regel Sehschwäche zurückbleibe und
Rezidive zu befürchten seien. Das Glaukom ist seiner Meinung nach
ein schweres Hindernis, der Pannus und die Maculae corneae dann,
wenn sie das Antlitz verunstalten und beide Augen betreffen. Milder
taxiert er die als schwer kurabel bezeichnete Tränfistel, hingegen unterscheidet er unter dem Sammelbegriff der Ophthalmie (Lippitudo) die
Unterarten und demonstriert sie nach ihrer Heilbarkeit, Rekrudeszenz,
stätionärer Dauer und dem Maße der Verunstaltung. Die Krankheiten
und Fehler der Lider, Augenbrauen schließen den Exkurs, dessen
knappe Inhaltsangabe ungefähr als ein Bild der Bearbeitung der ganzen
Krankheitslehre in Ansehung der Irregularität dienen mag.

Aehnlich rekapituliert Zacchias die vorübergehenden oder anhaltenden, aus Krankheit entsprungenen Hindernisse, die den Kleriker außerstand setzen, die Messe zu lesen, das Brevier zu beten, am Chorgesange
teilzunehmen oder anderweitige geistliche Pflichten zu erfüllen [1]).
Gründlich wie immer erteilt er aber auch ärztliche Ratschläge, in
welcher Art der Kranke teilweise den kirchlichen Vorschriften genüge,
öffentliche Funktionen durch private Tätigkeit ersetzen könnte. Werden
körperliche oder psychische Leiden stationär, und zwar dermaßen, daß
sie gänzliche Invalidität des Priesters bedingen, so wird es zur Aufgabe
des Arztes, zu bestimmen, ob und in welchem Umfange eine Resig-
nation auf den Pfründengenuß zu vollziehen sein wird. Auch hier gibt
er eine Auslese von Erkrankungsformen, wie sie nur die Vertrautheit
des Archiaters mit den Offizien des Katholizismus zu bieten vermag.
Noch eine andere, bis ins kleinste ventilierte Institution der Kirche
wird in neun „Quaestiones" durchgesprochen, nämlich das Fastengebot [2]).
Wann bilde das Alter, die Krankheit einen Grund der Dispens, unter
welchen Modalitäten sei es nach medizinischer Anschauung gestattet,
die Strenge der Fasttage, der vierzigtägigen Fastenzeit insbesondere,
durch kleinere oder größere Erleichterungen erträglicher zu machen,
etwa durch zeitweiligen Fleischgenuß, mäßigen Weintrunk außer der
Mahlzeit, Extrabissen am Vormittage oder Abend? Die Schokolade
und der Tabak werden dabei nicht vergessen; erstere war, als Speise
genommen, verpönt, doch unter dem Titel eines Medikamentes glücklicherweise erlaubt. Der Tabak als Schnupf-, Kau- oder Rauchmittel
breche nicht die Fastenregel, sei nicht, wie manche Zeitgenossen
glaubten, ein Nahrungsstoff, weit eher eine Arznei, die wärmend,
trocknend, schleimlösend, erfrischend und hauptreinigend wirke, nur
vor der Kommunion bzw. vor der Absolvierung der Messe zu meiden

---

[1]) Lib. VII. Tit. II. 1.
[2]) Lib. IV. Tit. I. 1—9.

sei, denn der Tabakgenuß störe die absolute Reinheit des Magens und überdies nach kanonischer Lehre die Heiligkeit der Handlung.

In verwandter und doch vielfach geänderter Gestalt führt er die Krankheiten vor, welche auf die gänzliche Lösung der Ehe, auf Scheidung, Trennung vom Bett und Aufhebung des Verlöbnisses Bezug nehmen [1]). Die der Ehevollziehung entgegenstehenden Hindernisse, in dem Unvermögen der Begattung und Zeugung begründet, haben nach den Auslegungen unseres Autors schon an früherem Orte Platz gefunden und sollen hier, obzwar sie nochmals einer „definitio quoad impedimentum amovile" unterzogen werden, für uns nicht mehr in Betracht kommen. Einen Grund zur Scheidung, sei es temporär oder für Lebenszeit, kann jedoch, wie uns Zacchias auseinandersetzt, Krankheit bilden, wenn sie, der Eheschließung folgend, den Zweck des sakramentalen Bandes vereitelt. An erster Stelle stehen die kontagiösen Krankheiten, welche zwar nach vollständigem Ablauf päpstlichen Richterspruches zufolge die Wiedervereinigung der Gatten zulassen, aber dennoch und nicht so selten eine derartige Disposition zu Rezidiven aufweisen, daß dem gesunden Teile, namentlich wenn er eine gewisse Veranlagung zur Infektion mitbringt, im neuerlichen Beisammensein die höchste Gefahr der Ansteckung erwächst. Eine glänzende Beobachtung, die um so tieferen Wert besitzt, als hierfür die Phthise, das hektische Fieber und die Syphilis zu Paradigmen gewählt werden! (II. 291 u. a. O.) Wo der Arzt Ursache findet, nach Sachlage eine Uebertragung der Krankheitskeime zu befürchten, habe er dem kanonischen Richter eingehend zu raten, daß er dem Gesunden die Rückkehr zum Kranken verschließen möge. Für Zacchias unterliegt es keinem Zweifel, daß die Infektionsgefahr eher besteht, wenn der Kranke zugleich der ältere Ehegenosse ist, als umgekehrt, weiters wenn das Leiden schon lange anhält oder mit schwerer Rekrudeszenz einsetzt. Phthisis und Lues seien aber zugleich erbliche bzw. vererbbare Krankheiten, darum besonders als Scheidungsgründe anzuerkennen. Doch nicht alle kontagiösen Affektionen gehören hierher; so sind mit Ausnahme der Lepra die übertragbaren Hautleiden, die Ophthalmie und selbst einfachere Formen des „Morbus gallicus" aufgezählt, die letzteren freilich unter verschiedenem Vorbehalt, da aus anscheinend leichten Symptomen die schwersten Exazerbationen sich entwickeln können. Der Sterilität das Gewicht einer Scheidungsursache zu verleihen, wie einige Kirchenrechtslehrer wollen, stimmt unser Archiater nicht bei.

Nicht alle zur Ehescheidung gültigen körperlichen Hindernisse sind, wie er uns belehrt, ausreichend zur Trennung vom Bette; dort sind es die schweren Ursachen, hier die milderen, wofür er die Raserei einerseits, die einfache Demenz anderseits exemplifiziert. Seiner motivierten Anschauung nach wäre es aus Gesundheitsrücksichten nicht einerlei — obgleich die Rota 1599 Divortium und tori separatio wesentlich identifiziert hat —, ob mit der Trennung vom ehelichen Lager

---

[1]) Lib. IX. Tit. X. 1—5.

zugleich der gemeinsame Haushalt aufgehoben werde oder nicht. Denn bei gewissen Krankheiten infektiöser Natur sei nicht bloß der sexuelle Verkehr allein, sondern schon das Zusammenwohnen gefahrvoll, z. B. bei bösartiger Lepra, bei ausgesprochener Phthise (Phthisis ferina et cacoethica, II. 293) und nach Fracastoros Meinung bei jenen Kontagien, die mit fauler Ausdünstung einhergehen, die dann den Wänden anhaften (ipsis parientibus domus haerere solent), so daß die ganze Wohnung infiziert wird. Wie vollständig sind diese dem Altertum geläufig gewesenen und im 17. Jahrhundert gleichsam alltäglich beobachteten Tatsachen späterhin dem Gedächtnis der Aerzte wieder entfallen? Doch wie Vieles und Bedeutsames, was unseren Vorfahren bekannt war, ist wieder in Vergessenheit geraten und dann zufällig wieder entdeckt, nicht ohne Ruhmredigkeit als neuestes Forschungsergebnis der Welt verkündet worden?

Doch kehren wir wieder zur „Separatio tori" zurück. Im allgemeinen konzediert Zacchias den Kanonisten für diese Form der Ehetrennung die leichteren Abarten der obengenannten Infektionskrankheiten, verlangt aber ein spezielles Votum des Arztes in jedem Falle. Die Lösung des Eheversprechens endlich, vom medizinischen Standpunkt beurteilt, könne durch verschiedenartige Körperfehler herbeigeführt werden: unerträglicher Mundgestank, Verlust eines oder beider Augen, schwere Sehfehler, Verlust der Nase, Paralysis (Parese), Lues schweren, nicht aber leichten Grades, Epilepsie und andere mehr. Eine besondere Beachtung schenkt er der Chlorose, die er auch als „Febris alba" bezeichnet; ihm ist es auffällig, daß gerade die schönsten Jungfrauen daran laborieren, anderseits kein Mittel zur Behebung der Bleichsucht besser angeraten werden könne, als gerade die Ehe. Und dennoch gewährte sie, als schwere Allgemeinerkrankung auftretend und die Schönheit des Mädchens vernichtend, dem Bräutigam das Recht, von der Verlobung zurückzutreten. Eine kurze Schlußbetrachtung über weibliche Schönheit und ihre rasche Vergänglichkeit bezeugt, daß der Leibarzt Innocenz' X. für die Reize der Römerinnen nicht unempfänglich war (II. 296). —

Die gräßlichen Prozeduren, mit welchen die Justiz der Vorzeit dem Angeklagten das Geständnis zu erpressen gesucht hat, die Martern und Qualen, von denen die Rechtsgelehrten sagten, sie würden nur zum Wohle des Menschen in Anwendung gebracht, die düsteren Erscheinungen der Folterung sind bekannt. Und doch müssen wir, wenn es gelingen soll, das Bild des römischen Archiaters in seinen wesentlichen Zügen zu reproduzieren, dieser Nachtseite des Rechtslebens uns zuwenden, und wäre es nur darum, Zacchias den Gelehrten auch als humanen Arzt, als mitfühlenden Berater des Amtes zu kennzeichnen. „Die Darstellung der Tortur hat notwendigerweise der Arzt dem Richter auseinanderzusetzen, denn es gibt verschiedene Formen und Stufen der Folter und Strafen, die nicht unterschiedslos allen zu teil werden können; hier ist es das Alter oder die Körperschwäche, dort Krankheit oder

Gebrechen, endlich das Geschlecht oder eine anderweitige Disposition des Beschuldigten, die die peinliche Frage vorwegs ausschließt oder nur in einem bestimmten Grade zuläßt, soll nicht der Befragte darüber zugrunde gehen." Diese Worte, die Zacchias seiner Abhandlung „De tormentis et poenis" [1]) voransetzt und in welchen sich volle Vertrautheit mit den Gepflogenheiten des kriminellen Untersuchungsverfahrens, nicht minder aber beherzter Freimut ausspricht, umschließen das Programm, innerhalb dessen er seine Mission als ärztlicher Sachverständiger zu erledigen sucht.

Doch bevor wir in seine menschenfreundlichen Absichten näher eingehen, legt uns die historische Gerechtigkeit die Pflicht auf, der Ideen kurz zu gedenken, die schon Fortunatus Fidelis verkündet und zugunsten der erbarmungswürdigen, nicht selten vollständig unschuldig der Folter unterworfenen Gefangenen gepredigt hatte. Beide Männer verdienen ihrer Bemühungen wegen, die Tortur von Leidenden und Gebrechlichen abzuwenden, das höchste Lob, und der Ehrenplatz, den sie in der Geschichte der gerichtlichen Medizin sich erworben, gebührt ihnen im gleichen Maße in der Geschichte der geistigen Aufklärung.

Schon Fidelis [2]) bekämpft energisch die sinnlose Anwendung der Folter mittels Kreuzigung der Arme auf dem Rücken, Aufziehen und Abwärtsschnellen des Körpers, weist auf die dadurch verursachten Zerrungen, Frakturen, Luxationen und andere Verletzungen hin und verlangt dringend, von solcher Marter jugendliche Individuen, Greise, Kranke und Schwächlinge, Schwangere und Wöchnerinnen auszuschließen. Wie Zacchias warnt er vor der blinden Verhängung von Strafen aller Art, unter denen selbst dem robusten Menschen die schwersten Gesundheitsgefahren erwachsen können.

Noch lauter erhebt Zacchias seine Stimme gegen solche Grausamkeit. Wie in einem Kodex für Blutrichter die einzelnen Varietäten der Tortur als Experte betrachtend, zählt er aus der Menge derselben jene Gattungen auf, die zu seiner Zeit in Uebung standen und für den Arzt von Interesse waren. Es gab vier Arten: die Ausreckung bzw. Spannung, Auf- und Abwärtsschnellung mittels Strick und Leiter (tormentum funis vel chordae), das beständige Wachen (vigilliae), die Knöchelschrauben (Taxilli, la stanghetta, der spanische Stiefel), die Daumschrauben (Sibilli, la stringa). Unter ihnen, sagt Zacchias, sei der Strick das gebräuchlichste Verfahren, erwähnt aber nebenbei noch des Hungerns, Dürstens, Brennens und anderer Martern, die einzeln steigend oder kombiniert gehandhabt wurden, wozu er unter anschaulicher Beschreibung der Folgewirkungen den medizinischen Kommentar liefert. Er geht auf die Grade der Tortur sodann über, deren Kenntnis gerade für den Arzt vonnöten sei. Die mildeste Form war die bloße Androhung der Folter, das Vorweisen der Werkzeuge, was man aber Schwangeren gegenüber unterließ, nach gewisser Juristen Meinung

---

[1]) Lib. VI. Tit. II. 1—8.
[2]) l. c. p. 225 seq.

auch bei Kindern, Greisen und Säugenden vermied und, wie Zacchias dringend anratet, bei allen den Genannten der verderblichen Folgen des Schreckens willens stets beiseite lassen sollte. Die zweite Stufe, wonach man den Beklagten mit gefesselten Händen in die Folter- kammer zu überbringen, jedoch ohne zu martern nochmals zum Be- kenntnis aufzufordern pflegte, will er bei Schwächlichen und Kranken ohne Ausnahme untersagen. Wo beim dritten Grad der Beschuldigte nackt ausgezogen der Folter gegenübergestellt, ihr aber noch nicht ausgeliefert werde, hätte nach unserem Autor diese Prozedur zu unter- bleiben bei allen Vorgenannten, bei Wöchnerinnen, bei Kindern unter 14 Jahren, bei alten Leuten insbesondere dann, wenn tiefe Nieder- geschlagenheit zu besorgen wäre (tristitia senibus inimicissima, II. 38). Der vierte Grad bestand in der tatsächlichen Tortur, die dann im fünften und letzten Grade verschärft wurde durch qualvolle Hiebe, Quetschungen, Anlegung von Gewichten, maßlose Verlängerung des ganzen Vorganges und andere Grausamkeiten mehr. Hiervon sind nach Zacchias bedingungslos zu befreien: Fiebernde aller Art, Menstruierende, Blutspeier, Rekonvaleszenten und alle durch irgendwelche Krankheit geschwächte Personen.

Damit ist aber der Stoff des Buches über Tortur und Strafe nicht erschöpft. Das was bisher gebracht wurde, ist gleichsam — sit venia verbo — das Präludium, denn die Besprechung der einzelnen Folter- formen bildet den Hauptinhalt der einschlägigen Quästionen. Zacchias will nämlich nicht den Arzt allein, sondern auch den Richter infor- mieren, bei aller Strenge und Sachlichkeit gerade die Juristen auf die Seite der Humanität herüberziehen, sie für die mildere Interpretation des Gesetzes gewinnen und damit das Los der beklagenswerten Opfer, wo immer es angeht, erleichtern. So nennt er Strick und Leiter die schmerzhafteste Folterqual, das Aufgehängtsein schlimmer als Schläge, diese wieder gefährlicher als Erschütterungen, obzwar Fortunatus Fidelis das Gegenteil behaupte. Ob das Emporziehen an einem Arm mehr Pein verursache als an beiden, diese Streitfrage entscheidet er im Sinne der letzteren Annahme, auch dünkt ihm geringes Aufheben mit rück- wärts gekreuzten Armen quälender als hohe Suspension. Wieso das Abrasieren der Haare des Körpers das Geständnis der Torquierten be- schleunigen sollte, vermag er physikalisch nicht einzusehen; wenn man nach dem biblischen Samson urteilen und den Haaren besondere Kraft beimessen wollte, so sei dies Fabel. Ueber Dauer der einzelnen Fol- terungen, ihre Wiederholungen und deren Pausen gibt er genaue Vor- schriften und motiviert solche mit den Gefahren der Zerreißung von Muskeln, Bändern, Adern. Am meisten drohe nach Ansicht vieler Aerzte den Unglücklichen Luxation und Fraktur des Schultergelenkes, was er aber nur als Ausnahmsfall statuiert wissen möchte. Die Schmerzen, die nach der Leiterfolterung sich einzustellen pflegen, be- zeichnet er als die allerärgsten Folgezustände des ganzen Torturprozesses. Von der genannten Art sind junge und alte Leute, Kranke der ver- schiedensten Kategorien auszunehmen, auch Intermittensfälle während

der Zwischenzeit der Paroxismen, Epileptiker, Asthmatiker, jene, die
an Brustfisteln, Hernien, Gelenksaffektionen, an Tumoren, Fettsucht usw.
leiden. Eine leichte Polemik schiebt sich hier gegen jene Rechtslehrer
ein, die Lues unterschiedslos als Entlastungsgrund gelten lassen wollen,
nach seinem Urteil aber nur ausgesprochenen Fällen zu konzedieren
wäre. Leute von schwacher Körperkraft, Rekonvaleszente, Schwangere,
Wöchnerinnen, Stillende usw. seien von dieser Form der „peinlichen
Frage" zurückzuweisen. Wieso Juristen und selbst Fidelis dazu kommen,
zu glauben, daß das Weib die Folter leichter ertrüge als der Mann,
weil nämlich der geräumigere Frauenthorax eine größere Kapazität der
Lungen bedinge, diese Frage wird einer scharfen Kritik unterzogen.
Zacchias teilt diese Meinung nicht, sondern weist auf die weibliche
moralische Widerstandskraft hin, die Qualen und Schmerzen eher über-
winde, als es beim männlichen Geschlechte zu sein pflege.

Muß Zacchias die vorgenannte Art dem Schmerze nach als die
härteste bezeichnen, so übertrifft sie nach seinem Dafürhalten höchstens
noch die Tortur des beständigen Wachens in Ansehung der Zeitdauer.
Demzufolge sollten alle Ausnahmen von dem „Tormentum funis" auch
beim Wachen Platz finden. Die Anwendung der Fuß- und Beinschrauben
werde von den Richtern weder an sich, noch als Steigerungsmittel geschätzt, denn sie hätten, wie Zacchias erzählt, damit schlechte Erfahrungen gemacht, wenn sie dem Angeklagten die Wahrheit erpressen
wollten. Vom ärztlichen Standpunkte sollen vor allem etwaige Leiden
der unteren Extremitäten einen Grund des Verschontbleibens bilden,
der überdies alten, zarten und schwächlichen Menschen zugute zu
kommen hätte. Die Daumschraube, das leichteste Folterinstrument,
hätte caeteris paribus sinngemäßen Ausfall bei Gebrechen der Hände
und Arme zu erfahren, die Rute und Knute sollte den Knaben bei
leichteren Delikten, die Geißel den Männern und zur Verschärfung
anderer Foltern vorbehalten bleiben.

Wie die Tortur des Beschuldigten bespricht Zacchias die Formen
der Strafen des Verurteilten. Von der Todesstrafe absehend, erscheint
ihm die immerwährende Verbannung dann als schlimmste Form der
Sühnung, wenn der Betreffende verhalten würde, an einem eminent
ungesunden Orte sein Leben zu verbringen. Nach der Relegation kam
der Schwere nach der lebenslängliche Kerker. In beiden Fällen habe
der Arzt auf notorisch vorhandene Gesundheitsgefahren aufmerksam zu
machen und auf Abänderung der Oertlichkeit einzuraten. Der Nachteile des Gefängnisaufenthaltes gedenkt Zacchias schon bei der Tortur,
deren Variante die kürzere oder längere Verwahrung im Karzer bildete.
Wie überall, fordert er auch für die oft in den scheußlichsten Räumen
untergebrachten Inquisitionshäftlinge Barmherzigkeit und Mitleid. Die
Verurteilung zu dauernder oder temporärer Dreiruderarbeit (damnatio
ad Triremes perpetuas vel ad tempus) sei gefahrvoll für kränkelnde,
schwache Leute, Arthritiker, Luetiker u. dgl., die Prügelstrafe nicht
weniger für Fiebernde, Hektische und Herzkranke, daher abzuschwächen
oder besser gänzlich zu vermeiden. Endlich widmet unser Protomedikus

noch ein paar Worte der Strafe der Gliedabtrennung, des Abhauens
einer Hand. Hier könne jedes, auch das geringfügigste Leiden Grund
zur Schonung bilden, denn die Aerzte selbst scheuen vor der Amputation zurück, wo die Kraft und Integrität des Körpers irgendwie Einbuße aufweise. Wenn aber das Gesetz das Abhacken einer Hand vor-
schreibe, so sei es eher noch die linke, mit welcher, wenn sie auch
verdorren würde, der Delinquent leben könne, wie die Juristen sagen
(II. 49).

Wir glauben auch hier zur Illustration des Gesagten ein Konsilium
(Nr. 38), das Zacchias über die Fortsetzung der begonnenen Tortur
von Amts wegen zu erstatten hatte, im Auszuge mitteilen zu sollen.
Ein Dieb, den man schon der Leiterfolterung unterworfen, machte
geltend, er leide an einer Brustfistel und könne deshalb ohne offenbare Lebensgefahr nicht weiter die Marterqualen ertragen. Vom
Gerichte zur Untersuchung und Begutachtung berufen, äußerte sich
Zacchias ungefähr mit folgenden Worten: Es liege in der Tat eine
alte, aus der Jugendzeit stammende Fistel des Thorax vor, die an sich
keine Beschwerde verursache, irrelevant und „de foris" als geheilt zu
betrachten sei. Die Akquisition des Fehlers in der Kindheit spreche
für die raschere Heilung und promptere Konsolidierung. Dabei müsse
man aber im Auge behalten, daß gerade die Suspensionstortur die
Brust und alle ihre Teile am heftigsten in Mitleidenschaft ziehe, was
ja schon Fidelis betont und unter den Enthebungsgründen von dieser
Folterart namhaft gemacht habe. Zugegeben, daß dermalen von außen
der Fortbestand der Fistel sich nicht verrate, so könnte gleichwohl im
Innern eine Spur der unterbrochenen Kontinuität in Gestalt einer
Kallosität oder härteren Narbenbildung vorhanden sein, die während
der Tortur zu Zerreißung, zu höchster Lebensgefahr den Anlaß böte.
Im vorliegenden Falle sei die Fistel als kallöses Geschwür zu betrachten,
das leichterdings, weil in die Tiefe greifend, die Dehnung nicht ertrüge,
sondern darauf mit Riß, Blutung und anderen Folgen reagieren würde.
Sei auch im gesetzlichen Sinne die Fistel als geheilt zu erachten, so
könne dies vom rein medizinischen Standpunkt nicht gleichwertig behauptet werden, denn sieht man genauer zu und übt einen Druck auf
die Stelle aus, so zeige sich eine geringe Menge wässerigen Sekretes
(ichor), das die obigen Bedenken nur unterstütze. Aus alledem gelangt
er zum Schlusse, daß der Angeklagte zur Folter durch Strick und Leiter
ungeeignet sei. —

„Die Welt ist stets geneigt, irgendwelche Verschlimmerung im
Befinden des Kranken, noch mehr das unerwartete Ableben eines
Patienten dem Verschulden des Arztes beizumessen." Mit dieser auch
für die Gegenwart zutreffenden Tatsache leitet Fortunatus Fidelis das
lesenswerte Kapitel von den ärztlichen Kunstfehlern ein [1]). Wie viele
Fehler begehe nicht der unwissende, nachlässige, dummdreiste Arzt

---

[1]) l. c. p. 311 seq.

oder Chirurg, was für Schaden richte nicht der gewissenlose Apotheker,
die unerfahrene Hebamme an, wie oft hätte der Richter das Votum
des medizinischen Sachverständigen einzuholen, ob im Einzelfalle Absicht oder Schuld vorliege oder ein den Sanitätspersonen gemachter
Vorwurf durch natürliche Haupt- oder Zwischenursachen als unbegründet
abzuweisen sei? Diese Fragen erwägend, ist Fidelis gerechterweise
bestrebt, den ärztlichen Stand vor frivolen Angriffen in Schutz zu
nehmen, anderseits an speziellen Vorkommnissen der Praxis das straf-
bare Treiben mancher Heilkünstler dem Richter ins rechte Licht zu setzen.

Zacchias holt wie immer weiter aus [1]). Wenngleich er nur von
den nach dem Gesetze strafbaren Irrtümern und Fehlern der Aerzte
sprechen will, so greift er wie Fidelis die regelwidrigen Handlungen
der Medizinalpersonen zunächst auf und eröffnet seine Studie mit der
juristischen Untersuchung, in welcher Weise der Arzt oder dessen
Gehilfe sich gegen das Gesetz vergehen könne, und zwar durch Unterlassung dessen, was er zu tun habe, oder durch Anwendung dessen,
was er hätte vermeiden sollen. Auf dreierlei Wege könne dies geschehen: durch böse Absicht, Unkenntnis und Fahrlässigkeit, demnach
auf jede dieser Arten ein Verschulden eintreten, das die Bestrafung
nach sich zieht. Die Rechtsbegriffe von „dolus", „culpa" usw. nach
den Lehren des heiligen Thomas, Farinacius und anderen Autoritäten
kommentierend, erläutert er des weiteren, in welchen Fällen von
Ignoranz, wann von Vernachlässigung gesprochen werden müsse. Wenn
der Arzt, der dem Kranken gegenüber als Freund auftritt, mit Bewußtsein sich verfehle, sei er dem Betrüger gleichzusetzen, stirbt der Patient,
so gebühre dem Heilkünstler von Rechts wegen die Todesstrafe. Die
Unwissenheit wird verschiedenartig exemplifiziert: Operative Eingriffe
des schlecht unterrichteten, ungeschickten Arztes, Ablehnung eines
Konsiliums, Verschreibung ganz unpassender Medikamente, Verkennung
der Indikationen überhaupt, der wichtigsten Symptome, konträre
Therapie, Nichtbeachtung und leichtfertige Beurteilung eines Krank-
heitsfalles, der von seiten des Arztes als geringfügig aufgefaßt, in Wirklichkeit aber als schwer und lebensgefährlich von anderen erkannt wird.
In gleicher Form wird das Verschulden durch Nachlässigkeit kritisiert,
deren Hauptfehler in der Unterlassung des unbedingt gebotenen Handelns am Krankenbette gelegen ist. Wenn hierbei von Zacchias erinnert
wird, daß die Verordnung eines Arzneikörpers, der nur schweren Affektionen vorbehalten, jedoch bei leichten Erkrankungen unbedingt auszuschließen sei, z. B. ein Aderlaß, Schwitzmittel, Purgans u. dgl. frivoler-
weise dort angewendet werde, wo es nach den Anschauungen der
medizinischen Lehrmeister nicht am Platze stehe, oder gar die Verschreibung eines Brech- oder Abführmittels an den kritischen Tagen
gewagt würde, so müssen wir diese rigorose Auslegung dem Zeitalter
zugute halten, in welchem noch ein starker Zug von Dogmatismus und
Autoritätsglauben die Geister beherrscht hat.

---

[1]) Lib. VI. Tit. I. 1—12.

Auch moralische Schwächen, Fehler des Charakters wird man, wie Zacchias beweist, den Aerzten mitunter bei ihren Vergehen zugrunde zu legen haben. In erster Reihe ist die Habsucht nach dem Glauben der Menge ein Familienübel der Heilpersonen. Auch die Juristen zählen die Aerzte unter die Geizigen, „was ich nicht ohne züchtiges Erröten zu bekennen gezwungen bin," sagt unser Autor (II. 7). Der Neid, die Schmähsucht und Verkleinerungssucht, schlechte Sitten seien Eigenschaften vieler Berufsgenossen, aber er wolle nicht längere Worte darüber verlieren. Wo Anmaßung, Geschwätzigkeit, Großsprecherei und Unkenntnis mit Nachlässigkeit Hand in Hand gehe, liege kumulierte Strafwürdigkeit vor, die noch schwerer in Gewicht falle und zugleich eine Todsünde involviere, wenn der Arzt aus Gründen des Neides, der Eifersucht oder des Hasses die Beiziehung anderer Kollegen in zweifelhaften Fällen ablehnt. Unter den Pflichten des behandelnden Arztes nennt er die rechtzeitige Berufung des Geistlichen zur Abnahme der Beichte und Spendung der Sakramente, ferner Geduld mit unfolgsamen Patienten, die man in minder wichtigen Erkrankungsfällen allerdings verlassen, aber bei Lebensgefahr trotzdem nicht im Stiche lassen dürfe. Die delikate Frage, ob der Ordinarius dem Schwerkranken das nahe Ende mitteilen solle, will er damit beantworten, solches dem Beichtvater zu übertragen. Unter den Geboten der — wie wir heute zu sagen pflegen — ärztlichen Ethik spielt die Behandlung par distance eine bedeutende Rolle. Sie berge manche Schattenseite in sich, könne zu bedenklichen Irrungen Anlaß geben und möge darum in ungewissen, zweifelhaften Fällen gänzlich vermieden bleiben. Wo es dem Arzte von der Kirche vorgeschrieben sei, alles zu vermeiden, was dem Seelenheile des Kranken irgendwie abträglich werden könnte, müssen auch Dinge zur Sprache gelangen, über die der Mediziner oft anderer Ansicht huldige, als die Kanonisten. So bilde der Rat bezw. die Untersagung des Koitus während des Krankenlagers eine Kontroverse der Gelehrten. Geschähe er aus Gesundheitsrücksichten, was ja berühmte Aerzte anempfehlen, so könne der eheliche Beischlaf nach der Meinung vieler Kirchenrechtslehrer als ein vortreffliches Heilmittel in manchen Leiden, gewissermaßen als eine Entziehungskur verdorbener Säfte, bedingungsweise erlaubt werden, während wieder von anderer Seite verlaute, nur sichere Mittel, nicht solche von zweifelhaftem Werte dürfe der Arzt in Gebrauch ziehen. Man staunt, welche Kasuistik die Kanonisten wie in der Auslegung der ehelichen Pflicht auch in diesem Kapitel aufbrauchen, wie sie in Syllogismen das Grenzgebiet zwischen erlaubter und sündiger Liebe zu definieren suchen. Noch ein übriges befürworteten einzelne von ihnen, nämlich sanitatis causa den sexuellen Verkehr von Greisen mit Mädchen, alter Weiber mit Jünglingen. Unser Protomedikus bekämpft diese Auffassung ebenso energisch, wie er das zu gleichem Zwecke als dienlich gerühmte, von Sanchez und anderen verteidigte Mittel der Masturbation verurteilt, das man Hysterischen bei obwaltender Lebensgefahr als zulässiges Remedium ultimum gestatten wollte. Den Rausch, den man als Förderungsbehelf der Gesundheit

während des Krankenlagers ansah, verwirft er unter Hinweis auf die
den eventuellen Nutzen bisweilen überwiegenden Schädlichkeiten.

Noch tiefer dringt er in die ärztliche Deontologie ein, wenn er
von der speziellen Ausübung des Berufes handelt. Ob der Arzt Hilfe
verweigern, ob er renitente Patienten oder Unbemittelte verlassen, vor
Kurbeginn sich ein bestimmtes Entgelt ausbedingen, mit Geheimmitteln
manipulieren dürfe, ob er Pestkranke oder Andersgläubige übernehmen
müsse, dies sind nur aus dem Großen entnommene wenige Fragen.
Seiner Meinung nach sollten alt und gebrechlich gewordene Aerzte
sich zurückziehen und nicht die Praxis schnöder Gewinnsucht halber
bis ans Ende ihrer Tage betreiben. Auf leichtfertige Ordinationen
neuer und von unbekannten Größen angepriesener Arzneien ist er
schlecht zu sprechen, die Aderlaßwut seiner Landsleute verdammt er
auf das entschiedenste. Ueberhaupt sollten, wie er lehrt, in jedem
Falle nur die altehrwürdigen Normen in der Therapie befolgt, Abortiva
oder die künstliche, mittels Medikamenten erzeugte Sterilität nur auf
absolut dringende Fälle eingeschränkt werden. Ob der Arzt sich selbst
und seine Familie behandeln dürfe, ist Gegenstand einer weitschichtigen
Untersuchung, deren Räsonnement in dem Ausspruche gipfelt, dies zu
tun sei mehr unklug als fehlerhaft. Für geleisteten Beistand gebühre
dem Arzte ein angemessener Lohn, welchen zu unterbieten oder bei
Zahlungsfähigen etwa nicht zu verlangen des Standes unwürdig sei.

Gleichen diese und andere Sentenzen vielfach unseren heutigen,
von den Aerztekammern kundgemachten Verhaltungsmaßregeln, so
nimmt Zacchias nicht minder die Fehler, Uebergriffe und gesetzwidrigen
Vergehungen aufs Korn, welche sich Chirurgen, Hebammen, Apotheker,
Kräuterhändler, Chimisten und Quacksalber zuschulden kommen lassen.
Auf diesem Felde präsentiert er sich in der ganzen Strenge und Würde
des obersten Medizinalbeamten, zeigt uns aber auch zugleich, wie relativ
vorgeschritten damals die Sanitätspolizei in seiner Heimat war und
anderen Ländern hätte zum Muster dienen können.

So belehrend die Abhandlung von den Mitteln der ärztlichen Kunst
(de remediis medicis) [1] erscheint, so müssen wir gleichwohl auf deren
nähere Besprechung verzichten, um Raum zu erübrigen für ein Thema,
das uns in mehr als einer Richtung ein medizinisch-geschichtliches
Interesse einflößt. Es sind dies die acht Quästionen von dem Vorrang
unter Aerzten und Juristen [2], ein Gegenstand, der uns heutzutage vielleicht den anregenden Stoff zu einer freundschaftlichen Unterhaltung
bieten würde, im 17. Jahrhundert aber zu einer Haupt- und Staats-
aktion der Gelehrten sich verdichtete, aus welcher wir unschwer ableiten können, wie eifersüchtig die beiden Berufsgruppen einander
gegenüberstanden, wie scheel sie nach den Ausmaße der verdienten
oder eingebildeten Ehren sich betrachteten und um den Preis des
äußerlichen Glanzes und des Vortrittes gestritten haben mochten.

---

[1] Lib. VIII. Tit. II. 1—4.
[2] Lib. VI. Tit. III. 1—8.

Nach einem literarisch reich verbrämten Diskurse über Würde, Ehre und Adel geht Zacchias auf die Vorzüge der ärztlichen Kunst über, die aber in den Augen der Juristen höchst gering geschätzt würden. Sie sagten, die Medizin sei unbekannten Ursprungs, bestenfalls aus Sünden und Fehlern stammend, dem Namen nach gäbe es viele Heilkünstler, in Wirklichkeit nur sehr wenige; die Arzneiwissenschaft sei überflüssig und schädlich, religionsfeindlich und eitel, aus roher Empirie und handwerksmäßiger Routine zusammengesetzt. Einstmals wäre sie den Sklaven überlassen und darum verachtet worden, überdies verleite sie nur zu Stolz, Geiz und Habsucht. Man hätte sich nicht gescheut, die Archiater „auctores et principes omnis mali" zu heißen. Es gäbe Rechtsgelehrte, die allen Ernstes die Frage aufgeworfen hätten, ob überhaupt den Aerzten die Auszeichnung des Doktorgrades gebühre? Sie seien ja kaum mehr wert als Marktschreier und Hebammen, das alte Schimpfwort: „Medicus, Merdicus, Mendicus" fände noch immer den Beifall der Herren von der anderen Fakultät (II. 55).

Daß Zacchias derartige Verlästerung nicht stillschweigend hinnimmt, ist selbstverständlich. Er hält den Dienern der Themis ihr eigenes Bild im blanken Spiegel vor und läßt sie in ihrer ganzen intellektuellen und moralischen Dürftigkeit Revue passieren. Das Recht, sagt er, stamme freilich aus einer wohlbekannten, aber trüben Quelle, nämlich aus der Schlechtigkeit des Menschen; noch nie habe es ihn zur Güte und Tugend geleitet, nur gebunden und gefesselt (lex a ligando dicta), von der Vernünftelei ins Endlose weitergesponnen, dunkel, auf Umwegen operierend, in sich selber voller Widersprüche bestehend, würde das Jus nur angewendet, um lediglich Delikte überflüssig zu machen. Die Jurisprudenz — und darüber wären die Aerzte allesamt einig — sei weder eine Kunst, noch eine Wissenschaft, deshalb bezeichne man, wie Huarto erzählt, in Spanien die Juristen schlechtweg als „literati", die aller Ueberlegung bar und zu kritischer Gewandtheit unbegabt, bestenfalls wüßten, was der Gesetzgeber anbefohlen, aber nicht verstünden, das Gesetz auf die einzelne Sache anzuwenden. Starr und geistlos hingen sie am Buchstaben, gewohnheitsmäßig bewegten sie sich in der Tretmühle des Amtes. Die Richter handelten nicht als Rechtsgelehrte, sondern als mechanische Rechtsausleger, obgleich sie sich wie die auserwählten Werkzeuge Gottes vorkämen, gleichsam als Gestirne am Himmel (Doctores juris sunt tamquam sydera in coelo, II. 59).

In dieser anmutigen Tonart, die aber im ganzen Texte niemals den Charakter einer akademischen Disputation abstreift, geht es weiter. Nach dem Muster prozessualer Streitschriften folgt Replik und Duplik, aus denen man, weil beide die landläufigen Ansichten ungeschminkt wiedergeben, keineswegs aber zu subjektiven Ausfällen des Autors sich zuspitzen, den tröstlichen Eindruck empfängt, Zacchias, dem beredten Anwalt des ärztlichen Standes, war es mehr um eine Schilderung des Zeitgeistes, um schlagende Beispiele bestehender Eifersüchteleien, nicht um persönliche Schmähungen zu tun. Aber der Schiedspruch, wem

unter Juristen oder Medizinern die höhere Ehre und der Vorrang
gebühre, bleibt für den Leser ein Geheimnis, besser gesagt, ein Salo-
monisches Urteil, denn ein anderer Ausweg wäre auch kaum von dem
aufgeklärten Archiater zu erwarten gewesen, von dem ein Geschichtschreiber sagt: „Zacchia apparisce in Italia comme una viva luce, che
bentosto dovea illuminare tutto il resto di Europa" [1]).

---

[1]) Zitiert bei Renzi, S., Storia della Medicina in Italia. Tomi V. Napoli
1845—1848. Tom. IV. p. 346.

Lorenz Heister.

1683—1758.

I.

Um die Wende des 17. Jahrhunderts waren Medizin und Chirurgie voneinander noch geschieden. Die Behandlung chirurgischer Schäden und die Vornahme blutiger Eingriffe galt in den Kreisen der gelehrten Aerzte seit alters her als ein ihrer Würde abträgliches Geschäft, nur wenige Doktoren, von besonderer Vorliebe für die Wundarzneikunst getrieben, setzten sich über die trennende Schranke hinweg und widmeten sich zugleich der chirurgischen Praxis. Gemeinhin war sie handwerksmäßig geschulten Chirurgen und Barbieren anvertraut, die in der Offizin eines Meisters ihre Lehr- und Wanderjahre vollstreckt hatten, darunter eine spärliche Zahl, die mit anatomischen Kenntnissen ausgestattet und durch natürliche Begabung und Geschicklichkeit über die Menge emporragte. Ungestört trieben Quacksalber und Charlatane die „Kunst", die in solchen Händen nur geringes Ansehen zu ernten vermochte. Eine Schar von Empirikern übte die operative Chirurgie aus, die als professionelle Schnittärzte meist nach den Traditionen ihrer Familien die Technik des Bruch- oder Steinschnittes sich angeeignet hatten oder als Starstecher in den Ländern herumzogen.

Während Italien alter Gepflogenheit getreu den chirurgischen Unterricht auf einigen Hochschulen in Ehren hielt und die Heranbildung universeller Aerzte keineswegs vereinzelt dastand, war Frankreich seit den Zeiten Ambroise Parés die Führerrolle in der Chirurgie zugefallen. Das Pariser Collège St. Côme, die Pflanzstätte der Wundärzte, obzwar in stetem Streite mit der medizinischen Fakultät und von der eifersüchtigen Innung der Barbierer angefeindet, behauptete eine gewisse Selbständigkeit und errang eine desto höhere Stellung, weil vortreffliche Lehrer an der Schule wirkten, anatomische Institute und Hospitäler der wundärztlichen Ausbildung zu Gebote standen. Der mächtige Einfluß der königlichen Leibchirurgen reichte hin, das soziale Ansehen des ganzen Standes zu heben, die fortdauernden Kriegszüge verschafften den Wundärzten reiche Gelegenheit zur Vervollständigung der Kenntnisse. Mit der Gründung der Academie royale de chirurgie im Jahre 1731, deren Leitung alsbald der geniale Jean Louis Petit

übernahm, hatte man nicht nur die Abhängigkeit der Chirurgenschule
von der Fakultät beseitigt, sondern auch äußerlich den Chirurgen dem
Arzte koordiniert. Gleichzeitig erhob sich die Akademie zum Mittelpunkt der wissenschaftlichen Arbeit. In ihren „Memoiren" und den
alljährlich gestellten Preisaufgaben legten die Mitglieder Zeugnis ab
von dem Geist, der sie beherrschte, im edlen Wettstreit maßen sich
die Talente, dem Beispiele, das Paris gab, folgte das Ausland. Aber
die Hauptquelle des Fortschrittes, die organische Vereinigung von
Medizin und Chirurgie, war in jener Zeit noch nicht erschlossen, jede
der beiden Disziplinen blieb auch räumlich getrennt.

In nicht geringerem Ausmaße, nur auf andere Weise erfuhr die
Chirurgie des 18. Jahrhunderts die kräftigste Förderung in England.
Die englischen Wundärzte, anatomischen Studien mit Vorliebe zugetan,
waren schon um dieses Vorsprungs willen den meisten Berufsgenossen
auf dem Festlande überlegen. Wenn auch das ganze Säkulum hindurch
die Chirurgie von der Medizin dem Gesetze nach geschieden war, so
genoß sie dennoch als „freie Kunst" eine gleichwertige Hochschätzung,
die Eifersucht und Mißgunst, mit welcher die Pariser Doktoren die
Chirurgen verfolgten, war im britischen Reiche unbekannt. Die Wundärzte in London und Edinburg waren in angesehenen Korporationen
vereinigt, durch ein kollegiales Verhältnis den Aerzten nahe stehend.
Die zahlreichen schon damals hervorragenden Spitäler der Hauptstädte
bildeten das Zentrum der ärztlichen Schule und Praxis. Strenge Nüch-
ternheit und Sorgfalt in der Ausführung von Operationen, ein von dem
Sanguinismus der Franzosen wohltuend abstehender konservativer Zug
waren charakteristische Eigenschaften der britischen Chirurgen. Das
kleine Holland war bestrebt, der Chirurgie einen würdigen Platz auf
seinen hohen Schulen einzuräumen. Auch hier sind es die Anatomen,
welche den Schritt vorbereiten.

Die deutsche Chirurgie schleppte die Mängel der Vergangenheit
in das 18. Jahrhundert hinüber. Wie anderwärts war sie ein Gewerbe,
in der Zunft und Innung seßhaft, von den Aerzten gering geschätzt. Auf
den Universitäten war ihr nur vereinzelt ein Lehrstuhl zugewiesen, auf
dem theoretisch gebildete Professoren chirurgische Vorlesungen hielten.
Der gelehrte, auf seine klassische Bildung stolze Medikus verstand
nichts von Chirurgie, der Wundarzt hinwieder, unter unwissenden
Meistern aufgewachsen, oft des Lesens und Schreibens unkundig, besaß
so geringe Kenntnisse in der Anatomie und Medizin, daß selbst in
simplen Vorkommnissen der Praxis nicht selten seine Fähigkeit versagte. Die Prüfung und Beaufsichtigung der Chirurgen durch Physiker
bot allerdings eine Schutzwehr gegen die gröbsten Ausschreitungen,
ob aber das Examen seinen Zweck erfüllte, wenn der Examinator über
hergebrachte Fragen hinaus am Ende seiner Weisheit stand, ist unschwer einzusehen. Was nützte die Konsultation eines Arztes, zu
welcher der Chirurg in schwierigen Fällen verpflichtet war, wenn beide
Männer, selber hilflos, einander am Krankenbette beraten sollten?

Daß die deutsche Chirurgie um jene Zeit so dürftig beschaffen

war, war nicht bloß in dem Stande der Wundärzte selbst bedingt, die
Ursachen lagen zugleich in den politischen Verhältnissen Deutschlands
begründet. Die Zersplitterung des Reiches war ein Hemmnis für die
Konzentration des ärztlichen wie des wundärztlichen Unterrichts, mit
Neid und Bewunderung blickte man auf Paris und London, seine
Schulen und Spitäler. So segensreichen Anteil einige Kleinstaaten an
der Kulturarbeit im ganzen genommen hatten und selbst von beschei-
denen Fürstenhöfen ein nachhaltiger Impuls des geistigen Lebens aus-
gegangen war, so ist dennoch auf medizinischem Gebiete am Beginne des
Jahrhunderts von solchem Einfluß wenig zu verspüren. Und doch war
die Schaffung besonderer Lehranstalten für Wundärzte, wo die wichtigsten
Gegenstände des Unterrichts Platz fanden, für die Zukunft bedeutsam.
Die Gründung des Collegium medico-chirurgicum in Hannover (1716)
und Berlin (1724) eröffnet die Reihe ähnlicher Institute in Deutschland.

Im Kreise der vielen medizinischen Fakultäten, wo durchschnitt-
lich zwei oder drei Professoren in den Unterricht sich teilten, war es
zur Uebung geworden, daß bei Abgang eines älteren Lehrers der
jüngere Kollege dessen Lehrkanzel übernahm, unbekümmert, ob ihm
das neue Fach geläufig war oder nicht. Die Chirurgie, gewöhnlich
ein Nebenamt des Anatomen, war an einzelnen Schulen mit der Botanik
oder mit der theoretischen und gerichtlichen Medizin vereinigt. Wo
man überhaupt ein chirurgisches Kollegium abhielt, blieb es auf den
mündlichen Vortrag beschränkt. Es gebrach allenthalben an größeren
Krankenhäusern zur Heranbildung des ärztlichen Nachwuchses, selbst
das spärliche Leichenmaterial, das der Anatomie zukam, wurde nur an
wenigen Orten von Lehrern und Schülern ausgenützt. Kranke bekam
der Student nur zu sehen, wenn er den Lehrer in seine Privatpraxis
begleitete.

Wer sein mageres Wissen in der Chirurgie erweitern wollte, suchte
das Ausland auf. Vorweg war Paris das Wanderziel der Wundärzte.
Hier fand auch der Fremde reiche Gelegenheit zu anatomischen und
chirurgischen Uebungen, ungehinderten Zutritt in die Operations- und
Krankenzimmer. Die Schulen Englands boten wieder den Vorteil, daß
der Neuling mit dem Krankenbesuch seine chirurgische Laufbahn antrat, vorwegs die Technik der Behandlung sich aneignete und erst in
der Folgezeit den theoretischen Unterricht nachholte.

Während Franzosen und Engländer am Ausgang des 17. Jahrhunderts eine stattliche chirurgische Literatur besaßen, die Tagesfragen
diskutierten und monographisch zu bearbeiten begannen, war Deutschland noch arm an brauchbaren chirurgischen Schriften. Man fand an
den heimischen Werken der Vergangenheit sein Genügen. Wenn ein
Professor über Chirurgie zu schreiben sich anschickte, so mangelte ihm
die Hauptsache, die eigene Erfahrung; er legte zudem seine Kenntnisse
in lateinischer Sprache nieder, die die übergroße Zahl der Wundärzte
nicht verstand [1].

---

[1] Fischer, G., Chirurgie vor hundert Jahren. Leipzig 1876.

Das Verdienst, das erste umfassende Lehr- und Handbuch der Chirurgie geschrieben zu haben, gebührt Lorenz Heister. Sein im Jahre 1719 erschienenes Werk: „Chirurgie, in welcher alles, was zur Wundarzney gehöret, nach der neuesten Art gründlich abgehandelt, und in achtunddreißig Kupfertafel die neuerfundene und dienliche Instrumente, nebst den bequemsten Handgriffen der chirurgischen Operationen und Bandagen deutlich vorgestellet werden", war zugleich die erste wissenschaftliche Bearbeitung der Chirurgie in deutscher Sprache [1]). Schon in seinem Lebensgang zeigt sich Heister als der gelehrte Chirurg des Zeitalters. Die erworbene Ausbildung hat ihn zum Mittler zwischen Deutschland und den Nachbarländern geschaffen, die Schulung in der Fremde zum Führer der Wundärzte in der Heimat befähigt. Wir werden sein Wirken im voraus besser verstehen, wenn wir seine Persönlichkeit ins Auge fassen und die Wege seiner geistigen Entwicklung verfolgen [2]).

Lorenz Heister wurde am 19. September 1683 als Sohn eines Gastwirts und Weinhändlers in Frankfurt a. M. geboren. Seine Begabung verriet sich schon während der Schulzeit, er betätigte sich außerhalb des Gymnasiums in Musik und Malerei, erlernte fremde Sprachen und hatte die Vorliebe zur Buchbinderei, in welchen Dingen er eine gewisse Fertigkeit erlangt haben soll. Im Jahre 1702 zog er nach Gießen, um sich der Medizin zu widmen. Die Bekanntschaft mit dem universell gebildeten Arzte und Professor extraordinarius Dr. Möller, dessen Tischgast er geworden war, blieb nicht ohne Einfluß auf sein nächstes Schicksal. Denn als Möller nicht lange darauf zum Medicus ordinarius des Reichskammergerichts Wetzlar ernannt wurde, folgten ihm Heister und mehrere seiner Kollegen dahin, setzten unter Möllers Leitung ihre Studien fort, empfingen einen gründlichen Unterricht in Theorie und Praxis und begleiteten den vielbeschäftigten Lehrer zu den zahlreichen Patienten. Heister hatte nahezu vier Jahre in Wetzlar zugebracht, den größten Teil der medizinischen Lehrfächer absolviert, fleißig Chemie und Botanik getrieben, daneben aber sein Lieblingsfach, die Anatomie, nicht vernachlässigt. Wenn Professor Barthold in Gießen öffentliche Demonstrationen in dem neuerbauten Theatrum anatomicum abhielt, war Heister jedesmal zugegen, auch sonst blieb er mit diesem Lehrer in engerer Fühlung. Und dennoch mochte, soviel auch das bisherige Studium Frucht und Gewinn eingebracht hatte, in dem lernbegierigen Jünger die Erkenntnis gereift sein, nur die Stufe der Mittelmäßigkeit erklommen zu haben und um seine Bildung zu vervollständigen, weitere und mehr ergiebige Wissensquellen aufsuchen zu sollen. Nirgendwo konnte er sich mehr Nutzen und Erfolg versprechen, als

---

[1]) Der I. Auflage des Werkes (Nürnberg) folgte die II. ibid. 1724, III. ibid. 1731, IV. ibid. 1743, V. ibid. 1747 und VI. 1779.

[2]) Leporin, Ausführlicher Bericht vom Leben und Schriften L. Heisters. Quedlingburg 1725. — Wernsdorf, J. Ch., Memoria viri illustris et experimentissimi Laurentii Heisteri. Helmstädt 1758. — Börner, J., Nachrichten von jetzt lebenden Aerzten. 3 Bde. Wolfenbüttel 1749—1753. Bd. I. S. 304 ff.

an der damals hochberühmten Schule in Amsterdam. Im Sommer 1706 machte sich Heister auf die Reise, die er in Leiden unterbrach, um Boerhaave und andere Berühmtheiten kennen zu lernen. In Amsterdam, wo Ruysch, Rau, die beiden Verduyns, Vallants, Bordel und Conerding als medizinische Lehrer wirkten, trat er zu ihnen in näheren Verkehr. Besonders schloß er sich an Friedrich Ruysch, den gefeierten Anatomen und hervorragenden Chirurgen an, der, wie Heister selbst gesteht, ihn wie einen Sohn liebte und nach jeder Richtung, vornehmlich in anatomischen Arbeiten unterstützte. Er stellte ihm Kadaver aus dem großen Hospital bereitwillig zur Verfügung, die Heister zu selbständigen Forschungen und neuen Beobachtungen auszunützen verstand, an denen er überdies Gelegenheit fand, in chirurgischen Operationen sich einzuüben. Wie er Ruysch und P. A. Verduyn bei Operationen in- und außerhalb der Spitäler assistierte, so suchte er Rau gleichfalls näher zu treten, der mit Ruysch in die Anatomie sich teilte und als Operateur, zumal als Lithotom einen großen Ruf genoß. Rau jedoch lohnte solches Vertrauen in schnöder Weise. Als Heister mit zwei anderen Studenten bei Rau ein Kolleg mit schwerem Gelde belegt hatte (100 Taler, davon die Hälfte im voraus zahlbar), stellte Rau die Leichname nicht bei, so daß die Schüler unverrichteter Dinge von dannen ziehen mußten.

Im nächsten Jahre trug Heister Verlangen, das Gelernte praktisch zu verwerten und begab sich im Monat Juni als Volontär zur Armee der Föderierten nach Brabant. Ein längerer Aufenthalt in Brüssel bot ihm willkommenen Anlaß, die Feldlazarette der Engländer und Holländer aufzusuchen, an der Behandlung Verwundeter teilzunehmen und Operationen vorzunehmen. Mit Eintritt des Winters wandte er sich, den Weg über Gent einschlagend, um Palfyn, den namhaften Anatomen und Chirurgen aufzusuchen, nach Leiden, um Albins und Bidloos Vorlesungen über Anatomie und jene Boerhaaves über Chemie und Augenheilkunde zu hören. Obschon die medizinischen Gegenstände seine Tage in vollen Anspruch nahmen, so entsagte er keineswegs den liebgewonnenen botanischen Studien und erlernte, durch optische und mikroskopische Untersuchungen angezogen, die damals in Leiden blühende Kunst der Glasschleiferei. Im Mai 1708 an der Geldernschen Universität Harderwijk zum Doktor promoviert, kehrte Heister wiederum nach Amsterdam zurück. Ruysch trat seinem Lieblingsjünger einen Teil des anatomischen Unterrichtes ab, so daß er in den Kreis der Dozenten Aufnahme fand, eine Stellung, die ihm gleichzeitig den Weg bahnte, chirurgische Kurse in deutscher, französischer und lateinischer Sprache zu eröffnen. Die Beteiligung der Studenten an diesen Kollegien war großenteils durch den Umstand herbeigeführt worden, weil Rau wegen üblen Verhaltens — „ob asperos mores" sagt Heister — die Gunst der Jugend verscherzt hatte. Seine akademische Tätigkeit währte jedoch nur den Winter über. Er sehnte sich nach einem seinen wundärztlichen Neigungen entsprechenden Boden der Praxis und angelockt von den Kriegserfahrungen, die er zwei Jahre zuvor gesammelt hatte, entschloß er sich neuerlich, auf dem Kriegsschauplatze sein Wissen zu erweitern. Von Ruysch empfohlen, wurde Heister im Sommer 1709 von den Holländern als Feldarzt bestellt und anfänglich in den Lazaretten zu Tournay, Oudenarde und Mons beschäftigt. Als aber die mörderische Schlacht von Maplaquet geschlagen und von den fünftausend Verwundeten der größte Teil nach Brüssel geschafft worden war, hatte er dem Transport zu folgen und fand in den Kriegsspitälern reiche Gelegenheit, sich an der Behandlung Kranker wie Verletzter zu beteiligen. Wie er als Operateur sich rühmlich hervortat, so verdienstlich wirkte er als Anatom, denn er unterließ es nicht, an verstorbenen Soldaten Sektionen vorzunehmen, ein freiwillig übernommenes Geschäft, das ihm reichlich gelohnt werden sollte. Heister, der kurz zuvor Brisseaus epochemachende Schrift über die Natur und den Sitz des Stars gelesen hatte, kam anläßlich der Oeffnung der Leiche eines starkranken Jünglings in die Lage, sich von der Wahrheit der Entdeckung Brisseaus zu überzeugen, um später dafür mit beredtem Eifer einzutreten.

Am Jahresschluß vom Felde nach Amsterdam heimgekehrt, setzte er seine Lehrtätigkeit wiederum fort, doch nur für kurze Frist. Im Frühling 1710 erhielt er durch Nürnberger Freunde vermittelt einen Ruf an die fränkische Hochschule Altdorf, wo ihm die Professur der Anatomie und Chirurgie angeboten worden war. Er leistete dem Antrag Folge, unternahm aber, bevor er das Amt antrat, eine Reise nach England in der Absicht, mit den ersten Aerzten und Naturforschern Beziehungen anzuknüpfen, das geistige Leben in London, Oxford und Cambridge zu studieren, Land und Leute überhaupt kennen zu lernen. Erst im November 1710 traf er in Altdorf ein. Ueber die ihm übertragenen Disziplinen hinaus erteilte er Unterricht in den übrigen Fächern der Medizin, bestrebte sich, die praktische Anatomie emporzuheben und errang als Arzt und Chirurg so rasches Ansehen, daß man von weitem seine Hilfe begehrte. Dabei ruhte keineswegs seine literarische Feder, gerade die Altdorfer Jahre zählen zu den fruchtbarsten seines schriftstellerischen Schaffens. Seine Publikationen über die Cataracta und die darüber entsponnene Fehde mit Woolhouse, die Arbeit über die Tränenfistel und andere Themata der Medizin gehören hierher. Vor allem aber fallen in diesen Zeitraum seine beiden Hauptwerke, das „Compendium anatomicum" und die „Chirurgie". Die meisten der kleineren Schriften hatte er in der Form von Dissertationen, Programmen oder Beiträgen zu den Ephemeriden der kaiserlichen Akademie der Naturforscher erscheinen lassen. Ein ausgedehnter gelehrter Briefwechsel wurde unterhalten, die Grundsteine zu Sammlungen aller Art gelegt, botanische Exkurse mit den Schülern unternommen; dabei fand der unermüdliche Mann noch Muße, im Kupferstechen sich auszubilden, um in Stand gesetzt zu sein, die Ausführung der Tafeln zu seinen Werken zu überwachen oder nötigenfalls mit eigener Hand zu besorgen.

Nachdem Heister nahezu ein Dezennium in Altdorf zugebracht und der Ruhm seines Namens über das ganze Deutschland sich verbreitet hatte, wurde er im Jahre 1719 an die Braunschweig-Lüneburgische Landesuniversität Helmstädt berufen und zum Lehrer der Anatomie und Chirurgie ernannt. Er legte jedoch, wie schon hier bemerkt werden soll, 1730 die Professur der Anatomie zurück, übernahm hingegen jene der Botanik und der theoretischen Medizin und vertauschte letzteres Fach nach Meiboms Tod im Jahre 1740 mit der Lehrkanzel der praktischen Heilkunde. Sein Wirken erfuhr an dem neuen Wohnsitze keine Schmälerung, die Arbeit war ihm zum Bedürfnis geworden, die Entfaltung einer ausgebreiteten ärztlichen Tätigkeit ergab sich bei Heisters Geschicklichkeit und Ansehen von selbst. Unter den zahlreichen literarischen Produkten, die er in Helmstädt veröffentlicht hatte, können hier nur die bedeutenderen Platz finden. Wir nennen die deutsche Uebersetzung der Chirurgie des Franzosen Pierre Dionis (1722), das Compendium Institutionum sive fundamentorum Medicinae, das Compendium Medicinae practicae, die medizinisch-chirurgischen Wahrnehmungen, eine Reihe von Abhandlungen, die das Gebiet der gesamten Medizin und der Botanik umschließen. Heister stand auf dem Boden der Pflanzenkunde bei den Fachgenossen in hohem Ansehen, wenngleich er mit Linnés bahnbrechenden Forschungen nicht Schritt zu halten vermochte. Sein Interesse für diese Disziplin betätigte er durch die Gründung eines botanischen Gartens, den er durch Beschaffung wertvoller in- und ausländischer Gewächse zu einer Sehenswürdigkeit zu gestalten weder Mühe noch Kosten scheute.

Welche Anhänglichkeit er der kleinen Universitätsstadt Helmstädt bewahrte, geht daraus hervor, daß er wiederholt Anträge, die von auswärts an ihn ergangen waren, zurückwies. So wie er noch während der Altdorfer Zeit eine Vokation nach Kiel ausschlug, lehnte er nicht lange nach seiner Niederlassung in Helmstädt das glänzende Anerbieten Peters des Großen ab, an die neubegründete Petersburger Akademie überzutreten. Ebenso widerstand er 1725 einer Berufung nach Würzburg und 1730 der nochmaligen Einladung der Kieler Hochschule. Er blieb der liebgewordenen Stadt getreu, von seinem Fürsten ausgezeichnet, von den Professoren und der Studentenschaft geehrt, von der Bevölkerung geliebt und schon bei Lebzeiten zum Gegenstand biographischer Schilderungen ausersehen (Leporin). Heister war nicht in den Anstrengungen des Berufes aufgegangen, sie haben dem Edelmut und der Jugendfrische, die er bis ins Greisenalter sich bewahrt hatte, keinen Eintrag getan. Ihm war ein glückliches Familienleben beschieden, das nur durch den Verlust seines Sohnes Elias einen schweren Schlag erlitt. Der hoffnungsvolle junge Mann, der sich zum Arzt ausgebildet und schon schriftstellerisch bemerkbar gemacht hatte, wurde 1740 auf einer Reise in Leiden vom Tode dahingerafft.

Heisters Vorliebe für wissenschaftliche Sammlungen kannte keine Grenzen. Seine Bibliothek, hauptsächlich anatomische, chirurgische und botanische Werke umfassend, zählte mehr als 12 000 Bände, darunter 200 Bündel von Dissertationen. Ein von Jugend auf mit Sorgfalt angelegtes Herbarium war bei seinem Hingang auf 90 große Faszikel

angewachsen. Mehr als 400 Kupferstiche, darunter die Porträts der
meisten zeitgenössischen Aerzte von Bedeutung, waren sein Eigentum.
Nebstdem besaß er ein wohlausgestattetes Naturalienkabinett, eine
reiche Sammlung von anatomischen Präparaten und eine Kollektion
von 470 chirurgischen Instrumenten, viele davon aus gediegenem Silber.

Sein literarischer Verkehr mit Gelehrten aller Nationen war zeitlebens lebhaft. Die von seinem Biographen Wernsdorf (l. c. S. 53)
beigebrachte Liste der Männer, mit denen Heister in Korrespondenz
stand, repräsentiert ein wertvolles Stück der Geschichte der Medizin
und der Naturwissenschaften des Zeitalters.

Heister starb am 18. April 1758 auf einer Konsultationsreise in
Bornum im Alter von 75 Jahren, sein Leichnam wurde am St. Stephans-
kirchhofe zu Helmstädt beigesetzt.

Er darf mit Fug und Recht der Repräsentant der deutschen Chirurgie
der ersten Hälfte des 18. Jahrhunderts genannt werden, so wie dessen
zweite Hälfte durch den glänzenden Namen Gottlob August Richters
ihre Signatur empfangen hat. Freilich kann bei Nennung beider
Männer ein Unterschied zwischen ihnen nicht außer acht bleiben, der
nicht aus der geistigen Ueberlegenheit Richters allein erklärbar, auch
nicht bloß in dem Abstand der Zeit ihres Wirkens bedingt, sondern
in der Persönlichkeit gelegen war. Wir erinnern nur an die eminent
kritische Begabung G. A. Richters, die Schärfe der Logik, wenn er
Gründe heranzieht, um die eigene Ansicht zu stützen oder den Gegner
zu widerlegen. Diese Eigenschaften traten bei Heister nur wenig zutage. Wie er im Leben bescheiden dahinschritt, fremde Meinungen
konziliant aufnahm, so pflegte er auch in wissenschaftlichen Dingen
sein Urteil bedächtig, mit einer gewissen vornehmen Zurückhaltung
auszusprechen, ohne aber dort, wo es ihm zu tun war, seine Ueberzeugung zu vertreten, Irrtümer oder Gebrechen aufzudecken, in der
Sicherheit und Festigkeit der Beweisführung irgendwelche schwache
Seite zu verraten. Er war keine streitbare Natur; in seinem ganzen
Wesen war ein harmonisches Gleichmaß zwischen dem Gelehrten und
dem Praktiker ausgeprägt, eine Grundstimmung, die sich auch in seinen
Werken deutlich kennzeichnet.

Heisters Schriften tragen durchweg den Stempel wissenschaftlicher
Gründlichkeit wie klaren Verständnisses und stehen auf der Höhe der
Zeit und ihrer Errungenschaften. Mit erstaunlicher Belesenheit ausgestattet, in den Quellen der Vergangenheit und Gegenwart der Heilkunde und Naturwissenschaften bewandert, beherrscht er die von ihm
bearbeiteten Disziplinen in vollem Maße. Wenn er beispielsweise in
den „Institutiones Chirurgicae" [1]), der lateinischen Ausgabe der sogenannten
Großen Chirurgie, die benützte Literatur aufzählt, nicht etwa von Selbst-
gefälligkeit geleitet, nur ehrlich Rechenschaft legend von dem Umfang

---

[1]) **Institutiones chirurgicae.** Editio I. Amstelod., II. ibid. **1750**, III.
ibid. 1763. — Nachdrucke: Venetiis 1750, Neapel 1759. — Uebersetzungen: Spanisch
1748, Belgisch 1741, 1754, Englisch 1748, Französisch 1770.

der Kenntnisse, aus denen er geschöpft hat, so begegnen wir der gleichen Sorgfalt, die Belege seines Studiums nachzuweisen, in allen übrigen Arbeiten, selbst in Gelegenheitsschriften.

Das erste größere Opus, das er der medizinischen Welt vorgelegt hat, ist das Compendium anatomicum [1]). Es würde unsere Aufgabe weit überschreiten, wollten wir in den Inhalt des Buches näher eingehen. Wie Heister in der Vorrede weitläufig auseinandersetzt, wurde die Herausgabe des Kompendiums zunächst durch das Bestreben veranlaßt, die in Verheyens „Anatomie des menschlichen Körpers" enthaltenen Irrtümer und Mängel zu berichtigen. Heister rügt es, daß der Autor dieses vielgelesenen Lehrbuches, der verdienstvolle Anatom in Löwen, zahlreiche Entdeckungen aus jüngster Zeit übergangen, wichtige Tatsachen, wie sie unter anderen W. Cowper, Leeuwenhoek und Morgagni zutage gefördert, nicht genug berücksichtigt habe. Diese Fehler vermeidend, geht er daran, den Studierenden und Aerzten ein zeitgemäßes Lehrbuch der Anatomie an die Hand zu geben, die „Zergliederungskunst" in faßlicher Form und nach dem Stande der neuesten Forschung darzustellen. Kein geringerer als Morgagni [2]), mit welchem Heister in vertrautem Wechselverkehr gestanden, begrüßte das Buch als eine wissenschaftliche Neuerung, indem er dessen Tendenz billigt und viele Einzelheiten des Werkes in seinen eigenen Arbeiten als Belege fortschreitender Erkenntnis verwertet. Dem eigentlichen Lehrtexte, worin kurz und bündig der Stoff abgehandelt erscheint, folgt in einem besonderen Abschnitt ein gelehrter Kommentar zu den verschiedenen Materien, überdies eine breite Erklärung der anatomischen Tafeln. Es sind dies Beigaben, die nicht nur der Anschaulichkeit dienen, sondern auch den literarischen Wert des Buches im historischen Lichte erhöhen. Daß aber das Kompendium schon nach seinem Erscheinen allgemeinem Beifall begegnete und seiner Brauchbarkeit halber geschätzt und gesucht wurde, beweist die rasche Aufeinanderfolge der Auflagen, die es in Deutschland erfuhr, nicht weniger die Zahl der Uebersetzungen in die deutsche, französische und englische Sprache. Ein halbes Jahrhundert hindurch galt es als brauchbarer Leitfaden des Unterrichts, als zuverlässiger Ratgeber in der theoretischen und praktischen Chirurgie.

Seine bedeutenderen medizinischen Arbeiten fallen, wenn wir von den Dissertationen und ähnlichen Abhandlungen absehen, in die Helmstädter Periode. Die 1736 erschienenen „Institutiones" [3]) umgrenzen in kurzem Abriß die allgemeinen Grundsätze der ärztlichen Erkenntnis und Heilaufgaben, das 1743 herausgegebene „Compendium medicinae

---

[1]) Compendium anatomicum. Editio I. Altdorf 1717, II. ibid. 1719, III. ibid. 1727, IV. ibid. 1732, V. ibid. 1741, VI. 1761. — Nachdrucke (deutsche): Breslau 1721, 1733, Nürnberg 1756 u. a. m.; ferner Amstelod. 1723, Venetiis 1730, Viennae 1770. — Englische Uebersetzung 1721, französische Uebersetzung 1724.

[2]) Morgagni, J. B., Adversaria anatomica. Patav. 1719. II. 5., 12., 29. VI. 17., 40.

[3]) Compendium institutionum sive fundamentorum medicinae. Helmst. 1736, 1745, Leyden 1746, 1749.

practicae" [1]) das Gebiet der speziellen Pathologie und Therapie im
Geiste der Lehre Boerhaaves. Den besten Abschnitt des Buches
möchten wir die ihm vorangestellte „Dissertatio de medicinae mechanicae
praestantia" nennen, eine Art Programm der Stellung des Autors zu
den Kapitalfragen der medizinischen Bewegung des Zeitalters. Heister
tritt damit auf den akademischen Kampfplatz, seine Dissertation ist
eine scharfe Streitschrift gegen Stahl und dessen System, eine kräftige
Abwehr der von der „Sekte der Stahlianer" verkündeten Theorien. Er
selbst nimmt die Widerlegungen des gegnerischen Standpunktes zum
Anlaß, sich als überzeugungstreuer Anhänger der iatromechanischen
Schule Boerhaaves zu bekennen, die auf Anatomie und Physiologie
aufgebaut und dem Begründer auch in seiner eklektischen Richtung
folgend, vor allem auf dem Boden der Praxis nur an positive Tatsachen sich halte und leeren Hypothesen und Spekulationen aber ferne
stehe, während gerade der Animismus Stahls von sinnwidrig konstruierten
Theoremen ausgehend, ebenso anatomische und physiologische Grund-
wahrheiten verschmähend, am Krankenbette zu den verkehrtesten Schluß-
folgerungen gelangen müsse.

Die Abfassung der „Medizinisch-chirurgischen und anatomischen
Wahrnehmungen" [2]) hat Heister auf seinen Lebensabend aufgespart.
Die erste Hälfte der Sammlung, die die bis zum Jahr 1721 reichenden
Beobachtungen, 680 an der Zahl, vorführt, stammt aus seiner Feder,
während die Fortsetzung, eine Sammlung von 510 Krankheitsfällen,
nach Heisters Tod von Professor Cappel ediert wurde. Die umfäng-
lichen Aufzeichnungen sind Beiträge zu anatomischen Fragen, Erlebtes
und Geschautes aus der lang währenden medizinischen und chirurgischen
Praxis des Autors. Sie geben vielfach ein sprechendes Zeugnis von
der Aufrichtigkeit, mit welcher er eigene Irrtümer und Fehler eingesteht, sonst aber wird man mit dem Urteil nicht zurückhalten dürfen,
daß die überwiegende Zahl der kasuistischen Erkrankungsfälle auf den
Leser eintönig und interesselos zurückwirkt. Wenn schon Heisters
„Chirurgie" den Mangel kriegschirurgischer Erinnerungen schwer vermissen läßt, so begegnen wir in den „Wahrnehmungen" der gleichen
Lücke, und doch hätte er bloß seine Erfahrungen als holländischer
Feldarzt heranzuziehen gebraucht, um seinen Memoiren größere Anziehungskraft zu verleihen. Wie ganz anders sind die Beobachtungen
beschaffen und als instruktive Berichte einzuschätzen, die der wackere
Feldscherer Purmann und spätere Kriegschirurgen, wie Bilguer, Schmucker
und Theden, hinterlassen haben!

Doch kehren wir zu Heisters Hauptwerk, zur „Chirurgie" zurück,
dessen Erscheinen zunächst im Kreise der deutschen Wundärzte als
ein nationales Ereignis begrüßt worden war. Noch standen die lite-

---

[1]) Compendium medicinae practicae. Amstel. 1743; Venet. 1748,
1763; deutsch unter dem Titel: Praktisch-medizinisches Handbuch,
Leipzig 1744, 1749, 1767, Nürnberg 1763.
[2]) Medizinische, chirurgische und anatomische Wahrnehmungen.
I. Teil Rostock 1753; II. Teil ibid. 1770. Engl. Uebers. London 1755.

rarischen Leistungen Fabrys von Hilden in Ansehen, ebenso galten Purmanns Schriften als belehrende Hilfsquellen der Praxis. Allein beide gehörten dem 17. Jahrhundert an, hatten sich überlebt, mehr dem geschulten Meister gedient, hingegen auf den Unterricht zu wenig Bedacht genommen, um dem Jünger wahrhaften Nutzen abzuwerfen. Was sonst vor Heisters Zeit von deutschen Wundärzten geschrieben worden war, ging selten über die Wundbehandlung hinaus; die Lehren von den Verletzungen und den operativen Eingriffen ließen den anatomischen Zusammenhang der Störungen abseits liegen, die Abrichtung zum soliden Handwerk war das Ziel der Autoren. Heister bekennt selber, es hätten sich die vor ihm gebräuchlichen anatomisch-chirurgischen Lehrbücher, so jene des van Horne und Nuck lückenhaft erwiesen, die Operationslehre nicht berücksichtigt, Wunden, Frakturen und Luxationen oberflächlich abgetan. Jene von Scultetus und Solingen seien an sich in der operativen Chirurgie unzureichend, überdies längst überholt worden. Er beklagt in der Vorrede zur ersten Auflage seines genannten Werkes den Mangel eines deutschen Lehrbuches, wodurch es gekommen sei, daß Wundärzte die wichtigsten Operationen den Quacksalbern überlassen und sich begnügt hätten, eine Ader zu öffnen, eine Wunde zu verbinden, ein Geschwür aufzustechen und aufs höchste eine Verrenkung und einen Beinbruch zu kurieren. Er rügt an den neueren Skribenten, sie hätten als „Medici" von Operationen nichts verstanden, als „bloße Chirurgi" keine Studien genossen, demnach wider die Anatomie grob gefehlt und von den Ursachen der chirurgischen Krankheiten „öfters sehr übel und ungereimt räsoniert". Seine klare, didaktische Lehrmethode wird in ganz Deutschland und darüber hinaus geschätzt, seine ungekünstelte Sprache, ebenso frei vom Schwulste vermeintlicher Gelehrsamkeit, wie überflüssigem Zitatenkram abhold, hebt sich von der Menge anderer literarischer Produkte vorteilhaft ab.

Er geleitet gleichsam die Jünger aus dem engen Barbierladen in die Räume des Unterrichtes, führt sie in die Sezierkammer, um sie an der Leiche für den Beruf im Leben vorzubereiten und zeigt ihnen am Kranken, wie die Kunst der Behandlung erlernt und geübt werden soll. „Derowegen sollen junge Leute, welche Chirurgi werden wollen, nicht meinen, als bestände die Chirurgie nur im Bartputzen, Pflasterauflegen und Aderlassen." Mit dieser Warnung umschreibt er seine redliche Absicht, die dürftige Kenntnis der Zunftgenossen zu heben und die bloße Empirie durch gründliche Schulung zu vertiefen. Erfahrung und Drill sind ihm nicht mehr alleiniger Zweck, er durchgeistigt die mechanische Ausbildung, der anatomische Gedanke gewinnt Sprache und verleiht dem Chirurgen Ueberlegung und Sicherheit.

Heister, der Lehrer der menschlichen Zergliederungskunst, ist der beredte Anwalt ihres Studiums. Er verlangt, „daß ein Chirurgus eine vollkommene oder doch wenigstens sehr gute Wissenschaft von der Anatomie wie auch soviel möglich von der Medizin habe". Das letztere Postulat verficht er an anderer Stelle noch kräftiger und fordert zum Besten der Chirurgie, es solle deren Studium mit jenem der Medizin

vereinigt werden [1]). Zu jener Zeit stand er mit diesem Wunsche allerdings vereinsamt da, die Gelehrten hätten sich der Gemeinschaft mit
den Barbierern geschämt. Die Reformen, die er von der Zukunft er-
wartete, sollten den Frieden der Gegenwart nicht stören. Wenn er
selber die trennende Schranke zwischen medizinischem und chirurgischem
Wissen respektiert, in seinem Hauptwerke medizinischen Dingen geflissentlich aus dem Wege geht oder solche nur mit dürren Worten
abtut, so hält er mit den übrigen chirurgischen Schriftstellern der Zeit
gleichen Schritt. Allesamt haben sie dem Grundsatze gehuldigt, es
sollte der Medikus und Wundarzt bei seinem Leisten bleiben, ein Standpunkt, der in der grundverschiedenen Heranbildung beider Kategorien
einige Berechtigung gefunden hat. Um so schärfer behält Heister das
Ziel im Auge, zum chirurgischen Unterricht das Beste beizusteuern,
wozu ihn Talent und Studien gleichermaßen befähigen. Von Jugend
auf alles, was um ihn vorgeht, mit Aufmerksamkeit beobachtend, in
der Literatur wie wenig andere bewandert, mit berühmten Wundärzten
im Verkehr stehend, erfaßt er jede Gelegenheit, seine Fertigkeit als
Anatom und Chirurg zu vervollkommnen. Erst als er jahrelang die
Entwicklung der Wissenschaft und Praxis an den ersten Stätten mit-
angesehen hat, schreitet er an die Ausarbeitung seines Lehrbuches,
das er als ausgereifte Frucht seiner Studien den eigenen Landsleuten
vorlegt. Er hat damit neben den anderen Verdiensten die Anerkennung
sowohl der Zeitgenossen wie nicht minder der Nachwelt erworben, der
erste Deutsche gewesen zu sein, der die anatomische Chirurgie in seinem
Vaterlande eingebürgert und das Handwerk zur Kunst emporgehoben
hat. „Er übte einen erstaunlich großen Einfluß in Deutschland aus
und galt so sehr als Autorität, daß viele glaubten, es sei unmöglich,
eine Operation besser zu machen als er und ein Verbrechen, ihn tadeln
zu wollen“ [2]). Mit jedem Jahre wuchs der Ruhm des Werkes, die Zahl
der Auflagen, die der Autor sorgsam mit den jeweiligen Fortschritten
in Einklang zu bringen sucht, die Uebersetzungen in fremde Sprachen,
nicht zu gedenken der Nachdrucke, der dunklen Zeugen einer gesteigerten Nachfrage, sie alle waren Beweise, wie beifällig das Buch
im In- und Auslande aufgenommen wurde. Ueber dringendes Verlangen der gelehrten Aerzte und Wundärzte entschloß er sich, das
Werk, nachdem bereits 20 Jahre seit seiner ersten Ausgabe verflossen
waren, in lateinischer Bearbeitung als „Institutiones chirurgicae“ von
neuem zu revidieren, die gleichfalls von legalen Wiederholungen und
wilden Kopien waren begleitet worden. Unter den Lobsprüchen, die
der „Chirurgie“ zuteil wurden, verdienen die Worte des berühmten
englischen Wundarztes Benjamin Bell aus dem Jahre 1783 eine Erinnerung. Er sagt, Heisters System der Chirurgie begreife alles in
sich, was die Erfahrung aller früheren Zeiten entdeckt und nützlich
befunden habe, dazu kämen seine eigenen Kenntnisse in der Anatomie

---

[1]) De chirurgia cum medicina necessario conjungenda. Helmstadt 1732.
[2]) Fischer, G., l. c. S. 158.

und seine chirurgische Erfahrung. „Es war das erste vollständige System der Wundarzneikunst, welches diesen Namen verdient, und ist auch bis jetzt noch immer das einzige in seiner Art geblieben" [1]). Bis in die dreißiger Jahre des 19. Jahrhunderts hat sich das Werk als offizielles Vorlesebuch an der Wiener Universität erhalten, eine Lebensdauer von seltenem Ausmaß. Um seiner Brauchbarkeit willen und um es den Chirurgenschülern zugänglicher zu gestalten, hat der Verfasser 1747 einen Auszug des Buches unter dem Titel „Kleine Chirurgie" herausgegeben, vielbegehrt, vielgelesen und noch im Jahre 1787 neu aufgelegt [2]).

Wir gedenken im nachfolgenden aus Heisters „großer Chirurgie", wie sie zum Unterschied von dem vorerwähnten Auszug bezeichnet wird, eine Auswahl der wichtigsten Lehrbegriffe, Behandlungsarten und Operationsmethoden vorzuführen, in der Absicht, aus dem reichen Inhalt heraus ein Bild des Verfassers zu entwickeln. Die gewählten Ausschnitte sollten zugleich einen kleinen Beitrag zur Geschichte der deutschen Chirurgie in der ersten Hälfte des 18. Jahrhunderts liefern, zu dessen Umriß gerade das deutsche Original mit seinen charakteristischen Merkmalen uns am besten geeignet erschien. Die unserem Texte eingefügten Belegnachweise beziehen sich auf die Ausgabe vom Jahre 1779.

II.

Schulgerecht nimmt Heister den Ausgang in seiner chirurgischen Lehre von der Wunde. Sie ist eine „Zerteilung" der weichen oder harten Teile des Leibes durch äußere Gewalt (28 f.). Ihre Beurteilung ergibt sich aus der Beteiligung der Blutgefäße, Nerven und inneren Organe, „auf der Ergießung des Geblüts beruhet das ganze Fundament von der Tödlichkeit der Wunden". Verletzungen größerer Pulsadern haben trotz bewirkter Blutstillung meist Schwund, Fäulung und kalten Brand der Nachbarteile im Gefolge, darum tragen die Arteria brachialis und cruralis den Namen „Brandadern". Schlimme Prognose stellt er den Hirnwunden, denn sie verhindern den Einfluß der Lebensgeister vom Hirn aufs Herz. Neben den an sich letalen Wunden gibt es auch solche, die „per accidens" tödlich werden können, z. B. schlecht gereinigte, ungenügend verbundene oder durch verwahrloste Nachbehandlung geschädigte Wunden. Eine Hauptursache verzögerten oder üblen Ausganges bildet die geringe Sorgfalt bei der Entfernung des geronnenen Blutes. Letzteres verhindert die freie Aussickerung aus den verletzten Kapillaren (Aederlein), aus denen neues Fleisch allgemach wächst, eintrocknet und zur Vernarbung führt. Das extravasierte und nicht prompt beseitigte Blut ist die Quelle der Verderbnis, Fäulnis

---

[1]) Bell, B., Lehrbegriff der Wundarzneikunde. Aus dem Englischen. I. Teil. 3. Aufl. Leipzig 1804. Vorerinnerung des Verfassers zur ersten Ausgabe des Originals.
[2]) Kleine Chirurgie, deutsch Nürnberg 1747, 1755, 1767, Wien 1787, holländ. Amsterd. 1764.

und Entzündung. Heister sieht in der Stockung des Blutes den all-
einigen Grund der Entzündung, mögen die Adern zerrissen, zerquetscht,
gedrückt oder verdreht sein. Aeußere Reize, Hitze, Kälte, scharf
brennende Substanzen hemmen den Blutumlauf und führen gleicher-
weise zur Inflammation. Unter den inneren Ursachen stellt er zähes,
dickes Geblüt voran, das die kleinen Gefäße nicht durchlaufen könne,
ebenso rechnet er hiezu die allzu starke Bewegung des Blutes, mag
sie von wo immer herrühren; alles, was die Adern konstringiert und
verengert oder das Blut verdickt und unwegsam macht, führe zu
Stockung und Entzündung. Mit diesen Grundanschauungen, auf welche
zurückzugreifen wir noch mehrmals Anlaß haben werden, steht Heister
im Banne der Lehre Boerhaaves. Die damals hervortretenden Ansichten, die Entzündung sei in einer abnormen Säurebildung oder Fer-
mention bedingt, weist er als unbillig und erdichtet zurück.

Nur wenige Worte verliert er, wenn er auf die Eiterung und
Granulationsbildung zu sprechen kommt. Für ihn ist der Eiter oder
die Materie eine „weißlichte, zähe, fettichte Feuchtigkeit", unter welcher
sich die Wundhöhle mit neuem Fleisch erfüllt, weswegen sie als ein
Balsam anzusehen sei. Wenn viele Unverständige glauben, sie hätten
mit ihren Pflastern und Balsamen den Nachwuchs des neuen Fleisches
allein zuwege gebracht, so sind sie im Irrtum, denn solches geschieht
von der Natur durch frische Ansätze aus den getrennten Gefäßen. Wo
immer läßt er die Theorie oder die „Wissenschaft", wie er sie nennt,
lieber abseits liegen, wozu ihn notgedrungen die spärlichen Kenntnisse
des Zeitalters bestimmt haben mochten. Um so eifriger wendet er sich
dem therapeutischen Teil der Wundbehandlung zu, ohne in die näheren
Vorgänge der Heilung Einblick zu besitzen (40 f.). Bei einfachen
Wunden genügen Umschläge von Branntwein, Balsame usw. Tiefere
Wunden sind vorerst von Blut und Fremdkörpern zu reinigen, worauf
sogleich an die Blutstillung zu schreiten sei. Oftmals reiche hierzu
das Einlegen von Charpie und ein Kompressivverband hin. Das Aus-
stopfen der Wunde mit Charpie, sowie das Bestreichen der Höhlung
und Ränder mit Balsamen, Salben und Wundwässern spielt überhaupt
eine große Rolle. Heister gibt den verständigen Rat, geringe Verletzungen nach der ersten Hilfeleistung sich selbst zu überlassen und
zu bedenken, daß häufiges Verbinden bei gestochenen und gehauenen
Wunden mehr schädlich als nützlich sei. Wo wegen der Tiefe des
Wundkanals dessen Säuberung mißlich und die Bildung einer Fistel
zu befürchten ist, sind Gegenöffnungen angezeigt, die man mit einer
geknöpften Nadel oder noch besser mittels des Trokars, dem Heister
eine leichte Krümmung gegeben hat, ausführt. Zur Wundvereinigung
dient die blutige und trockene Heftung. Erstere empfiehlt sich bei
großen frischen Wunden, letztere bei mehr seichten Verletzungen. Die
Anlegung der Knopf-, Kürschner-, Zapfen- oder umschlungenen Naht
übergehend, haben wir dennoch davon Notiz zu nehmen, daß Heister
bei beträchtlichem Substanzverlust des „Fleisches" weder Nähte noch
Pflaster zur Hand nimmt, sondern abwartet, bis die Wundhöhle sich

mit Granulationen erfüllt hat. Erwähnung verdient die sorgfältige
Darstellung der Sehnennaht, die er einschließlich der Naht der Achilles-
sehne nach den neueren Methoden abhandelt (1000 f.). Den ärgsten
Feind regelrechter Wundausheilung erblickt er in der Luft. Sie ver-
dirbt seiner Meinung nach die Feuchtigkeiten, konstringiert und trocknet
die Gefäße aus und befördert die Unreinigkeit der Wunde, welcher
man nur vorbeugen könne, „wenn man fein geschwind im Verbinden
ist" und sich passender Medikamente, darunter des aus Quecksilber-
sublimat bereiteten „Freßwassers" (Aqua Phagedenica) bedient. Nebenbei
fällt Räucherungen aller Art die Aufgabe zu, die Luft des Kranken-
zimmers zu verbessern. Unter den innerlichen Arzneien erfreut sich
der Wundtrank besonderen Ansehens. Daß aber die Wahl des Trankes
von der Komplexion des Kranken abhing, kalten und schleimigen Naturen blutverdünnende und resolvierende Kräuteraufgüsse, Verwundeten
von dünnem, flüchtigem und scharfem Geblüt Abkochungen von schleimigen Ingredienzen gereicht wurden, war in den Doktrinen der Humoralpathologie gelegen, die zur Zeit der Lehre von der Säure und
Alkaleszenz der Säfte von neuem zu üppigem Dasein gediehen war.

Unter den Zufällen der Wunden nimmt die Blutung die erste
Stelle ein, denn das Blut — sagt Heister — sei das gefährlichste
Akzidens bei Verletzungen. Mäßigen Blutverlust zu stillen, sollte sich
der Chirurg nicht beeilen, weil damit, ähnlich wie durch den Aderlaß,
Entzündung, Schwellung, Schmerz und Fieber hintangehalten werden.
Zweckdienliche Kompressivverbände unter Benützung des hochange-
sehenen Bovist werden als besonders wirksam gepriesen. Unter den
blutstillenden Mitteln steht der Alcohol vini obenan. Diesem zunächst
kommt das Oleum terebinthinae. Zu einem guten Liquor stypticus
seien Lösungen von Alaun und Vitriol in Aqua plantaginis oder die
Mischung von weißem Vitriol in konzentriertem Essig dienlich, als blutstillende Pulver: Bolus armena, Lapis haematites, Sanguis Draconis
u. dgl. Bei stärkerer Blutung gebrauche man Corrosiva, wie den blauen
Vitriol, während Sublimat, Lapis causticus und verwandte Mittel der
heftigen Aetzung wegen zu vermeiden wären. Unvollständig ge-
trennte Arterien sind gänzlich abzuschneiden, sodann mit den vorigen
Mitteln zu traktieren. Das Glüheisen ist in seinem Instrumentarium
ein rares Werkzeug, er schließt es mit Recht seiner Unverläßlichkeit
halber bei größeren Gefäßblutungen aus, schon aus dem Grunde, weil
die Leute vor dem Kauterium allzugroße Furcht empfänden. Um so
höher schätzt er die Unterbindung verletzter Blutadern, die Anwendung
der damals gebräuchlichen verschiedenartigen Formen des Tourniquets,
rühmt das im Jahre 1718 von Louis Petit erfundene Modell, das er
aber modifizierte und seiner Meinung nach verbesserte, obgleich es von
dem gleichnamigen Apparate Morands wenig differierte.

In nahem Zusammenhang mit der von ihm geübten Therapie
gegen Blutverluste steht das in seinem Werke abgehandelte Kapitel
von der Chirurgia infusoria und transfusoria. Er bezeichnet als erstere
die Injektion von Medikamenten in die Blutgefäße, als letztere die

Blutüberleitung von Tieren und Menschen auf den Menschen. Beiderlei Verfahren seien zwar in den Jahren 1660—1680 über die Maßen verherrlicht worden, nachdem man sich aber von ihrer Nutzlosigkeit und Gefährlichkeit überzeugt hatte, in verdiente Vergessenheit geraten. Die Transfusion bestand darin, in die geöffneten Adern der Hand oder Arme das Blut gesunder Menschen oder Tiere mittels Röhrchen von Metall oder Bein „einzulassen", vorher jedoch aus der Ader des Kranken einige Unzen des „bösen Geblüts" zu entfernen, um dem guten Blute desto besser Platz zu schaffen (415 f.).

Beim Wundschmerz, soferne der Reiz nicht durch Fremdkörper oder scharfe Medikamente verursacht wird, sondern von der Entzündung herrührt, sei der Aderlaß ein souveränes Mittel, das bei Schußwunden überdies durch Inzisionen verstärkt werden könne. Anderseits warnt er vor der Sitte der Franzosen, anämischen Kranken zur Ader zu lassen, denn gerade die Blutleere zeitige die Krämpfe bei Blessierten. Liegt aber den Konvulsionen oder „Gichtern" der Verwundeten die Verletzung eines Nerven zugrunde, „so stehet die Sache sehr desparat". Nur die frühzeitige Durchschneidung des Nerven vermag den Kranken zu retten. Umsonst fahnden wir bei Heister nach näheren Angaben über das lediglich aus dem beschleunigten Puls erkennbare Wundfieber, das seine deutschen Vorgänger, wie Paracelsus, Würtz u. a. m. in trefflicher Weise abhandeln. Unterschiedliche Arzneien und diätetische Vorschriften sind alles, was er davon zu sagen willens ist, denn der Chirurgus solle alles übrige dem Arzte, wo einer vorhanden ist, überlassen, „weil er die Fieber besser versteht".

Unter den einzelnen Gattungen der Wunden sind es die Schußverletzungen (70 f.), die Heister schon darum vor den übrigen würdigt, weil sie gefährliche Zufälle erwecken, Blutungen anderseits wegen vermehrter Blutstockung, Entzündung und Brand im Gefolge haben können. Nach Fremdkörpern, insbesondere Projektilen, soll man vor allem mittels des Fingers, und wo dies nicht angeht, mittels der Korn- und Kugelzange oder Sonde suchen und behutsam die Extraktion vornehmen. Gelingt diese nicht wegen der Tiefe des Sitzes der Kugel oder Enge der Wunde, so sei letztere durch Inzision zu erweitern, dabei die Lage der Adern und Nerven zu beachten und deshalb das Messer längs der anliegenden Muskelfasern zu führen, gegebenenfalls an der Gegenseite durch Einschnitt das Projektil zu entfernen. Sitzt das Geschoß in einer Leibeshöhle, so wird man es füglich darin belassen müssen. Steckt dieses in einem Knochen, so versuche man die Aushebung mittels eines Bohrers, mißlingt es, so verschiebe man die Extraktion, bis durch Schwärung eine gewisse Lockerung sich vollzogen habe. Heister hält mit seinen Zeitgenossen Streifschüsse, auch wenn sie nur eine geringe äußere Verletzung aufweisen, für höchst gefahrvoll, besonders wenn sie die Hirnschale betreffen, weil der anscheinend Leichtblessierte an innerer Verblutung zugrunde gehen könne. Zerschmetterungen der Beine und Gelenke erheischen nach seiner Ansicht die eheste Vornahme der Amputation, von der man nur Abstand

nehmen dürfe, wenn die Splitterfraktur nicht umfangreich und die
Wundöffnung weit genug ist, um imstande zu sein, lockere Bruchstücke
auszuheben. Bluten größere Arterien, so schreite man nach Anlegung
des Tourniquets unverzüglich zu Umstechung mit krummer Nadel und
zur Umschnürung mit gewichsten Fäden; erweist sich die Unterbindung
als unmöglich, so zögere der Chirurg nicht mit der Absetzung des zer-
schossenen Gliedes oberhalb der Wunde. Bei allen, auch bei penetrierenden Schußwunden, kam es nach damaliger Lehre in zweiter
Reihe darauf an, die zerquetschten Teile auf dem Wege der Eiterung
von den gesunden zu separieren. Um dies zu erreichen, wurden nach
vorherigem und ausgiebigem Traktament der Wunde mit eingeschütte-
tem Branntwein, in der Folgezeit das sogenannte Schußwasser (Eau
d'arquebusade) und diverse Salben Tag für Tag appliziert. Die Granulationsbildung regte man durch sogenannte fleischmachende Medikamente
oder Wundbalsame an, die auch bei faulen Wunden neben Terpentinöl,
Sublimat, Kampferspiritus, Theriak und anderen Mitteln Platz fanden.
Kräftige Aderlässe galten als eine wesentliche Stütze der Heilung.

In Heisters Lehre von den Schußwunden steckt noch ein beträchtliches Stück der Empirie der letzten Jahrhunderte. Die Zahl der Ex-
traktionsinstrumente ist eine große und von schwerfälliger Form, die
Behandlung der Wunden, abgesehen von der täglichen Wiederholung
der vermeintlichen Reinigung und Anfrischung der Regenerationsflächen,
durchweg umständlich und roh. Erwähnt unser Autor auch nicht
mehr der Quelmeißel und ungefügen Werkzeuge zur Erweiterung der
Wunde, so ist er gleichwohl ein Lobredner der ausgiebigen Einschnitte,
die nicht selten das Wundterrain und die Gefahren des Wundverlaufes
ins Ungemessene vergrößerten. Noch erscheint ihm bei Knochen- und
Gelenksfrakturen, ebenso bei Verletzungen stärkerer Arterienstämme
die Primäramputation unvermeidlich, das konservative Kurverfahren nur
als eine Ausnahme. Das Beispiel der Franzosen, die in unglaublicher
Leichtfertigkeit zum Amputationsmesser griffen, fand allgemeine Nach-
ahmung, erst von der Mitte des Jahrhunderts an erhoben sich die
Stimmen angesehener Chirurgen gegen die maßlose Amputationswut.

Die Besprechung der Wunden nach Körperregionen leitet er mit
jenen des Unterleibes ein (77 f.). Verletzungen der Bauchwand allein,
die er durch die Knopfnaht vereinigt, erscheinen ihm nicht unbedenk-
lich, weil darunter das selbst unbeschädigte Peritoneum sich zu dila-
tieren pflege und zu Bauchbrüchen Anlaß biete. Vorgefallene Gedärme
bringt er in kleinen Wunden zurück, ohne mehr als eine eingelegte
Charpiewiecke und eine Bandage zu verwenden. In größeren Wunden,
die er nötigenfalls mittels eines gekrümmten Messers oder eines auf
dem Konduktor eingeführten Knopfmessers erweitert, werden die Därme
sachte zurückgeschoben, die Nähte mehrfach angelegt. Ob die Zapfen-
naht den Vorzug vor der Knopfnaht verdient, will er nicht entscheiden,
hingegen verteidigt er gegen Garengeot die Wieckentamponade auf das
entschiedenste. Kleine Darmverletzungen bedürfen nach seiner Meinung
keiner Naht, größere Darmwunden der Kürschnernaht, obgleich zur

Zeit der Vorschlag diskutiert wurde, Darmwunden nicht mehr kunstgerecht zuzunähen, sondern deren Ränder mit einer subtilen Nadel und
einem gewächsten Faden zu durchstechen, letzteren zuzuknüpfen und
dessen Endstück an der Außenwunde zu befestigen. Ebenso dringt er
darauf, zerschnittene Därme durch Bildung eines künstlichen Afters
zur Heilung zu bringen. Abgestorbene Netzpartien unterbindet er lieber
und schneidet sie dann ab, anstatt der Methode Marschalls, Palfyns und
Garengeots zu folgen, die gesunde und kranke Netzstücke in toto re-
ponierten. Bei Wunden der Leber, Milz und Nieren, insoferne keine
größeren Gefäße durchtrennt sind, setzt er auf kräftige Tamponade mit
Anwendung von rektifiziertem Branntwein oder Terpentingeist die meiste
Hoffnung. Der günstige Erfolg bei Behandlung einer Stichwunde der
Niere ermutigt ihn zu dem Ausspruch, „daß die Nierenwunden, wenn
sie sonderlich von hinten angebracht sind und nicht in den hohlen
Leib gehen, nicht allemal vor tödtlich anzusehen sind". Er schöpft
daraus die Indikation, bei Nierensteinen die Nephrotomie vorzunehmen,
einen Eingriff, vor dem Zeitgenossen nicht zurückschreckten, wenn
Nierensteine durch eine Geschwulst an den Lenden sich ankündigten
und „den Weg der Entfernung gleichsam selbst zeigten" (805 f.).

In penetrierenden Brustwunden (103 f.) ist es vornehmlich der
mittels Finger, Fäden u. dgl. konstatierte innere Bluterguß, dem Heister
durch Aussaugen von seiten eines gesunden Menschen oder durch Applikation besonderer Spritzen beizukommen trachtet. Blutkoagula sucht
er durch wiederholte Injektionen herauszubefördern, wobei er sich bieg-
samer silberner Ansatzstücke bedient. Blutergüsse im oberen Thorax-
raum erheischen die Paracente, bei deren Vornahme er dem Trokar
im allgemeinen den Vorzug vor dem Messer einräumt. Wo jedoch
Verwachsungen der Pleura vorliegen, sei der Einschnitt ratsamer, be-
hutsame Messerführung aber von nöten, um der Verletzung der Lunge
auszuweichen. Der Gefahr des Lufteintrittes sollte der Wundarzt durch
Gewandtheit und Geschwindigkeit beim täglich einmaligen Verband-
wechsel begegnen. Diesem habe die Erwärmung und Verdünnung der
Luft durch ein Kohlenbecken voranzugehen, bevor man die Wunde mit
dem Schutzpflaster bedecke. Vorgefallene Lungenstücke band er ab,
trennte das Außenstück durch den Schnitt, wobei er die Ligaturfäden
an den Wundrändern fixierte. Gegen Blutspeien gibt er den Chirurgen
den Rat, von einem Medikus blutstillende Medikamente verordnen zu
lassen.

Unter den Halswunden (110 f.) verdient die Mitteilung unseres
Autors hervorgehoben zu werden, er habe bei Exstirpation scirrhöser
Parotiden oder Submaxillardrüsen die Verletzung eines oberen Karotis-
astes bezw. die „fingerdicke Blutung" durch energische Anwendung
von in Weingeist getränkten Charpiebäuschchen, durch starken Kompressionsverband und eine über den Kopf gelegte Bandage (die sogenannte Knotenbinde) öfter gestillt. Kleinere Wunden der Luftröhre
bedürfen seiner Meinung nach nur eines Pflasterverbandes, und wenn
dieser nicht hinreicht, der blutigen Heftung, worauf das Haupt durch

Bandagierung strenge fixiert zu erhalten sei. Verletzungen der Speise-
röhre von mäßigem Umfang sah er unter Applikation eines Wund-
balsams und eines Klebepflasters über der äußeren Wunde zur Heilung
gelangen. Er empfiehlt dabei, die regelmäßige Einfuhr von Speisen
und Getränken durch Nährklistiere zu ersetzen.

Die Hauptwunden (115 f.), vor allen die Verletzungen des Schädeldaches, standen zu Heisters Zeit im Vordergrund des chirurgischen
Interesses. Denn keine Operation hatte im Verlaufe des 18. Jahrhunderts die Wundärzte zu so extravaganten Anschauungen verführt,
als das Für und Wider in der Trepanationsfrage. Während der ersten
Jahrzehnte war der Trepan das unentbehrliche Werkzeug bei Schädel-
frakturen. Aber selbst in den zahllosen Fällen, wo die genaueste Beobachtung und Untersuchung eine cranielle Verletzung eher auszuschließen als festzustellen imstande war, hielt man die Anbohrung für
unbedingt indiziert. Wo nur eine Kontusion der Außendecke vorlag,
ein Blutextravasat über der Gehirnoberfläche lediglich deshalb vermutet
wurde, weil die Symptome der Kompression oder Kommotion mehr
oder weniger in die Erscheinung getreten waren, und den Eintritt
weiterer Zufälle, etwa die Bildung eines Eiterherdes von ungefähr befürchten ließen, zögerte man nicht mit der Vornahme des operativen
Eingriffes. Von Frankreich war der Enthusiasmus für die Trepanation
ausgegangen, diesem Beispiele, Schädelverletzungen aller erdenklichen
Art zum Operationsfeld auszuersehen, konnten und wollten sich die
Chirurgen anderer Nationen nicht verschließen. J. L. Petit und P. Pott
waren die ersten Lobredner der Trepanation. Erst in der zweiten
Hälfte des Jahrhunderts erhob sich die Reaktion, die anfänglich die
Indikationen wesentlich einschränkte, späterhin und wiederum von Paris
ausgehend und vornehmlich von Desault gepredigt, den Gebrauch des
Trepans gänzlich in Bann zu legen suchte.

Heister holt bei der Wichtigkeit und Gefährlichkeit, die er den
Hauptwunden zuspricht, in ihrer Darstellung weiter aus, als in jener
der anderen Verletzungen. Schon die extracranielle Quetschung ist nach
seiner Meinung von hoher Bedeutung. Sie sei nicht selten mit Blutungen in der Hirnschale vergesellschaftet oder, wenn das Extravasat
zwischen dieser und der Kopfhaut eingebettet, keinen Ausweg finde,
greife es Periost und Cranium an, es entstehen Fäulung, Geschwür und
Karies, des öfteren Konvulsionen und Tod. Um solchem Ausgang beizeiten vorzubeugen und dem Wundsekrete Abfluß zu schaffen, empfiehlt
er die Vornahme eines Kreuzschnittes über der Blutbeule, womit außerdem die Untersuchung der Tiefe erleichtert werde. Ist das Cranium
entblößt, so soll man es mit einem pfriemenförmigen Instrumente oder
dem Perforativtrepan siebartig bis zur Diploe durchbohren, um einerseits die Exfoliation zu verhüten, anderseits im Wege der aus den
Löchern sprossenden Gefäße die Neuformation des Pericraniums anzu-
regen. Heisters Wohlgefallen an einem reichhaltigen Instrumentarium
äußert sich auch hierin. Er vergißt nicht, bei der Erörterung der
Operation verschiedenartige Bohrer, Schabeisen, Elevatoren u. dgl. auf-

zuzählen, womit der Wundarzt zu hantieren habe. Im ganzen räumt
er den Anzeigen zur Trepanation ein weites Feld ein. Hiebwunden,
Kontusionen, Frakturen oder Fissuren des Schädeldaches, Extravasate
unter der Hirnschale erfordern, wie er angibt, den Eingriff. Aus der
Reihe von „Zufällen", die vor und nach der Operation sich ereignen
können, betont er den intracraniellen Bluterguß als Hauptursache nachfolgender pathologischer Gehirnerscheinungen. Wenn er als Anhänger
der Trepanation ihre Anwendung gutheißt, so richtet er dennoch an
die Wundärzte den Rat, die Durchbohrung der Hirnschale, ohne welche
viele Verletzte auch wiederum genesen, nicht allzu rasch, sondern nur
auszuführen, wo es die höchste Not erfordere und Aderlässe, Purganzen,
Kräutersäckchen und resolvierende Mittel das stockende Geblüt nicht
zur Verteilung und Aufsaugung bringen können.

Das Kapitel von den Beinbrüchen (154 f.) zeigt bei Heister eine
große Mannigfaltigkeit der herkömmlichen Behandlungsmethoden, eine
reiche Auswahl von Gerätschaften und Verbänden, deren er sich bei
Behandlung von Frakturen bedient. Auf welche Weise der Heilungs-
prozeß zustande kommt oder Störungen erfährt, wird nur in eingestreuten Bemerkungen berührt. So erklärt er den Callus als eine
anfänglich weiche, klebrige Substanz, die aus den Aederlein und Fibern
des gebrochenen Beines gleichsam ausschwitze und wie ein Leim sich
dazwischen setze; aus dieser Sulze bilde sich dann knorpelartiges Gewebe, das in der Folge eine knöcherne Beschaffenheit annehme. Ver-
zögerte Konsolidierung des Callus infolge von Dyskrasien, von Syphilis
und Skorbut sind ihm wohlbekannt; warum aber seines Dafürhaltens
Beinbrüche bei Schwangeren in der Regel erst nach eingetretener Geburt zur Heilung gelangen sollen, wird nicht begründet. Unter den
einzelnen Formen der Frakturen lenkt er die Aufmerksamkeit auf die
Schlitz- oder Spaltbrüche, die Knochenfissuren (von J. Würtz die Kleck-
brüche genannt), deren Existenz viele neuere Skribenten ins Reich der
Fabel verweisen wollen, obgleich sie schwer zu erkennen seien, öfter
erst im Verlaufe durch Extravat, faulende Geschwüre und Karies sich
bemerkbar machen. Die Epiphysenlösung bei Kindern reiht er unter
die Verrenkungen ein.

Im allgemeinen ist das Zeitalter in der Behandlung der Frakturen
von Schwerfälligkeit, unnützer Geschäftigkeit und vielfach sinnwidrigem
Verfahren nicht freizusprechen. Schon die übliche Extension unter
Zuhilfenahme mehrerer Gesellen, der Gebrauch von Stricken, Riemen
und Flaschenzügen, die forcierten Handgriffe, um die Bruchenden durch
Drücken, Drehen und Heben aneinander zu passen, lassen das wert-
vollste Moment, die chirurgische Geschicklichkeit, meist vermissen.
Wenn unser Autor auch das unmittelbare Auflegen von Pflastern verwirft und nur bei Fissuren billigt, um so größere Bedeutung legt er
der Bindenumwicklung bei, er erkennt darin „die vornehmste Kur" und
verspricht sich vom Verbande direkten Einfluß auf die Callusbildung.
„Je fester die Beinbrüche verbunden werden, desto besser halten sie."
Zur Verstärkung des Verbandes dienen einfache oder künstlich zu-

sammengefaltete Kompressen, Schienen aus Holz, Pappdeckel, Messing-, Kupfer- oder Eisenbleche, Laden aus Stroh, Holz, Pappe oder Blech. Allgemein war es üblich, nach Fertigstellung des Verbandes den Patienten in der Rückenlage zu erhalten, das gebrochene Glied, das schon in ausgestreckter Lage eingerichtet worden war, in dieser Stellung fortan belassen und selbst bei der Oberschenkelfraktur davon keine Ausnahme zu machen. Die Seitenlage des Kranken oder die leichte Flexion der Extremität kam erst geraume Zeit später in Uebung [1]).

In komplizierten Frakturen bedient sich Heister des sogenannten Buchbandes, d. i. der 18köpfigen Binde, deren Blätter über der Wunde zum Zwecke der Reinigung geöffnet wurden, während das Hauptstück an der Gegenseite unberührt gelassen blieb. Wo Entzündung oder starke Schwellung vorhanden war, wurde die Einrichtung des gebrochenen Beines bis zum Ablauf dieser Erscheinungen aufgeschoben. Bei Splitterbrüchen ist er bedacht, nach Entfernung loser Knochenstücke das konservative Verfahren so lange als möglich fortzusetzen. Lag jedoch eine vielfältige Zersplitterung vor, war das benachbarte Gelenk zerschmettert oder in offenen Beinbrüchen Gangrän zutage getreten, so schritt er zur Vornahme der Amputation.

Seine speziellen Behandlungsmethoden der Knochenbrüche können hier nur in knappem Auszuge Platz finden. Beim Schlüsselbeinbruch (177 f.) bedeckt er den Binden- und Kompressenverband mit einem über Oberarm und Hals reichenden ausgeschnittenen, in Branntwein getränkten Pappdeckel. Ueberdies pflegt er die Stellung der Schultern durch einen an den Rücken des Patienten angelegten Apparat, das sogenannte „Kreuz", zu fixieren, indem er die beiden Enden der Querspange mittels eiserner Ringe und Ledergurten über den Achseln befestigt. Frakturen des Brustbeins sucht er übereinstimmend mit anderen Zeitgenossen durch Bohrer und Elevatorien in normale Lage zu bringen, im Falle innerer Blutung oder Abszedierung aber die Trepanation nicht lange hinauszuschieben. Aehnlich verfährt er bei Rippenbrüchen, wenn deren Bruchenden wegen spitziger oder splitteriger Beschaffenheit die Pleura verletzt haben. Er entblößt die Rippe durch Inzision und sucht das Fragment mit dem Finger, mit Haken oder Hebeisen herauszuziehen. Handelt es sich um eine Fraktur eines oder beider Vorderarmknochen (186 f.), so legt er besonderen Wert auf die Apposition der Bruchstücke, die er von kräftiger Zusammenpressung der Zwischenmuskulatur während der Einrichtung erwartet.

Das größte Maß von Gewaltanwendung bedingt nach seiner Ansicht die Extension bei der Oberschenkelfraktur (189 f.), mag diese den Hals allein oder den Längsknochen betroffen haben. Hier setzt er mit den oben gedachten Extensionsapparaten ein und verstärkt deren Wirkung gegebenen Falles durch energischen Gegenzug. Die Schwierigkeit in der Erkennung des Schenkelhalsbruches und seine Verwechslung mit

---

[1]) Fischer, G., l. c. S. 418 ff.

einer Verrenkung weiß er zu würdigen, dennoch ist er überzeugt, aus
der Untersuchung die Differentialdiagnose zu gewinnen. Dabei erklärt
er die durch äußere Gewalt bewirkte Luxation des Schenkelhalses zufolge seiner geschützten Lage, der Stärke der Muskulatur und Liga-
mente für ein seltenes Ereignis. Schon aus diesem Umstand sei in
vielen Fällen eine Verrenkung auszuschließen, vielmehr auf innerliche
Ursachen, wie Ansammlung von Feuchtigkeiten, Gewächse und hierdurch bedingte Schlaffheit der Gelenksbänder zurückzuführen.

Bei Behandlung der Luxationen (207 f.) ist es wieder die Anwendung von Zug, Druck, Drehung und Wendung, der Heister das
Wort redet, obschon er in seiner Darstellung auf die Mitleidenschaft
der Gelenkbänder und -kapseln vor und nach der Einrichtung hinweist,
ebenso die Struktur und Artikulation anatomisch berücksichtigt.

Bei Luxationen der Halswirbel (221 f.) begnügt er sich, den Kopf
des Kranken sachte emporzuziehen und zu drehen. Zum Zweck der
Reposition luxierter Rückenwirbel soll das Rückgrat des rücklings über
eine Tonne gelegten Patienten durch Gehilfen gestreckt werden, wonach der Chirurg auf das verrenkte Wirbelbein einen Druck ausübt
und alsdann den Oberkörper des Kranken rasch emporheben läßt. Die
grausame Extension luxierter Wirbel mit Stricken, Winden und Hebe-
bäumen verwirft er gänzlich. — Unter den Verrenkungen des Ober-
armes (229 f.) beschreibt er jene nach ab-, ein- und auswärts. Die
Einrichtung in horizontaler Richtung hält er für die beste; er bekennt,
man bedürfe nur der manuellen Ausdehnung und könne bei hinreichen-
der Assistenz zahlreicher Apparate, auch der von Petit erfundenen
Maschine, wohl entraten. Bei Luxationen im Ellbogengelenke jeder
Art soll man nach erfolgter Einrichtung den Verband nur kurze Zeit
über der kranken Stelle belassen, dafür passive und aktive Bewegungen
einleiten, damit sich das Gliedwasser nicht verdicke.

Die Verrenkung des Oberschenkels (239 f.) nach einwärts, auswärts, aufwärts und abwärts erfährt bei Heister eine zutreffende Darstellung. Er betont neuerlich die Differentialdiagnose zwischen Fraktur
und Luxation und stellt beiden Verletzungen eine düstere Prognose,
die um so schlimmer sich gestalte, je länger das Leiden dauert. Kommt
sein Verfahren bei Einrichtung der Verrenkung des Oberschenkel-
knochens jenem bei Frakturen im ganzen gleich, so sondert er dennoch
die Methoden der Extension und Kontraextension gewissenhaft nach
der Richtung des ausgetretenen Gelenkkopfes. Von einer mäßigen
Flexion des Gliedes während und nach der Einrichtung ist hier ebensowenig die Rede wie bei den Beinbrüchen.

Gehen wir nunmehr zu der Lehre von den Geschwülsten über
(252 f.), so treten wir in einen Kreis von Anschauungen, worin uns
Heister lehrreiche Beispiele der damals herrschenden pathologischen
Grundsätze vorführt. So geht er in der Betrachtung der Geschwülste
kurzweg vom Augenscheine aus und definiert sie als Anschwellungen
gegen die Natur. Er unterscheidet hitzige, kalte, wässerige, scir-
rhöse, krebsartige Geschwülste, gut- oder bösartige u. a. m. Die

Differenzierung der Gewebe im gesunden und kranken Organismus, die Erkenntnis anormaler Veränderungen überhaupt war in der Krankheits- lehre jener Tage über die Anfänge nicht hinausgekommen. Die alte Humoral- und Solidarpathologie mitsamt ihren doktrinären Spaltungen stand aufrecht, nur nahm sie geringen Einfluß auf die Deutung chirur- gischer Krankheitsprozesse, denn die Wundärzte im allgemeinen waren mit den Studien der „gelehrten Aerzte" wenig vertraut, noch weniger sollten diese in chirurgischen Lehrbüchern Eingang finden. Aus der Gruppe der wässerigen Geschwülste mag der Gliedschwamm hier ge- nannt werden, den er als eine Wassersucht in den Gelenken und Bän- dern, durch Ansammlung zäh-schleimiger Feuchtigkeiten hervorgerufen, charakterisiert. Unter den hitzigen Geschwülsten begreift er die äußer- lichen Entzündungen, die Phlegmone oder Inflammation (254 f.). Ihre nächste Ursache liege in der Stockung des Geblüts, seiner zähen Be- schaffenheit und schnellen Bewegung. Die Ausgänge der Entzündung sind die Zerteilung, die Suppuration, der heiße oder kalte Brand (299 f.) oder eine steinharte Geschwulst, Scirrhus genannt (315 f.). Die Eite- rung kommt zustande, wenn die aufgetriebenen „Aederlein" brechen, wenn das flüssige Blut faule, die umgebenden Teile zernage und diese zur Materie umwandle. Der heiße Brand, die Gangrän, beruht auf scharfem, heftig bewegtem Blute, das die Nachbarschaft zerfrißt, wobei sich die „scharfen Feuchtigkeiten" (der Ichor) separieren und Blasen der Oberhaut bilden. Schwärzliche Färbung des Gewässers sei von schlimmster Bedeutung. Geht dieser Zustand nicht zurück, wird der Tumor kalt, bleich und fängt zu ersterben an, obschon in den darüber gelegenen Teilen die Entzündung anhält, so bedingt der Abschluß des weiter um sich greifenden Ichor Bewegungs- und Empfindungslosig- keit, vollständiges Absterben und wird zum kalten Brand, zum Sphacelus. Betrifft aber die ursprüngliche Entzündung ein drüsiges Organ, ver- kleben sich darin Adern und Geblüt zu einer harten, unempfindlichen Masse, so wird die Geschwulst Scirrhus genannt.

Doch nicht allemal hält der Entzündungsprozeß diese Reihenfolge ein. Der Rotlauf zum Exempel, dessen Entstehung Heister auf unter- drückte Hautausdünstung, Erkältung, Zorn, Rausch und andere Ursachen schiebt, arte unter verkehrtem Regime, zumal bei Mißbrauch hitziger Medikamente, in Exulzeration, heißen und kalten Brand aus. Veraltete Fußgeschwüre gehen häufig unmittelbar in kalten Brand über, gallige oder skorbutische Blutbeschaffenheit befördert seinen schnellen Ausbruch.

Das Kurverfahren bei Entzündungen ist jenem der Wundbehand- lung vielfach analog. Unter den Mitteln gegen den Brand sei nur der- jenigen gedacht, die ein Streiflicht auf die damalige Therapie zu werfen geeignet sind. Innerliche Medikamente, wie Kraftwässer und Kraft- latwergen, herzstärkende Arzneien, voran die Chinarinde, sollten von einem Arzte verordnet werden. Der Genuß von echtem Tee, von Auf- güssen zerteilender Kräuter, wie Bryonia, Petersilie, Arnika u. a. m. ist angezeigt, ratsamer noch die interne Verabreichung von venetianischer Seife, Spermazet allein oder mit Bocksblut, Mumie und Krebsaugen zu

Pulvern gemengt. „Es ist kaum zu glauben," beteuert Heister, „wie stark diese Medicamenta resolvieren." Als äußerliche Mittel werden gelobt: Umschläge von Kräuterinfusen oder -dekokten, Kalkwasser, Blei- oder Kampferlösungen, unter anderen venetianische Seife in Urin oder Wein gekocht u. dgl. Aderlässe, Schröpfen und je nach Umständen tiefe Skarifikationen sind, um der Entstehung des Brandes in schlimmen Fällen beizeiten vorzubeugen, nicht zu verabsäumen, auch schon allein des Zweckes halber, um dem stockenden Blute Ausgang zu schaffen und die Wirkung der Fomentationen mit balsamischen und spirituösen Mitteln zu erhöhen. Bei kaltem Brand von Gewebspartien wird die Sonderung kranker von gesunden Teilen durch Suppuration oder Korrosivpräparate zu erreichen gesucht, das Brenneisen desparaten Fällen vorbehalten. Ist der Mortifikationsprozeß an Händen oder Füßen weit vorgeschritten, so möge sich der Chirurg allezeit, wo tunlich, mit einem guten Arzte besprechen, bevor er zur Absetzung der Gliedmaße schreite.

Der vierte Ausgang der Entzündung, der Scirrhus, in inneren Organen wie an äußeren Körperteilen vorkommend, basiert nach Heisters Lehre auf dickem, melancholischem Geblüt, zuweilen auch auf äußerlichen Ursachen. Die hauptsächlichste Gefahr bilde die Neigung des Ueberganges zum Krebs, aber schon an sich müsse man das Leiden ernst nehmen, besonders wo es skrofulöser oder syphilitischer Natur sei. Die Gefährlichkeit des Scirrhus stünde, wie er sagt, mit der Schmerzhaftigkeit in proportionalem Verhältnis, mit der Exulzeration rücke die Besorgnis der Krebsbildung in nächste Nähe. Dennoch erweise er sich in vielen Fällen gutartig und der Zerteilung zugänglich. Umschläge, Salben und Pflaster, saure Dämpfe von Essig oder Schwefel, endlich der innerliche und äußerliche Gebrauch des Quecksilbers versprächen immerhin Erfolg. Wo solcher ausbleibt, sei mit der Exstirpation nicht lange Zeit zu verlieren. Ist aber die Geschwulst unbeweglich, der Patient entkräftet, überdies hereditär veranlagt und gleichzeitig an mehreren Körperstellen mit dem Uebel behaftet, so vermeide man das Messer und ziehe das konservative Verfahren vor.

Die Ursachen des Krebses (324 f.) sind nach der Meinung unseres Autors mit jenen des Scirrhus übereinstimmend. Die Umwandlung des letzteren in Karzinom vollziehe sich allmählich unter zunehmender Schwellung, Verhärtung und Schmerzsteigerung, bis der sogenannte verborgene Krebs durch Geschwürsbildung zum offenen würde. Wie die Symptomatologie nur in vagen Umrissen das Bild des Krebses damals kennzeichnete und seine Unterscheidung von anderen Neubildungen gänzlich außer acht ließ, so dürftig waren die Vorstellungen von der Aetiologie des Uebels. Zu jener Zeit galt scharfes Blut, scharfe Speisen oder Medikamente, Gemütsbewegungen, Menstruationsanomalien u. dgl. als disponierende Momente. Heister und die ehrlichen Kollegen neben ihm waren überzeugt, daß der Krebs durch kein Medikament, durch kein noch so hoch gepriesenes Arcanum, sondern nur durch das Messer geheilt werden könne. So hat er bei Krebs der Zunge, wo die Neu-

bildung noch mäßige Dimensionen aufwies, mit Erfolg die Ausschneidung vorgenommen. Das Carcinoma mammae hält er für operabel,
solange die Achseldrüsen nicht verhärtet, die Brustdrüse noch nicht
gänzlich davon ergriffen wäre. Er bediente sich bei der Operation des
Brustkrebses der Ausschälung. Wo aber ein Krebs nicht völlig und
sicher sich wegnehmen lasse, rät er von der Operation ab, „weil dadurch nur der Tod des Patienten befördert würde". In inoperablen
Fällen sei es Aufgabe der Behandlung, die Exulzeration zu verhüten,
mit Aderlässen, Purganzen und blutreinigenden Medikamenten die bösen
Säfte abzuleiten, den Schmerz mit Opium zu bekämpfen, aufgebrochene
Geschwüre aber sorgfältig wie eine böse Wunde zu reinigen.

„Was ein Geschwür oder Ulcus sey, ist jedermann so bekannt,
daß es fast keiner Beschreibung nötig hat, indem die meisten dunkler
und schwerer zu verstehen sind, als der bloße Name" (338 f.). Mit
diesem lakonischen Satze beginnt Heister den Abschnitt von den Geschwüren und kennzeichnet damit unbewußt die Verworrenheit der
Anschauungen seiner Zeit. Die Einteilung der verschiedenen Gattungen
ist bei ihm einfacher, als sie späterhin G. A. Richter konstruiert hatte.
Die Hauptursache des Uebels sucht Heister in der alkalischen Schärfe
des Blutes und ihren Variationen, er bezeichnet aber auch Kachexien,
Entzündung, Wunden usw. als veranlassende Störungen. Den Glauben
an „bezauberte Schäden", die sich durch Anwesenheit von Haaren,
Nägeln, Fäden u. dgl. in Abszessen und Fisteln offenbaren, weist er
nicht streng genug zurück, hält die Sache aber für ungewiß und
zweifelhaft (358 f.). In der Behandlung richtet er sein Augenmerk
auf die Form, das Aussehen, den gut- oder bösartigen Charakter der
Erkrankung, auf Alter und Konstitution des Patienten. Balsamische
Salben und Pflaster verdienen als fleischmachende Medikamente den
Vorzug, Injektionen in die Tiefe seien ein probates Mittel. Alte
Schäden an den Beinen soll man nicht zuheilen, „weil die Natur schon
gewöhnt ist, hier das Böse aus dem Leibe zu treiben." Bei Fisteln
verwirft er mit Magatus und Belloste übereinstimmend den Gebrauch
der Charpiewieken und hält die blutige Durchtrennung bis auf den
Grund für die sicherste Heilungsmethode. Bösartige und hartnäckige
Geschwüre beruhen, wie er lehrt, auf besonderer Konstitution des
Kranken, auf skorbutischer, schwindsüchtiger, venerischer Anlage, zu
deren Behebung ein guter Medikus die nötige Diät und Arznei verordnen solle. Aeußerlich werden fließende und fressende Geschwüre
vorteilhaft mit Merkur-, Blei- oder Spießglanzpräparaten, Höllenstein,
austrocknendem Streupulver und anderen Medikamenten behandelt.
Kallöse Geschwüre bedeckt er vorerst mit ätzenden Substanzen, unter
anderem mit einer Lösung von Quecksilber in Scheidewasser oder nach
le Drans Vorgang mit einem gesättigten Merkurpflaster und nimmt
danach Skarifikationen, in schlimmen Fällen die totale Ausschneidung
oder Kauterisation vor.

Unter den Ursachen der Geschwürsbildung hat in seinen Augen
die Karies, die er als Beingeschwür bezeichnet, einen hervorragenden

Anteil (362 f.). Er unterscheidet zwei Formen: die äußere, eigentliche Karies, die innere, die Spina ventosa. Den Namen oder das Bild der Nekrose sucht man vergeblich in seinem Werke, sie verliert sich augenscheinlich unter dem Begriff des Beinfraßes. Neben Korrosivmitteln ist es der bei den Schädelverletzungen genannte Bohrer, das Schab- und Kratzeisen, der Meißel und Hammer, mit welchen er die kranken Partien bis auf das Gesunde entfernt. Auch das Glüheisen verwendet er hiezu. Der Benützung des Trepans, den Petit und Meekren bei Karies der großen Knochen und Beseitigung des Markes empfehlen, vermag er sich nicht anzuschließen, ebensowenig der damals üblichen Trepanation des kariösen Brustbeines. Ist der Prozeß am Kopf, Brustbein oder an den Rippen vorgeschritten, so erübrige nur die schnelle Ausschneidung der schadhaften Knochenteile; hat sich der Beinfraß an einer Extremität nur in begrenztem Umfang etabliert, so beseitige man das Kranke mit Messer und Zange, größere Zerstörungen erfordern die Amputation.

Bei der Spina ventosa (369 f.) unterscheidet Heister drei Grade: 1. wo sich das Leiden nur durch stetige und stechende Schmerzen verrät, doch die Geschwulst mangelt; 2. wo eine schwammige, gleichsam windige Geschwulst (der Winddorn) entsteht und 3. wenn diese ulzeriert und sezerniert. Im ersten und zweiten Stadium lobt er den Gebrauch von Holztränken (Sassaparilla, Sassafras, China, Guajak), Quecksilbermittel innerlich wie äußerlich. Im dritten Grade ist die Therapie gleich jener bei schweren kariösen Geschwüren.

III.

Die operative Chirurgie wies am Beginn des 18. Jahrhunderts einen ansehnlichen Umfang von Kenntnissen und Fertigkeiten auf, deren Niveau über den schwankenden Boden der theoretischen Medizin in vielen Stücken hinausragte. Zwar bildet die Empirie und Tradition noch vorwiegend die Grundlage der chirurgischen Kunst, die pathologische Anatomie, das Fundament der wundärztlichen Lehre, war noch in den Kinderjahren. Unsicher erwog der Operateur, ob er das Leiden mit dem hergebrachten Wust von Arzneien behandeln oder mutig mit dem Messer beseitigen sollte. Aber war nicht wie in anderen Dingen, zumal in Fragen der Heilkunst, die Praxis der Theorie vorangeeilt und erst aus der Summe von Beobachtungen und Erfahrungen die richtige Erkenntnis ausgereift?

Noch ringt zu Heisters Zeiten der rechtschaffene Chirurg mit dem landfahrenden Schnittarzt; viele Griffe, die dieser geläufig handhabt, aber vor der Welt geheimnisvoll verbirgt, sind dem zünftigen Meister unbekannt. Wie fremdartig nimmt sich das Bild aus, wenn wir uns vergegenwärtigen, wie Jacques Beaulieu, genannt Frère Jacques, der gepriesene Steinschneider in der Mönchskutte, 1697 vor den ersten Aerzten und Chirurgen Frankreichs seine Methode der Lithotomie de-

monstrierte? Glücklicherweise blieb der Folgezeit ein ähnliches Schau-
spiel erspart; und wenn die Kurpfuscherei nach wie vor in Uebung
stand, so wurde sie am wirksamsten bekämpft durch die zunehmende
Tüchtigkeit des chirurgischen Standes selbst. Die Schablone, die im
Dunklen zu tappen gewohnt war, wich langsam der Aufklärung über
die Topographie des Leibes und mit ihr wuchs das eigene Vertrauen
des Wundarztes.

Heister ist redlich bestrebt, die Lehre von den chirurgischen Operationen seinen Schülern begreiflich zu machen und die Technik des
einzelnen Verfahrens Schritt für Schritt zu veranschaulichen. Er unterläßt es nicht, den Text seines Lehrbuches durch Abbildungen zu ergänzen, den Vortrag zum Instrumenten- und Bandagenkurs zu erweitern. Dem Geschmack der Zeit an reichen Instrumentarien war er
mit großer Vorliebe zugetan und in der Verbandlehre wurde er als
eine Autorität gepriesen. Er nennt die Kenntnis von den vielerlei
Instrumenten eine „Generalnotwendigkeit" für jeden Chirurgen. Alles,
was mit Hilfe eines schneidenden Werkzeuges verrichtet wird, ist
Gegenstand der Darstellung. Der Aderlaß und die Akkupunktur finden
ebenso Platz wie das Setzen einer Fontanelle, die Inokulation der
Pocken usw.

Wir wollen die gedrängte Auswahl der von ihm beschriebenen
Operationen mit der Amputation beginnen (457 f.). Ihrer Indikationen
wurde schon an früherer Stelle gedacht, so bei den Schußfrakturen der
größeren Knochen und Gelenke, Brand, Karies und unstillbaren Blutungen der Arterienstämme. Die Schilderung der Amputation des
Unterarmes, die wir des Beispieles wegen etwas ausführlicher wiedergeben wollen, leitet er mit der Bemerkung ein, daß die noch bei
Scultetus erwähnte Abnahme einer Hand mittels Meißel und Hammer
wegen Gefahr der Zersplitterung im Handgelenk von den neueren Chirurgen verlassen und durch die Absägung der Vorderarmknochen im
unteren Drittel wäre ersetzt worden. Mit umständlicher Breite zählt
er seiner Gewohnheit nach die erforderlichen Instrumente und sonstigen
Vorbereitungen auf, unterläßt es nicht, Stellung und Hantierung der
Gehilfen zu explizieren, von denen mindestens deren sechs zur Assistenz nötig wären. Hat sich der Operateur mit einer „Queele" zur
Reinigung der blutigen Hände umschürzt, so wird das Tourniquet an
die Hauptarterie angelegt, die Haut nach oben gespannt und die Am-
putationsstelle zur Fixierung der Muskulatur mit einem Leinenband fest
umwickelt. Sodann reiche man dem Patienten einen Trunk Wein oder
Kraftwasser, „spreche ihm Courage zu" und beginne die Operation.
Mit dem Skalpell werden Haut und Muskeloberflächen kreisförmig
durchtrennt, erstere hierauf noch höher nach aufwärts gezogen und so
nahe als möglich am Hautrande mit dem leicht gekrümmten Amputationsmesser der Zirkelschnitt ausgeführt. Zur Durchschneidung der
Zwischenmuskulatur dient ein spitzes, zweischneidiges Messer. Ist diese
beendet, so schabe man schnell das Periost ab, lasse die Muskulatur
mit einem gespaltenen Leinwandstück zurückhalten und säge so hoch

als möglich und gleichmäßig die Knochen ab, „was in einem Vater-
unser lang geschehen kann". Bei der Amputation des Vorderarmes
hält er die Unterbindung der Arterien nicht für notwendig, sondern
zur Stillung der Blutung hinreichend, deren Oeffnungen mit einem
Tropfen Vitriol zu betupfen und Kompressen darüber zu legen. Wunde
und Stumpf sollte man mit trockenem Charpie und Leinwandlappen
bedecken, darauf ein Stück Bovist oder einen Bausch von Flachs legen,
endlich eine feuchte Blase oder Pflasterstreifen, wiederum Kompressen
und eine lange Binde applizieren.

Betrifft die Amputation den Oberarm, so verfährt er in gleicher
Weise, nur nimmt er die Ligatur der Arterie vor, verwendet aber
hierzu lieber die Arterienzange, als die von anderen bevorzugte Umstechung der Gefäße. Erst am zweiten Tage lockert er das Tourniquet,
verordnet einen Aderlaß, bekämpft eine Nachblutung mit Anlegung
von in Weingeist getauchten Kompressen, wenn nötig mit neuerlicher
Unterbindung oder Kauterisation der Gefäße. Vor dem vierten Tage
pflegte er den Verband nicht zu eröffnen, später jeden zweiten Tag
zu erneuern.

Die Amputation des Unterschenkels (465 f.) nahm Heister 4 bis
5 Finger breit unterhalb des Knies mit dem Zirkelschnitt vor. Gegenüber Sollingen, Dionis und Verduyn verteidigt er die Wahl dieser
Stelle, indem er der tiefen Amputation Unförmlichkeit und Beschwer-
lichkeit des Stumpfes vorwirft. Der Gegenstand bietet ihm gleichzeitig
Anlaß, den von Lowdham in Oxford erfundenen, von Young zuerst
1679, dann 1696 von Verduyn beschriebenen einfachen Lappenschnitt
nach seinen angeblichen Vorteilen zu kritisieren. Das Urteil fällt ab-
lehnend aus. Wegen nachträglicher Bildung von Spitzen an den
Knochenenden werde der Stumpf schmerzhaft, das Gehen behindert,
weshalb die Methode, die Verduyn u. a. auch am Oberarm angewendet
haben, von den meisten Chirurgen verlassen worden sei.

Handelt es sich um die Amputation des Oberschenkels, so lehrt
unser Autor, die Operation wegen der Gefahren der ausgedehnten
Wundfläche so nahe als möglich am Knie vorzunehmen. Ihre Ausführung ist jener am Oberarme kongruent.

Die Exartikulation des Oberarms (471 f.), eine „neue, schwere und
gefährliche Operation", kennt er nur aus den Schriften le Drans und
und Garengeots, nach deren Angaben er das Verfahren beschreibt.

Es wurde schon oben hingedeutet, welche Erfolge die Chirurgen
zur Zeit Heisters von der Trepanation erwartet hatten. Er verkennt
bei aller Akkuratesse des Operateurs nicht die eminenten Gefahren des
Eingriffs, rät dringend, „nicht allzugeschwind oder jählings" zur Trepanation zu schreiten, dieselbe aber im Falle der Notwendigkeit nicht
lange aufzuschieben (483 f.). Sie verspräche keinen gewissen und
sicheren Ausgang, die meisten Operierten stürben nicht an der Trepanation selbst, sondern an der Verletzung des Gehirns. Wichtig erscheint ihm vor allem die Wahl der Operationsstelle. Er will die
Nähte und Blutleiter vermeiden und das Instrument am besten un-

mittelbar über oder nahe dem Sitze der Beschädigung anlegen. Erweise sich dieser nicht als der gesuchte Ort, so setze man den Trepan
über anderen Teilen des Kopfes an und wiederhole die Anbohrung so
lange, bis die Läsion gefunden ist. Das Operationsverfahren selbst,
sowie die Nachbehandlung soll uns hier nicht weiter beschäftigen.

Aus der Reihe der Erkrankungen des Gesichtes, die einen Gegenstand der operativen Chirurgie bilden, sei die Hasenscharte hier genannt (607 f.). Ihre Therapie hat Heister insoferne maßgebend umgestaltet, als er den Zeitpunkt der Vornahme des blutigen Eingriffes
wesentlich änderte. Wenn bisher die Wundärzte die Operation bei
Kindern nicht vor dem zweiten Lebensjahre vorzunehmen sich getrauten,
ja damit bis zum fünften oder sechsten Lebensjahr zu warten pflegten,
so kehrte er sich nicht daran, operierte die Patienten schon im Alter
von 5 Monaten und darunter und erzielte durchweg glückliche Erfolge.
Nach dem Lippenschnitt und der mittels zweier oder dreier Nadeln
bewirkten Vereinigung der Wundränder greift er zur umschlungenen
oder zirkelförmigen Naht, verwirft die von den Quacksalbern gebrauchte
Kopfnaht als unzureichend und nutzlos, ebenso bezeichnet er die zur
Blutstillung verwendeten Lippenhalter als entbehrliche Apparate. Die
Operation der doppelten Hasenscharte nahm er in zwei getrennten,
durch einen vierzehntägigen Zwischenraum geschiedenen Sitzungen vor.

Nach der Anordnung des Werkes gleichfalls vom Kopfe zum Hals
übergehend, wollen wir bei der Exstirpation „scirrhöser" Geschwülste
der Parotis und der Speicheldrüsen einen Augenblick verweilen (644 f.).
Unser Autor übersieht durchaus nicht die Gefahren der Blutung aus
den großen Nachbargefäßen, pocht aber auf seine eigenen Erfahrungen
und glücklichen Erfolge. Nach einem Längsschnitte der Haut sucht
er die Geschwulst allenthalben zu separieren, von den blutenden Adern
abzuschneiden und diese sofort mit Leinenlappen und Charpie, die mit
einem Liquor stypticus getränkt sind, zu bedecken, ein großes Stück
Bovist darüber zu legen und mit Kompressen und Binden zu befestigen.
Zur Sicherung des „halbtotgebluteten Patienten" läßt er den Verband
durch die Hand eines Gehilfen etliche Stunden lang zusammendrücken,
wonach in der Regel die Blutung zum Stillstand komme. Man soll
jedoch, fügt er bei, die Operation nicht leichthin und nur dann unternehmen, wenn resolvierende Arzneien innerlich wie äußerlich nicht gewirkt haben. Wer staunt nicht über den Wagemut des sonst so bedächtigen Lehrers?

Den Kropf (656 f.), als Scrophula bezeichnet, wenn die Geschwulst
von einer scirrhösen Halsdrüse herrührt, anderseits als Balggeschwulst
angesehen, wenn sie einen zähflüssigen Inhalt in sich schließt, zählt
unser Autor zu den hartnäckigen Uebeln dunklen Ursprungs. Petit
und Garengeot seien zwar der Meinung, die Kröpfe hätten mit der
scirrhösen Drüsenentartung keine Gemeinschaft, ob sie nun beweglich
oder angewachsen seien. Daran sollte man sich nicht kehren, sagt
Heister, und alte, mobile Strumata mit dünnen Wurzeln abbinden,
solche mit breiter Basis gleich einer Balggeschwulst mit dem Messer

ausschälen. Blutende Gefäße traktiere man mit Stypticis, wenn nötig
greife man zur Ligatur oder zum Ferrum candens. Zuweilen gelingt
die Eröffnung unter Anwendung von Aetzmitteln.

Die Tracheotomie (653 f.) findet er indiziert 1. bei Erstickungsgefahr in der Bräune, 2. bei Anwesenheit von Fremdkörpern in der
Luftröhre, 3. zur Einleitung der künstlichen Respiration Ertrunkener.
Die damals schon übertriebene Furcht vor den Gefahren der Operation
leugnet er und weist auf ihren lebensrettenden Nutzen hin. In der
Bräune dürfe man sie freilich nicht bis zum Moment aufsparen, wenn
die Patienten ihre Kräfte schon verloren haben, wie es meist geschehe.
Die Operation sollte der Wundarzt unbedingt unter Assistenz ver-
richten, damit im Falle eines unglücklichen Ausganges nicht die üble
Nachrede entstünde, man hätte den Kranken ums Leben gebracht und
ihm „den Hals abgeschnitten". Um Fremdkörper zu entfernen, rät
Heister folgendes Verfahren an: Ein paar Finger breit unter dem
Adamsapfel führe man durch Haut und „Fleisch" einen Längsschnitt
bis auf die Luftröhre 2 oder 3 Finger lang, lasse die Ränder der
Wunde mittels Finger oder Häkchen von einem Gehilfen auseinander
halten, das Blut mit einem in Branntwein getauchten Lappen ab-
wischen, durchschneide der Länge nach zwei oder drei Trachealringe
und hole den fremden Gegenstand mit einem Häkchen heraus. Die
Wunde vereinige man mit Heftpflaster oder durch die umschlungene
Naht. In der Bräune variiert der Vorgang darin, daß der erste Schnitt
bei emporgehobener Hautfalte erfolgt, die Eröffnung der Luftröhre
durch Einschnitt zwischen zwei Ringen oder durch Spaltung eines
Ringes vollzogen wird, um durch das Loch die Röhrchen (Kanülen von
Blei oder Silber) unter Sondenführung einbringen zu können. Die
Kanüle wird am Halse befestigt und darüber ein mit warmem Wein
getränkter Schwamm oder eine dünne Leinwand zum Schutz vor der
Kälte und Verunreinigung der Atemluft gelegt. Die zweite Methode
der Operation bestand darin, Haut, Fett, Muskeln und Luftröhre mit
einem zweischneidigen Messer auf einmal zu durchstechen. Bei der
dritten Methode endlich bediene man sich eines Trokars, dessen drei-
eckige Nadel nach dem Einstich herausgezogen, die Röhre aber darin
belassen wurde, was, wie Heister versichert, mehrfache Vorteile bieten
sollte.

Die Eröffnung der Brusthöhle (672 f.), der wir schon bei Besprechung der Brustwunden begegnet sind, hatte vor zwei Jahrhunderten noch nichts von dem Ansehen, das sie von Alters her genossen,
eingebüßt. Sie galt als sicherstes Hilfsmittel, um inneren Blutungen
nach Verletzungen des Thorax einen Ausweg zu verschaffen, ebenso
Exsudate, zumal das gefürchtete Empyem, in Heilung überzuführen.
Heister fordert zur Ueberlegung auf, ob und wann die Operation bei
inneren Leiden vorzunehmen sei, und erwartet sich bei vorgeschrittenem
Prozesse, bei hohem, anhaltendem Fieber und Kräfteverfall des Patienten keinerlei Nutzen. Fehlen aber bedrohliche Erscheinungen, ist
das Leiden nicht langdauernd, der Kranke nicht sonderlich geschwächt,

so zögere man nicht mit dem Eingriff, der kunstgerecht verrichtet, keine Gefahr in sich schließe. Er stellt im allgemeinen den Grundsatz auf, als Operationsstelle den Zwischenraum zwischen der zweiten und dritten falschen Rippe handbreit vom Rückgrat entfernt zu wählen. Hat sich der Chirurg von dem Sitz des Uebels, insbesondere von dem Orte der Fluktuation (der „Schwappelung") überzeugt, so durchschneide er Haut, Fett und Muskeln, dringe vorsichtig mit dem Messer quer in die Interkostalmuskulatur und Pleura ein und appliziere die Kanüle. Den Trokar zu gebrauchen, sei nicht ratsam wegen Unsicherheit vor Verletzung der Lunge, außerdem gestatte der Trokart nur eine kleine Oeffnung, während der Schnitt an sich und noch eher bei Verwachsungen der Pleura und Lunge eine Erweiterung begünstige, um mit dem Finger oder der Sonde dem Ausfluß der Flüssigkeit einen leichteren Weg zu bahnen. Die Kanüle wurde mit Wieken verstopft, um den Ablauf des angesammelten Inhaltes regulieren zu können. Die Nachbehandlung verband man mit warmen Einspritzungen verschiedener Dekokte.

Die Parazentese des Abdomens möglichst frühzeitig vorzunehmen, galt damals als allgemeine Regel, wenn bei Aszites der Nachweis freier und fluktuierender Flüssigkeit in der Bauchhöhle erbracht war (679 f.). Heister befürwortet, die Operation mittels des Trokars in der seitlichen Bauchgegend auszuführen und zwar am ersten Tage auf der einen, am folgenden Tage auf der anderen Seite, und wenn danach noch angesammeltes Wasser im Innern sich zeigen sollte, den Einstich abwechselnd so lange zu wiederholen, bis alle Flüssigkeit ausgezogen sei. Die alte Methode, statt der Punktion mit dem Trokar die Bauchwand mit einer Lanzette zu eröffnen und darauf eine Kanüle einzuführen, sei weniger zu rekommandieren, weil das in der Wunde belassene Röhrchen Reiz und Entzündung würde verursachen.

Ein Gegenstand, mit dem sich die Wundärzte zu Anfang des 18. Jahrhunderts eindringlich beschäftigt hatten, war die Lehre von den Hernien. Die unaufgeklärte Aetiologie der Brüche, deren anatomisches Studium zudem nicht über unsichere Anschauungen hinausgekommen war, zeitigte naturgemäß eine Reihe widersprechender Meinungen der Praktiker über die Ursachen des Uebels, die wiederum in wankenden Grundsätzen über die Behandlung der Hernien ihren Ausdruck fanden. Bevor wir in die weitschichtige Darstellung Heisters von den Brüchen eingehen, sei vorausgeschickt, daß er wahre und falsche Brüche unterscheidet, ersteren den Nabel-, Schenkel-, Leisten-, Gemächtebruch zuzählt, unter letzteren die Anschwellungen des Skrotums, den Wasser-, Fleisch- und Samenaderbruch versteht. Wenden wir uns vorerst den eigentlichen Hernien zu, so führten die meisten Autoren und unter ihnen Heister (707 f.) die Ursache auf äußere Gewalt zurück, wodurch das Bauchfell ausgedehnt, verschoben oder zerrissen werde. Die Erklärung, die Reneaulme 1721 verkündet hatte, es beruhe der Mechanismus der Bruchbildung auf dem Drucke der Bauchmuskeln gegen eine minder widerstandsfähige Stelle (Bruchpforte), wurde vielfach geteilt.

Heister registriert sie neben anderen Theorien, ohne ein bestimmtes
Urteil zu äußern. Er teilt die Annahme einer Erweiterung des Peritoneums, dabei auf Palfyn, Garengeot und andere sich berufend. Gegen
Dionis, der in allen Brüchen eine Zerreißung des Bauchfelles voraus-
setzte, erhebt er den Einwand, dies könne nicht als allgemeine Regel
behauptet werden, denn es lasse sich bei vielen Hernien überhaupt das
Vorhandensein eines Sackes nicht nachweisen. Gänzlich aber, sagt er,
sei die Zerreißung nicht abzuweisen, wohl aber als seltenes Ereignis
abzuschätzen. Die vorerwähnten Momente der Bruchbildung sind nach
seiner Meinung unterschiedslos bei jeder Art von Hernie in Betracht
zu ziehen, auch beim Schenkelbruche, der bisher wenig bekannt und
noch weniger beschrieben worden sei, ein Mangel, den er gewissenhaft
berichtigt. Obgleich er die Bezeichnung Hernia cruralis oder femoralis
aufrecht hält, so will er sie lieber den „äußeren Leistenbruch" nennen
zum Unterschiede von dem „inneren oder ordentlichen Leistenbruch".

Bleiben wir bei der Inguinalhernia nach heutigem Sprachgebrauche
als Typus der Lehre unseres Autors (720 f.). Er nennt sie eine wider-
natürliche Geschwulst, verursacht infolge des Austrittes von Darm und
Netz durch die Ringe der relaxierten Bauchmuskeln und Fortsätze des
Peritoneums. Unter allen Umständen habe der Bruchleidende beständig
ein Bruchband zu tragen, um den Wiederausfall der Gedärme zu verhüten, ja ein solches vermöge nebst dem Bruchpflaster bei Kindern
und jungen Leuten oft dauernde Heilung zu bringen. Nicht genug zu
warnen sei vor den vagierenden Bruchschneidern, die gemeinhin mit
der Abschnürung oder Ausschneidung des Testikels zu Werke gehen [1]).
Schon im Jahre 1728 hat Heister eine Abhandlung über den Mißbrauch des Bruchschnittes veröffentlicht und darin gefordert, „es sollte
von der Obrigkeit allenthalben verboten sein, daß die Bruchschneider
solche Operation ohne Not und Konsens verständiger Medicorum verrichten dürfen." Ist ein Darm ausgetreten und derselbe reponibel, so
soll man ihn unter gelindem Druck zurückzubringen trachten. Gelingt
die Taxis nicht mit einem Male, so unterstütze man sie mit öligen,
erweichenden Einreibungen, Aderlässen, Bädern und Klistieren. Hohes
Vertrauen setzt er auf die Applikation von Tabakklysmen. Sie hätten
ihm, wie er behauptet, selbst in schlimmen Fällen so vortreffliche
Dienste geleistet, daß er niemals genötigt gewesen wäre, das Messer
zur Hand zu nehmen. Bleibt die Taxis fruchtlos, so gehe man un-
gesäumt an die Operation, ein längeres Aufschieben bedeute für den
Patienten unfehlbare Todesgefahr.

Wenngleich er den Schwerpunkt der Bruchbildung auf traumatische
Ursachen legt, die Erscheinungen der Inkarzerationen auf Einschnürung
im Leistenring schiebt oder mit le Dran die Abschnürung im Bruch-
sacke selbst anzunehmen geneigt ist, so verkennt er keineswegs die
Koprostase und die bedingungsweise dadurch hervorgerufene Entzündung als mitwirkendes Moment. Aus dem Verfahren, wie Heister die

---

[1]) De kelotomiae abusu tollendo. 1728.

Herniotomie zur Darstellung bringt, können wir nur einzelnes hier einschalten. Er plädiert nachdrücklich für Eröffnung des Bruchsackes und bekämpft die gegenteilige Methode Petits aus dem Grunde, weil sie Verwachsungen zu wenig berücksichtige, bei verdorbenem Darm nichts nütze und faulem Bruchwasser keinen Ausweg gestatte. Nach unseres Autors Meinung ist es nach vollständiger Reponierung der Gedärme von Vorteil, den Bauchring zu skarifizieren, um eine bessere Vernarbung zu erzielen. Brandige Darmstücke rät er auszuschneiden, deren oberes Ende mittels eines Fadens an der Außenwunde zu befestigen, in geeigneten Fällen nach le Drans Vorgang die Bildung eines künstlichen Afters zu versuchen.

Dem Gedankengange Heisters folgend, der die wahren und falschen Brüche zwar differiert, aber im Rahmen einer Krankheitsgruppe bespricht, müssen wir noch der Hydrokele gedenken (754 f.). Ihm war es zunächst vorbehalten, den Wasserbruch anatomisch richtig zu deuten und festzustellen, daß das Gewässer sich in der Tunica vaginalis, manchmal auch im Processus peritonei ansammle und aus zerrissenen Wasseräderlein (Vasa lymphatica) herzurühren scheine. Diagnostisch wichtig sei die Runzelung der Skrotalhaut beim Wasserbruch, über welchem der Fingerdruck keine Grübchen zurücklasse, während bei dem Hydrops scroti das gegenteilige Bild sich zeige. Von der Sarkokele unterscheide sich der Wasserbruch durch geringere Härte und größeren Umfang. Er nennt als operatives Verfahren die Palliativ- und Radikalkur der Hydrokele. Erstere verrichtete er mit dem Trokar und wiederholte die Punktion nach längeren Zeiträumen. Die Radikaloperation bestand entweder in der Spaltung der Scheidenhaut mit nachheriger Einleitung der Suppuration, oder man versuchte die Eröffnung durch Aetzmittel. Als dritte Manier, die vollkommene Kur zu erzielen, wird das Einziehen eines Haarseils aufgeführt, als vierte endlich das Einlegen von Wachs- oder Charpiewieken, die, mit diversen Salben bestrichen, eine ausgiebige Entzündung bewirken sollten.

Um mit der teilweisen Aufzählung und lückenhaften Wiedergabe der von Heister beschriebenen Operationen uns nicht in ungemessene Breite zu verlieren, wollen wir im folgenden das größte und umfangreichste Kapitel seines Werkes lediglich zu dem Zwecke heranziehen, um die Stellung zu kennzeichnen, die er zur Frage vom Steinschnitt eingenommen hatte. Sie bildete eine wissenschaftliche Angelegenheit ersten Ranges und rief eine Literatur hervor, wie sie in solchem Umfange den späteren wundärztlichen Generationen nicht mehr vor Augen treten sollte.

Die Methode der sogenannten kleinen Gerätschaft (797 f.), die in jenen Tagen nur mehr von Marktschreiern geübt worden war, findet er bei Kindern immerhin zulässig, weil sie leicht ausführbar sei und der Stein, selbst wenn er in den Blasenhals sich eingezwängt hätte, bei Erwachsenen ohne besondere Schwierigkeiten zu entfernen wäre. Hingegen sei die Methode bei zackigen Steinen zu widerraten und überhaupt wegen der damit verbundenen Verletzungsgefahren eher zu vermeiden. Die Lithotomie mit der sogenannten großen Gerätschaft (806 f.) stellt unser Autor unter allen Umständen über die vorgenannte Methode. Er kommt in der Darstellung mehrfach auf Mängel und Gebrechen des Verfahrens zu sprechen, rügt die schon von le Dran und Garengeot betonten Mißbräuche in der Schnittführung und Anwendung der Konduktoren und will zweckmäßigen Verbesserungen der Extraktion des Steines mittels der gebräuchlichen Löffel und Zangen Eingang verschaffen. — Dem hohen Steinschnitt (822 f.), gewöhnlich als Marianischer Steinschnitt bezeichnet, rühmt Heister nach, daß bei dem Verfahren die Verletzungen der Harnwege gering zu veranschlagen seien und die Methode sich besonders zur Entfernung großer Steine eigne. Er stützt sich in der Schilderung der einzelnen Operationsakte hauptsächlich auf die Angaben von Douglas und Rousset. Gleichwohl durchmustert er die übrige Literatur, Meinung für Meinung vorsichtig abwägend, um schließlich zu gestehen, es sei nach seiner und anderer Chirurgen Erfahrung die Operation nur bei jüngeren Kranken anzuraten, denn bei Leuten, die das 40. Lebensjahr überschritten hätten, sei sie nur ausnahmsweise glücklich abgelaufen.

Der Seitensteinschnitt, den Frère Jacques allerorten praktiziert hatte, bildete zu Heisters Zeiten das Hauptthema der chirurgischen Verhandlungen (846 f.). Ihm zollten die einen überschwengliches Lob, andere verurteilten die Methode auf das schärfste. Und doch gewann sie mit jedem Jahre mehr an Ansehen und Verbreitung, die strengsten Kritiker änderten und verbesserten die Details des Eingriffes, bis dieser in modifizierter Gestalt, vornehmlich durch Cheselden vervollkommnet, über die älteren Methoden den Sieg errang. Anfänglich war es Heisters Lehrer, Rau in Amsterdam, der von Frère Jacques († 1714) in dessen Kunst des Steinschnittes eingeweiht worden war und darin großen Ruf erworben hatte. Wie Heister erzählt, sahen er und seine Kollegen Rau operieren, dieser aber vermied, von schnöder Habsucht geleitet, geflissentlich jegliche Mitteilung an seine Schüler, so daß Heister es nur der eigenen gespanntesten Aufmerksamkeit zu danken hatte, die einzelnen Hantierungen des Meisters sich einzuprägen und danach an Leichen zu üben. Auf solche Weise hätte er die Technik des bisher geheim gehaltenen Lateralschnittes sich eigen gemacht und solche Fertigkeit darin erlangt, daß er drei Jahre darauf als Feldmedikus in Brabant an einem 15jährigen Jüngling den Steinschnitt nach Raus Verfahren glücklich zu vollziehen imstande war. Später habe er in Altdorf und Helmstädt wiederholt die Sectio lateralis mit gleichem Erfolge verrichtet. Er sei, wie er sagt, der erste Chirurg in Deutschland gewesen, der Raus Methode angewendet hätte, Senff in Berlin wäre ihm zunächst gefolgt und mit Verbesserungen hervorgetreten. Er teilt Raus Methode ausführlich mit und fügt bei, sie trage eigentlich ungerechterweise dessen Namen, in Wirklichkeit sei sie von Mery und Marschall ersonnen, von Cheselden aber wesentlich abgeändert worden.

Heister faßt sein Urteil über den Seitensteinschnitt darin zusammen, daß er leichter und geschwinder als die Methode der großen Gerät-

schaft zu verrichten sei und die Entfernung großer Steine eher ermög-
liche. Aber die Führung des tiefen Schnittes bis in die Blase bringe
größere Gefahren mit sich, namentlich Verletzungen des Mastdarmes
und der Samenbläschen, endlich könne, wenn das Messer vom Katheter
abgleite, die Blase durchbohrt werden. Bei Anwendung der großen
Gerätschaft müsse man jedoch bedenken, wie schwierig große und
zackige Steine ohne Zerreißung des Blasenhalses zu extrahieren seien
und wo nicht Entzündung und kalter Brand zum Tode führen, ein
beständiges Harnträufeln oder eine Fistel im Perineum oder ähnliche
Uebelstände zurückbleiben. Ein Chirurg sollte daher, wie auch le Dran
und Morand lehren, „allezeit die beste und sicherste Methode wählen,
alle wohl verstehen und in Uebung haben‘.

IV.

Zum festen Besitzstand der wundärztlichen Praxis, die uns Heisters
Lehrbuch veranschaulicht, gehörte die operative Augenheilkunde und
die Geburtshilfe. Beide Disziplinen erscheinen in dem Werke nicht
gesondert abgehandelt, nur als Teilstücke dem Ganzen eingefügt. Das
Kapitel von den Augenoperationen ist unter die Operationen, die am
Haupte verrichtet werden, eingereiht, die Lehre vom Kaiserschnitt den
„Operationen, welche am Unterleibe vorkommen", beigezählt, während
den „Operationen an den Geburtsgliedern der Weiber" ein Abschnitt:
„Von der Hebammenkunst" folgt, der in Wesenheit die wichtigsten
Grundsätze der ärztlichen Eingriffe bei Schwangeren und Gebärenden
zum Gegenstand hat.

Auf dem Felde der Augenheilkunde ist es nicht bloß der Chirurg
Heister, auch als Anatom tritt er in die rührige Bewegung ein, die
von den glänzenden Arbeiten der Physiker, Anatomen wie Physiologen
ausgehend, den wissenschaftlichen Aufschwung der Ophthalmologie
anbahnt. Nicht zum geringen Teil hat sich die Schule von Leiden,
wo Albin und Boerhaave lehrten, um den Fortschritt in der Okulistik
verdient gemacht, ebenso muß Ruysch in Amsterdam unter den Männern
genannt werden, die die Kenntnis von dem feineren Bau des Sehorgans
mit gediegenen Entdeckungen bereichert haben. Wenn Heister im
Jahre 1708 als Doktordissertation das Thema „De tunica choroidea
oculi" bearbeitet hat, mochte nicht bloßer Zufall die Wahl des Gegenstandes veranlaßt, sondern aller Wahrscheinlichkeit nach der Einfluß seiner
Lehrer auf diese tüchtige Jugendarbeit bestimmend mitgewirkt haben.
Den Kern der Abhandlung bildet der Nachweis, daß die Chorioidea
im Gegensatz zur damaligen Anschauung nicht als Fortsetzung der
Hirnhäute, sondern als ein selbständiges Gewebe aufzufassen sei. Im
Anschluß an diese Untersuchung werden in diesem (heutzutage selten
gewordenen) Schriftstücke die übrigen membranösen Schichten des
Auges nach ihrem anatomischen Gefüge analysiert, wie unterschied-

liche Stellen in Heisters anatomischem Kompendium ergeben [1]). Außerdem wird Heisters Namen in den damaligen physiologischen Untersuchungen über das Auge ehrenvoll erwähnt. So hat er unter anderem dem Ziliarkörper muskulöse Fasern zugeschrieben und mit anderen Forschern eine zweifache Faserung der Uvea, eine radiäre und ringförmige Lagerung der muskulären Elemente angenommen, um daraus die Formveränderungen der Pupille zu erklären [2]).

Wenige Jahre später, als die ärztliche Welt noch unter dem gewaltigen Eindruck der von Brisseau verkündeten und bereits 1708 durch Boerhaave gestützten Lehre von der Natur und dem Sitze des Stars stand, war es Heister, der mit Entschiedenheit Brisseaus Entdeckung vertrat. Er verteidigte dessen Beweisführungen in drei innerhalb der Jahre 1711—1713 herausgegebenen Dissertationen, die in dem Traktat über Katarakt, Glaukom und Amaurose vereinigt sind [3]). Er erörtert mit Gründlichkeit den Kardinalsatz Brisseaus, daß der Star in einer Trübung der Kristallinse bestehe, nicht aber, wie bisher angenommen wurde, durch ein Häutchen im Kammerwasser bedingt sei. Von dieser Tatsache hatte sich Heister, wie oben erwähnt, schon 1708 an der Leiche eines Starkranken überzeugt, den Gegenstand eifrigst weiter verfolgt und das Ergebnis seiner Studien den besagten Schriften zugrunde gelegt. Welches Aufsehen diese hervorriefen, erhellt aus dem Beifall, den die ersten Chirurgen und Anatomen der Zeit spendeten, vor allem aber aus den heftigen Angriffen und perfiden Schmähungen, die Woolhouse, der vielgenannte, damals in Paris lebende englische Augenarzt, gegen Heister richtete. In diesen erbitterten Kampf hier näher einzugehen, mag uns erlassen bleiben, um so mehr als ihn neuerdings J. Hirschberg in einem meisterhaften Bilde geschildert hat [4]). Gereizt durch die Vehemenz des Gegners, antwortete Heister auf die fortdauernden Herabwürdigungen in zwei einander folgenden Streitschriften, der „Apologie" und der „Vindiciae", um schließlich unter Anerkennung der bedeutendsten Zeitgenossen über Woolhouses Einwendungen den Sieg davonzutragen [5]).

Wie zäh aber mitunter eingelebte Lehrmeinungen dem Ideenkreise gelehrter Männer anhaften, bewies Heister in seiner berühmt gewordenen Arbeit über die Cataracta. Er vermag sich von der alten Vorstellung des Häutchens bei der Starbildung nicht ganz loszusagen, wenngleich er sie neben der Trübung des Kristalls als eine seltene Erscheinung hinstellt. Seiner Ansicht nach beruht die Trübung der Linse auf einer Stockung widernatürlicher Feuchtigkeiten oder auf einer

---

[1]) Compend. anatom. Nürnberg 1756, p. 142 ff., 316 ff.
[2]) Hirsch, A., Geschichte der Augenheilkunde (Handb. d. Augenheilk. VII. Bd. 5. Teil 1877), S. 313 f.
[3]) De Cataracta, Glaucomate et Amaurosi Tractatio. Altdorfi 1713.
[4]) Hirschberg, J., Geschichte der Augenheilkunde, II. u. III. Buch, Leipzig 1908, S. 399—404.
[5]) Apologia et uberior illustratio systematis sui de cataracta, glaucomate et amaurosi ... Altdorfi 1717. — Vindiciae sententiae suae de cataracta ... Altdorfi 1719.

Austrocknung und Verwachsung der kleinsten Gefäße; ebenso können Entzündungsprozesse, traumatische Einwirkungen und andere Gelegenheitsursachen sowohl den Star wie das abnorme Häutchen hervorrufen (543 f.). Unter den Varietäten der Cataracta nennt er z. B. den Milchstar, er kennt den Kapselstar und unterscheidet strenge die Verdunkelung der Linse von der dem inkurablen Glaukom zukommenden Trübheit des Glaskörpers.

Ausführlich wird die Staroperation (das Verfahren der Depressio per scleram) mit den Einzelheiten der Vorbereitung und Nachbehandlung beschrieben und den Chirurgen ans Herz gelegt, „diese Operation hinfüro fleißiger zu applizieren, als sonsten geschehen und selbige nicht allein den Marktschreiern und Quacksalbern, gleichwie vordem geschehen, zu überlassen". Er meint, die Operation sei nicht gar zu schwer, wenn man die Struktur des Auges kenne und sich zuvor an Augen von menschlichen Leichen und von Tieren eingeübt hätte. Bemerkbar erscheint die Angabe, daß einige Aerzte wie Mery nach vorherigem Kornealschnitt die Linse mit Häkchen zu extrahieren pflegten, ja Taylor hätte sich gerühmt, auf solche Weise auch die hinter der Uvea liegende Linse herauszuziehen. Heister scheint darüber Zweifel zu hegen, denn er will noch die Bestätigung dieser Nachricht abwarten.

Wie wir aus Heisters Werk eine nicht unbeträchtliche Anzahl von chirurgischen Erkrankungen und deren Behandlungsmethoden ausgeschaltet haben, um nicht den Anschein zu erwecken, als wollten wir die von ihm gelehrte Pathologie und Therapie gleichsam ausschöpfen und lediglich damit sein Wirken illustrieren, ebensowenig können die von ihm beschriebenen Augenoperationen in ihrer Gänze hier Aufnahme finden.

Wir sehen von den Operationen an den Augenlidern und deren Umgebung ab. Nur den Aderlaß am Auge wollen wir davon ausnehmen, weil er Heister Anlaß bot, seinem Widersacher Woolhouse gegenüberzutreten (509 f.). Dieser hatte das uralte Verfahren der Venaesektion am Auge hervorgezogen und dermaßen als sein Eigengut gepriesen, daß er es, wie Heister spöttisch beifügt, „den wichtigsten Erfindungen, die jemals in der Medizin gemacht worden, ja selbst der Erfindung des Steins der Weisen gleich hält oder gar vorziehet". Aehnlicherweise sei die antike Methode des Schröpfens von Woolhouse modifiziert und glorifiziert worden. Das anfänglich als Geheimnis gehütete, dann aber von Mauchart und Platner bekannt gemachte und als Ophthalmoxysis bezeichnete Verfahren bestand darin, mit einer aus präparierten Kornähren zusammengebundenen, pinselförmigen Bürste die kranken Lidpartien zu bestreichen. Heister sah nach Anwendung der Augenbürste nur negative oder schlimme Erfolge, weshalb er davor ernstlich warnt.

Eingehend bespricht Heister die Tränenfistel (520 f.), eine Erkrankung, die vordem nicht recht erkannt, von vielen Schriftstellern falsch beschrieben oder mit anderen Leiden konfundiert worden sei. Schon im Jahre 1716 habe er darüber eine Schrift veröffentlicht und die

herrschenden Irrtümer aufgezeigt[1]). Er umschreibt die Krankheit als
Geschwür im Tränensack, erkennbar, wenn aus demselben entweder
von selbst oder nach Fingerdruck auf den inneren Augenwinkel Eiter
und Tränen ausfließen. Er setzt den Unterschied des Leidens von der
den Namen „Aegilops" tragenden Entzündung am inneren Augenwinkel
auseinander, ebenso die divergierenden Symptome des sogenannten
Tränenauges und des Tränenbruches. Die Tränenfistel ist nach seiner
Ansicht in manchen Fällen mit Unwegsamkeit des Tränennasenkanals
kombiniert, die mit und ohne Entzündung des Tränensackes einher-
gehend, zu Erosionen und Ulzerationen der Tränenwege führen und
nach Umständen zur Bildung von Caries des Tränenbeins Anlaß geben
können. Geringe Grade des Uebels erheischen Injektionen mit ad-
stringierenden Mitteln, die Einführung eines Silberdrahtes in den
Tränenkanal nach Anels neuer Methode. Den von Dionis empfohlenen
Kompressionsverband oder das monatelange Tragen besonderer Kom-
pressionsinstrumente, die über Stirne und Kopf befestigt wurden, wider-
rät er als unzweckmäßig und verderblich. Wo diese Kurarten erfolg-
los blieben, schreite man zu vorsichtiger Eröffnung des Tränensackes
mittels des geraden oder krummen Messers. Sind kariöse Stellen vorhanden, so ätze man sie mit Spiritus vitrioli oder sulphuris, kratze das
„Böse" ab oder behandle es mit dem Brenneisen. Liegt jedoch eine
Unwegsamkeit des Tränen-Nasenkanales vor, so erübrige nach Ansicht
vieler Chirurgen nur die Durchbohrung des Tränenbeines. Anels Sonde
und Spritze habe jedoch seit dem Jahre 1712 mehr und mehr das
Schneiden und Brennen verdrängt, er selbst (Heister) sei in 3—4 Tagen
damit über die Krankheit Herr geworden, obschon Garengeot die
Methode völlig ignoriere. Nur schicke sich das Verfahren nicht, wo
das Uebel mit Callus und Caries kompliziert sei. Unser Autor
greift zur Anelschen Sonde in frischen Fällen; zeigt sich aber keine
merkliche Besserung, bleiben wiederholte Aderlässe und Laxantien
anscheinend ohne Nutzen, so nimmt er die Durchbohrung des Tränenbeins vor.

Beim Pterygium, das der medikamentösen Behandlung Widerstand
leistet, bedient er sich der Ligatur und darauffolgender blutiger Ab-
lösung (566 f.). Gleiches empfiehlt er nach dem Beispiel St. Yves' zur
Operation des Staphyloms (572 f.). Er definiert diese Krankheit als
Ausdehnung der Hornhaut schlechtweg, spricht gleichzeitig von dem
Staphyloma sclerae, indem er beide Gewebe bzw. Krankheitsprozesse
für identisch hält. Den üblichen Kompressionsverband in der Staphylom-
kur unterschätzt er keineswegs in frischen Fällen, bei veralteten aber
geht er operativ vor. — Das Hypopion (574 f.) ist seiner Ansicht nach
als Umwandlung des Kammerwassers in Eiter aufzufassen, bewirkt
durch Bluterguß, Entzündung, Trauma und andere Ursachen. Wo die
ableitende Therapie nichts fruchtet, soll die Operation des Hypopion

---

[1]) Dissertatio de nova methodo sanandi fistulas lacrymales. Altdorfi 1716. —
Vgl. Morgagni, l. c. VI. 45 seq.

nicht verschoben werden. Er pflegte es mit einem Schnitt am untersten Kornealrande entweder mit der Lanzette oder nach der Methode von Woolhouse mit einer dreieckig geschliffenen Nadel zu eröffnen.

Die Totalexstirpation des Bulbus (579 f.) bezeichnet Heister als eine schwierige und gefahrvolle Operation, die sich aber nicht vermeiden lasse, wenn es sich um die Entfernung scirrhöser oder krebsiger Gebilde handle. Erscheint es nötig, wie beispielsweise nach Abtragung übel gestalteter Staphylome, nach Verletzungen oder Verschwärungen des Auges den Stumpf zu bedecken oder nach Herausnahme des Bulbus die Augenhöhle auszufüllen, so empfiehlt er den Gebrauch künstlicher Augen (581 f.). Sie wurden damals aus geschmolzenem Glas oder aus Plättchen von Gold, Silber oder Kupfer hergestellt, auf welche der Maler die Farben oft täuschend ähnlich auftrug.

Die von Cheselden erfundene und 1728 zuerst veröffentlichte künstliche Pupillenbildung erwähnt Heister im Anhange zur Staroperation. Er gibt mit wenigen Worten die Operationsmethode wieder, ohne in eine Erörterung sich einzulassen (564 f.).

Endlich ist der Ansichten zu gedenken, die unser Autor über den Strabismus äußert (583 f.). Er führt die Ursache des Leidens bei Kindern auf die schlechte Angewöhnung, die Augen stets nach einer Seite zu wenden, zurück. Häufig sei diese Schiefstellung durch Fehler in der Retina bedingt, am meisten aber wären Krämpfe und Lähmungen bestimmter Augenmuskeln der Grund des Schielens. Um dem Uebel abzuhelfen, lasse man nach St. Yves' Vorschlag Kinder des öfteren in einen vorgehaltenen Spiegel blicken, um durch das Gegenbild des kranken Organs eine Korrektur des Leidens herbeizuführen. Das Lesen kleiner Schrift wird als dienlich bezeichnet und das Tragen von Larven empfohlen, in welche je ein Loch eingeschnitten ist, wodurch das fehlerhafte Auge zur geraden Einstellung genötigt werde.

Im Bereiche der Geburtshilfe, wie Heister sie in seinem Werke darstellt, verdient an erster Stelle das Kapitel vom Kaiserschnitt genannt zu werden (684 f.). Es ist die Humanität, die ihn dazu drängt, die Operation zu befürworten, und die Aufgabe der Heilkunst, das Menschenleben wo immer zu erhalten, als obersten Grundsatz voranzustellen. Er geht von dem Widerstand aus, den anerkannte Geburtshelfer, wie Guillemeau, Mauriceau, Sollingen gegen die Zweckmäßigkeit der Sectio caesarea erheben oder deren Vornahme nur bedingungsweise zugestehen wollen. Er ist nicht weniger erzürnt über die Vorurteile der Bevölkerung, die offene oder versteckte Feindseligkeit der Theologen, und bemüht sich, sachliche wie fiktive Einwendungen zu entkräften und der Operation zur gebührenden Stellung zu verhelfen. Angesichts der zahlreichen Vorkommnisse, wo Mutter und Kind dem Unverstande zum Opfer fielen oder die lebendige Frucht mit der in ihren Nöten verstorbenen Mutter begraben würde, müsse endlich Wandel geschaffen werden. Unter Hinweis auf eine seiner Dissertationen verlangt er von der Obrigkeit ein Gesetz, wonach alle verstorbenen schwangeren Frauen sogleich nach dem Verscheiden geöffnet werden sollten, um das ungeborene Kind zu retten[1]). Die Indikation zum Kaiserschnitt teilt Heister naturgemäß nach drei Seiten: 1. Tod der Mutter und lebende Frucht; 2. lebende Mutter mit totem Kinde bei Unmöglichkeit der Geburtsbeendigung; endlich 3. den Fall, daß beide Teile am Leben sind, aber ohne augenscheinliche Gefahr und ohne Schnitt nicht zur Geburt gelangen können. Wenn auch bei ersterer Annahme die rasche Eröffnung des Mutterleibes einmütig von Aerzten und Chirurgen angeraten werde, so bestehe gleichwohl die Meinung, der Schnitt sei unnötig, da man nicht wissen könne, ob das Kind am Leben sei und dann der Körper nach dem Tode gewissenlos gemartert werde. Viel grausamer und unchristlicher wäre hier nach Heisters Worten die Unterlassung der Operation. „Hier zu Helmstädt," erzählt er, „wollte auch ein Bruder seine also verstorbene Schwester nicht öffnen lassen, sondern mich erschießen, wo ich es wagen wollte, daher das Kind ebenfalls sterben mußte." Bei der Operation zieht er den seitlichen Bauchschnitt jenem in der Mittellinie vor und nimmt, falls eine Ruptur des Uterus vorliegt, die Frucht samt Nachgeburt heraus. Ist jedoch die Gebärmutter geschlossen, so eröffnet er dieselbe behutsam, um zu dem Kinde zu gelangen; der gleiche Einschnitt hätte zu geschehen, wenn die Frucht in der Tuba Fallopii oder im Ovarium liegen sollte. Im anderen Falle, wenn die Mutter lebt und das Kind tot ist, keine Hoffnung aber besteht, daß letzteres geboren oder auf dem natürlichen Wege genommen werden könne, z. B. bei Tubar- oder Bauchschwangerschaft, Neubildung am Muttermunde oder im Uteruskörper, Beckenanomalien und andere Ursachen, hält unser Autor die Sectio für höchst nötig, obgleich sie Mauriceau und andere Zeitgenossen als tödlich erklären und lieber das Kind mit den Händen oder Instrumenten auf dem normalen Wege herauszubefördern trachten. Demgegenüber müsse man auf die nicht unglücklichen Erfolge des Schnittes verweisen, die eine Anzahl namhafter Autoren verzeichnen. Immerhin sei es jedoch ratsam, die Operation nur bei höchster Gefahr vorzunehmen und nur bei äußerster Not das äußerste zu wagen. Etwaigen Vorwürfen und Weigerungen soll ein rechtschaffener Arzt nicht Gehör schenken und es frage sich, „ob man nicht auch in der Not und aus christlicher Absicht beim Kaiserschnitt, wo es vernünftige Medici vor nötig erkennen, Gewalt gebrauchen könnte?" Er ist dieser Meinung, geht aber um so beherzter ans Werk, wenn die Gebärende selbst danach verlangt. Das Operationsverfahren an lebenden Schwangeren modifiziert er in naturgemäßer Weise.

Im Falle, als Mutter und Kind leben, die Geburt aber wegen „außerordentlicher Beschaffenheit der Gesäßbeine", abnormer Fruchtgestalt oder Lage weder auf dem Wege der Natur vor sich gehen, noch mit den Händen des Accoucheurs vollendet werden kann, erklärt er den Kaiserschnitt als unerläßliche Kunsthilfe. Insbesondere erscheint ihm diese Indikation von Wichtigkeit, wo es sich um das Leben eines

---

[1]) De foetu ex utero matris mortuae mature exsindendo. Altdorfi 1720.

fürstlichen Sprossen handle, Glück und Wohlfahrt ganzer Reiche und Länder von der Erhaltung des Erben abhinge. Merkwürdigerweise — sagt er — stützen sich einige Franzosen in der Ablehnung des Schnittes auf ein Dekret der Pariser theologischen Fakultät, die die Vornahme der Sectio caesarea gänzlich verwerfe, indes der italienische Episkopat solcher Engherzigkeit ferne stehe. Ist auch die Operation gefahrvoll, so beweisen Rousset, Saviard, Roonhuysen, Mauriceau und andere Meister, daß Mutter und Kind zugleich oder das letztere allein gerettet wurden. Nachdem er jedoch eingesteht, keine eigenen Erfahrungen hierüber zu besitzen und die Operation nur an Verstorbenen ausgeführt zu haben, so will er sie nicht um jeden Preis anraten, ja eher umgehen, insoferne die Möglichkeit gegeben sei, das Kind durch die ordentlichen Wege herauszubringen. Ob in desparaten Fällen, wo die Erschöpfung der Mutter bis zur Lebensgefahr vorgeschritten und die Lage des Kindes keinen anderen Ausweg als dessen Zerstückelung ins Auge fassen lasse, dennoch der Kaiserschnitt ratsam sei, diese Frage könne er, mit den meisten Aerzten und Theologen übereinstimmend, mit gutem Gewissen dahin beantworten, man müsse lieber den Stamm, also die Mutter statt der Frucht zu erhalten trachten, und nur, wenn man in einem Fürstenhause vor eine derartige Alternative gestellt werde, um des Nachkommens willen eine Ausnahme von der Regel machen.

Der in Heisters „Chirurgie" enthaltene Abschnitt von der Hebammenkunst trägt nur mittelbar und nebensächlich dem Wirkungskreise der Hebamme Rechnung. Das Kapitel: „Wie bei schwerer Geburt zu helfen, wenn das Kind noch lebet", ist wie jenes von der Hebammenkunst ein gedrängtes Kompendium der wundärztlichen Kunsthilfe bei Gebärenden (905 f.). Es beginnt mit der Lehre von der Wehentätigkeit, nimmt auf die Untersuchung des geschlossenen oder verstrichenen Muttermundes Rücksicht, handelt von der Exploration der Kindesteile, der normalen oder widernatürlichen Lage der Frucht und anderen Dingen, „die alle zu wissen dem Chirurgen vonnöten seien, weil man gemeinhin den Hebammen nicht wohl trauen dürfe". Bei Wehenschwäche soll man von einem Medikus stärkende und treibende Medikamente verordnen lassen, bei Vollblütigkeit einen Aderlaß applizieren, verschwollene Geburtsglieder mit Fettsubstanzen und Aufschlägen von Kräuterabkochungen traktieren. Heister ist einer der ersten deutschen Geburtshelfer, die die Gefahr der Blutung aus der Placenta praevia richtig auffassen und ihr mit der Lösung des vorgelagerten Mutterkuchens und der raschen Extraktion des Fötus zu begegnen suchen. In schweren Geburten ist nach deutscher Sitte die Kreißende auf den Geburtsstuhl zu setzen, während, wie ausdrücklich erwähnt wird, die Weiber in Frankreich und anderswo im Bette liegend zu gebären pflegen. Ist die Geburtsverzögerung in fehlerhafter Kindeslage bedingt und diese manuell nicht zu beseitigen, so schreite man zur Wendung auf die Füße. Als Indikationen nennt er unter anderem vorgeschrittene Wehenschwäche, den Vorfall eines oder beider Arme, den Vorfall der Nabel-

schnur, bedrohliche Blutungen überhaupt, insbesondere bei Placenta
praevia, Schief- und Querlagen aller Art. Wird aber in Schädellagen
der Kopf des Kindes, sei es durch Schiefstellung der Gebärmutter oder
Gesichtslage der Frucht oder Anstehen der Schultern an den Scham-
beinen, zum Hindernis, so gelinge es zuweilen gleich anfangs, dem
Kopfe die richtige Stellung zu geben. Ist dieser aber wegen Ein-
klemmung und Schlüpfrigkeit nicht wohl mit den Händen faßbar, so
werde die Herausholung der Füße vereitelt und damit die Rettung des
Kindes, oft zugleich jene der Mutter, zunichte gemacht. Palfyn hat,
so meldet Heister, ein besonderes Instrument (die beiden noch roh ge-
formten Löffel der späteren Geburtszange) erdacht, mit denen er den
Kindeskopf herausziehe. Heister hat das Instrument probiert, aber
ohne Vorteil, trotzdem er es mit einer beweglichen Schraube versehen
hatte. Bei mäßigem Drucke gleite es ab, bei stärkerer Gewaltanwendung sei die Gefahr eines Schädelbruches zu befürchten. Um der in
den allerschlimmsten Fällen gebotenen Zerstückelung der Frucht beizeiten vorzubeugen, müsse der Geburtshelfer bei feststeckendem Schädel
zu dessen manueller Extraktion schreiten. Umständlich beschreibt er
die einzelnen Handgriffe bis zur Entwicklung des Kindesleibes. Obzwar
Mauriceau, Deventer und la Motte das Verfahren geübt hätten, so ver-
schweigen sie keineswegs die Mißerfolge. Es erübrige daher in ver-
zweifelten Fällen kein anderes Mittel, um die Mutter zu retten, als das
Kind, sei es lebend oder tot, mit Zuhilfenahme von Instrumenten her-
auszunehmen. Als solche zählt er auf: die Perforation des Schädels
mit eventueller Verwendung stumpfer Haken, die Embryotomie (die
Eröffnung der Brust und des Unterleibes), den Gebrauch der Rueff-
schen Steinzange zur Ausziehung des Kopfes bei toten Kindern. Die
Benützung scharfer Haken, welche die damaligen Chirurgen bei schweren
Entbindungen zum ärgsten Schaden der Gebärenden handhaben, begegnet dem strengsten Tadel unseres Autors. Hätte sich Heister, wie
E. C. J. Siebold sagt[1]), kein anderes Verdienst in der Geburtshilfe erworben, als die Wendung mit nachfolgender Extraktion an den Füßen
unter den deutschen Wundärzten zuerst und allgemein verbreitet zu
haben, so wäre schon um dessentwillen sein Name in Ehren zu halten.

---

[1]) Siebold, E. C. J., Versuch einer Geschichte der Geburtshilfe. 2 Bde.,
1839—1845. I. Bd. 403—408.

Maximilian Stoll.

1742—1787.

I.

Die Wiener Schule, die Gerhard van Swieten (1700—1772) begründet
und zur vornehmsten ärztlichen Bildungsstätte seiner Zeit gestaltet
hatte, war die legitime Tochter der Schule Boerhaaves in Leiden, zugleich die Erbin der Klinik, die nach dem Tode des holländischen
Meisters verwaist dastand. Als Gerhard van Swieten, dem Rufe der
großen Kaiserin Maria Theresia folgend, das Amt eines kaiserlichen
Leibarztes 1745 antrat, war er ein Fremder im Donaureiche, unbekannt
mit den eigenartigen Verhältnissen des Landes, betroffen von den
starren, an das Mittelalter gemahnenden Einrichtungen des akademischen
Unterrichts, von der Rückständigkeit des ärztlichen Bildungswesens.
Wenige Jahre später ist er der Reformator auf diesem Gebiete, der
Organisator der höheren Studien, nachdem er die Universität ihres fast
ausschließlich kirchlichen Charakters entkleidet und den übermächtigen
Einfluß der Gesellschaft Jesu lahmgelegt hatte. Als Präfekt der Hof-
bibliothek mit den literarischen Neigungen und Bedürfnissen der Gebildeten vertraut geworden, ging er kraft seines Amtes als Zensor
daran, dem Lichte der Aufklärung Eingang zu schaffen, freisinnig und
doch mit klugem Bedacht die Schritte abwägend, um die neue Heimat
mit dem Geistesleben des Auslandes zu verbinden. Solches Beginnen
rief Aergernis und Erbitterung hervor, nicht bloß in den Kreisen der
Frommen, auch außerhalb derselben waren Neid und Mißgunst geschäftig, seine Tätigkeit herabzusetzen und zu verdächtigen. Aber alle
Gegnerschaft wurde zunichte an der Huld der Monarchin und dem
unerschütterlichen Vertrauen, das sie ihrem Leibarzte entgegenbrachte
und zeitlebens bewahrte. Denn die hohe Frau besaß unter den anderen
Tugenden, die sie in so reichem Maße zierten, die Gabe, jenen Männern,
von deren geistiger Ueberlegenheit sie einmal überzeugt war, selbstlos
sich unterzuordnen und dem Urteil erprobter Ratgeber willig zu folgen.
Solcher Auszeichnung konnte van Swieten sich erfreuen. „Er stand
bei Maria Theresia als Mensch und Arzt in einem Ansehen, wie es
höher und fester nicht gedacht werden kann" [1]). Die staatsmännischen

---

[1]) Arneth, Geschichte Maria Theresias Bd. IX, 157.

Leistungen auf dem Gebiete des öffentlichen Lebens, die das sich ver-
jüngende Oesterreich seinem Talente und seiner immensen Arbeitskraft
zu danken hatte, sind bekannt, sie auch nur vorübergehend zu würdigen,
liegt nicht in unserer Aufgabe.

Die durchgreifenden Verbesserungsvorschläge, die van Swieten zur
Hebung des medizinischen Unterrichtes ausgearbeitet hatte, erhielten
1749 die kaiserliche Sanktion [1]). Er selbst präsidierte der medizinischen
Fakultät und vereinigte alle Geschäfte in seiner Hand. Um die neue
Aerzteschule lebensfähig zu gestalten, sorgte er zunächst für die Ge-
winnung brauchbarer Lehrer. Zur Pflege der Botanik wurde ein
Pflanzengarten angelegt, der Chemie ein Laboratorium eingeräumt, die
Professur beider Fächer Dr. Langier aus Nancy übertragen. Als Anatom
wirkte anfänglich Schellenberger, dann Jaus, ein Schüler Winslows,
später L. Gasser, der Entdecker des nach ihm benannten Ganglions.
Die Chirurgie, mit praktischen Kursen im Hospital verbunden, lehrte
von 1749 an Jaus, dem man den Florentiner Wundarzt Palucci zur
Seite stellte, damit die Jünger der Chirurgie und Medizin von seiner
gerühmten Kunst im Starstich und in der Lithotomie profitieren sollten.
Begabte jüngere Aerzte, wie Heinrich Crantz, den nachmaligen Lehrer
der Pharmakologie, schickte man zu weiterer Ausbildung auf Staats-
kosten nach Paris und London. Nach seiner Rückkehr (1754) lehrte
er zunächst Geburtshilfe, um derentwillen 1748 ein eigenes Lektorat
errichtet worden war. Erfüllt von der Mission, die Ausbildung der
Aerzte mit allen Mitteln zu fördern, trat van Swieten, der vormals in
Leiden unter dem Beifall Boerhaaves und zahlreicher Zuhörer Jahre
hindurch als Dozent gewirkt hatte, selber als Lehrer auf. Er las über
medizinische Methodologie und Boerhaaves Institutionen vor einem aus-
erlesenen Auditorium, das dankbar und begeistert die Vorträge aufnahm. Doch von den Verpflichtungen seiner Stellung im Hof- und
Staatsdienste vollauf in Anspruch genommen, legte er nach einiger Zeit
die freiwillig übernommene Professur der theoretischen Medizin zurück
und übertrug sie einer jüngeren Kraft. Die wenigen Mußestunden, die
er erübrigte, widmete er seinem literarischen Lebenswerke: den Kommentaren zu Boerhaaves Aphorismen von der Erkenntnis und Heilung
der Krankheit, einem voluminösen Opus von fünf Bänden, dessen Bearbeitung van Swieten noch während seines Aufenthaltes in Leiden
begonnen und erst am späten Lebensabend vollendet hat. Eine erstaun-
liche Gelehrsamkeit ist darin aufgespeichert, eine Summe von Wissen
und Erfahrung darin niedergelegt, wie sie nur einem Arzte zu Gebote
stand, der in der alten gleichwie in der neuen Medizin gleich gründlich
belesen war und bei aller Literaturkenntnis den offenen Blick eines
hervorragenden Praktikers besaß. Nicht immer ist es blinde Ehrfurcht
vor dem geliebten Lehrmeister, die alleinig das Wort führt; wenn auch
van Swieten dessen Autorität hoch über jene anderer Vorgänger setzte

---

[1]) Puschmann, Die Medizin in Wien während der letzten hundert Jahre.
Wien 1884, S. 11 ff.

und anfänglich sich begnügte, Boerhaaves Lehrsätze lediglich zu erläutern, so benützt er diese in den späteren Bänden mehr zu Stützpunkten, um die aus unabhängigem Studium geschöpfte Meinung zu vertreten. Ueber die knappen Sentenzen hinausgreifend, entwickelte er die eigenen Gedanken und schuf so ein selbständiges Fundamentalwerk, das nahezu den ganzen Inhalt und Umfang der wissenschaftlichen Medizin des 18. Jahrhunderts veranschaulicht.

Vom Anbeginne seiner organisatorischen Tätigkeit hatte er sich zur Aufgabe gestellt, eine Lehrstätte der praktischen Medizin nach dem Vorbilde der Klinik in Leiden einzurichten. Die „Exercitatio clinica viva", in welcher er herangereift war, sollte in Wien erschlossen und der klinische Unterricht am Krankenbette, der bisher in ganz Deutschland nirgendwo Pflege gefunden hatte, zum Mittelpunkt der ärztlichen Bildung werden. Schon im Hofreskripte vom 7. Februar 1749, das die wesentlichen Grundzüge umfaßte, die van Swieten zur Reform der medizinischen Studien in Vorschlag gebracht hatte, war die Gründung der Klinik ausgesprochen. Erst nach vier Jahren schritt man zur Ausführung des Planes, bestimmte zur Unterkunft der „praktischen Lehrschule" zwei Zimmer mit je sechs Betten (für männliche und weibliche Kranke) im Bürgerspitale. Das klinische Lehramt selbst zu übernehmen, war van Swieten der anderweitigen Geschäfte halber außerstande, wenngleich es ursprünglich in seiner Absicht gelegen war, auch hierin mit gutem Beispiel voranzugehen. Er sah sich daher genötigt, an die Wahl eines Ausländers zu denken, von dem er die volle Eignung als Lehrer erwarten konnte. Es war dies sein um wenige Jahre jüngerer Genosse aus der Schule in Leiden, sein Freund Anton de Haën (1704—1776), damals ein gesuchter Arzt in seiner Vaterstadt Haag. De Haën kam 1754 nach Wien und eröffnete ein Jahr darauf die Klinik. Ihm wurde das Recht eingeräumt, aus den anderen Abteilungen des Bürgerspitales wie aus dem Dreifaltigkeitsspital Patienten zum Zwecke des Unterrichtes auszuheben; ein stark frequentiertes Ambulatorium bildete überdies die wünschenswerte Ergänzung des klinischen Materiales. Mit Eifer und Tatkraft unterzog sich de Haën seiner Aufgabe; unermüdlich bedacht, den Schüler zu selbständiger Nachforschung und Denkarbeit anzuleiten. Als Mensch war er streng gewissenhaft, wahrheitsliebend und anspruchslos, als Arzt ein scharfer Beobachter und von tiefer Bildung. Ausgestattet mit einer glänzenden Rednergabe, verstand er es, die Jünger für die praktische Arzneiwissenschaft zu begeistern und ihre Anhänglichkeit dauernd in Besitz zu nehmen, ein Kliniker im besten Sinne des Wortes, der den Ruhm der jungen Schule in alle Länder trug. Bekennt er sich auch als Anhänger der drei großen Aerzte: Hippokrates, Sydenham und Boerhaave, und sind ihre Lehren die Richtschnur seines Handelns, so geht er dennoch den eigenen Weg, der sich nirgends in seinen Schriften klarer und bestimmter abhebt, als in seiner „Ratio medendi" [1]). In diesem seinem

---

[1]) Anton de Haën, Ratio medendi in nosocomio practico etc. Vindob.

Hauptwerke vermißt man kaum einen Gegenstand der Pathologie, den
der Verfasser nicht geistvoll besprochen hätte. Der Hippokratismus
ist ihm oberstes Prinzip, wenn es sich darum handelt, den Ursprung
und Verlauf der Krankheiten zu verfolgen, die Lebensordnung festzustellen und die Heilvorgänge der Natur vor dem störenden Einflusse
einer überschwenglichen Pharmakotherapie zu schützen. Als ein heller
Kopf weiß er die Fehler und Irrtümer der Vorfahren überall herauszufinden und mit den Erfahrungen der Neuzeit in Einklang zu bringen,
freilich diesen nur so weit Geltung zu gewähren, als sie vor seinen
Augen Billigung fanden. Polemisch in hohem Maße veranlagt, eine
Kampfnatur, wie sie in der Gelehrtenwelt nicht alle Tage in die Erscheinung tritt, war de Haën stets bereit, gegenteilige Anschauungen
auf das heftigste zu bekämpfen. Wie er Haller, dem großen Physiologen, in erfolglosem Streite über dessen Irritabilitätslehre gegenüber-
trat, die Inokulation als Verstoß wider Gottes Gebot verwarf, Magie
und Zauberei verteidigen zu müssen glaubte, so kehrte er auch in
anderen Fragen der Aufklärung, zumal in medizinischen Dingen den
Geist des Widerspruches und eine reaktionäre Gesinnung gegen alle
„Neoterici“ hervor. Es sind dies unleugbare Schattenzüge im Bilde
des Klinikers, allenfalls erklärbar aus einem Zwiespalt seiner geistigen
Persönlichkeit oder, wenn man will, aus einer Dissonanz seiner Ueber-
zeugungen; sie sind aber schwer vereinbar mit dem Bestreben, die
Klinik dem schwankenden Boden der Doktrinen und Theorien zu entziehen, sie auf eigene Füße zu stellen und den Fortschritt der praktischen Medizin wiederum auf die klinische Arbeit allein aufzubauen.
Auf diesem Gebiete ist er unverdrossen tätig; er unterwirft viele Haupt-
stücke der bisherigen Krankheitslehre einer kritischen Sichtung und
Prüfung und wenn er in manchen Dingen nur Ansätze zu Untersuchungen späterer Gelehrter zurückläßt, so sind die positiven Leistungen
de Haëns schon wertvoll genug, um bleibend vermerkt zu werden.
Obgleich er die Physiologie als Ratgeberin weniger hochschätzt, experi-
mentelle Versuche über die Wirkung von Arzneikörpern, wie solche
der treffliche Pharmakologe Störck vorgenommen hatte, verurteilt, so
steht er auf der anderen Seite beispielsweise nicht ab, das Tierexperi-
ment zur Lösung der Frage über die Todesart Erhängter, Ertrunkener
und Erstickter heranzuziehen. Vor allem imponiert uns noch heute
die Sorgfalt, mit welcher er das schon von Sanctorius, Boerhaave und
van Swieten in unvollkommener Weise benützte Thermometer zum
ersten Male rationell in der Krankenuntersuchung handhabt. Seine
Wärmemessungen führten ihn zu wichtigen Schlüssen im Verhalten der
Körpertemperatur in pathologischen Zuständen, so zur Konstatierung
der gesteigerten Wärme während des Fieberfrostes, der exzessiven
Temperaturzunahme im Wechselfieber, bei dem er nach vermeintlichem
Ablauf noch fortdauernde Irregularitäten der Wärmeproduktion beob-

---

1758—1773. 15 voll. — **Continuata.** 1772—1779. 3 voll. — Deutsche Ausgabe von
Ernst Plater in 9 Bänden. Leipzig 1779—1785.

achten konnte. Er war der erste, der auf das Phänomen der postmortalen Temperaturerhöhung aufmerksam machte und die Unzulänglichkeit der bisher auf die Pulsbestimmung ausschließlich gestützten
Diagnose und Prognose des Fiebers erkannte. Die verworrene Lehre
vom Pulse entging nicht seiner Kritik, ebensowenig die Konfusion in
der herrschenden Vorstellung von den Exanthemen. So war de Haën
einer der ersten, der gegen die Bedeutung des Friesels und Frieselfiebers die Stimme erhob und vieles, was man dem gefürchteten Ausschlag beizulegen für gut befunden hatte, klar und nüchtern als Produkt einer übertriebenen Diaphorese erklärte. In therapeutischer Richtung predigte er vernünftiges Vorgehen, einfachste Medikation. Ein
abgesagter Feind der bis zum Uebermaß von den Zeitgenossen ver-
ordneten Brechkuren, ist er dennoch von dem Fehler nicht freizusprechen, den Aderlaß über Gebühr bevorzugt zu haben. Daß er die
pathologische Anatomie in den Dienst der Klinik zu stellen bemüht
war, bezeugt die reiche Anzahl der Leichenöffnungen in seiner Schule,
die Wichtigkeit, die er der Nekroskopie beimaß und die Beflissenheit,
Krankheitsbilder durch das Ergebnis der Obduktion zu ergänzen oder
zu berichtigen.

Anton de Haën überlebte van Swieten, dessen Todestag auf den
18. Juli 1772 entfiel, nur um vier Jahre. Maria Theresia übertrug
de Haën das Amt eines kaiserlichen Leibarztes; er versah es ebenso
gewissenhaft wie alle anderen Obliegenheiten, aber seine klinische Lehrtätigkeit schränkte er darum in keiner Weise ein, der wissenschaftlichen Arbeit setzte erst der Tod ein Ende. Er schied am 5. September
1776 aus dem Leben.

Van Swietens Reformwerk der medizinischen Studien hatte in der
alten Kaiserstadt kräftige Wurzel geschlagen. Anton Störck, welchen
van Swieten schon in den letzten Jahren seines Lebens zur Mitwirkung
an der Leitung des Sanitätswesens herangezogen und durch Verleihung
wichtiger Aemter und Würden ausgezeichnet hatte, übernahm vom
Jahre 1772 an die Führung der Medizinalangelegenheiten und das
Präsidium der medizinischen Fakultät; letzteres hatte er zwar mit dem
kaiserlichen Leibarzte Kestler zu teilen, aber er war die Seele des
Ganzen und auch dem Geiste nach der würdigste Nachfolger seines
Gönners. Die Organisation der Fakultät im Jahre 1775 war sein Werk.
Ein Kreis tüchtiger, zum Teil hervorragender Lehrer leitete den Unter-
richt. Wir nennen unter den damaligen Professoren nur den Botaniker
Jacquin, den Chirurgen F. Leber, den Geburtshelfer Steidele, den Anatomen und Ophthalmologen Barth und den schon oben erwähnten
Pharmakologen Heinrich Crantz. Doch nicht bloß die Fakultät verlieh
der jungen Schule einen rasch sich mehrenden Glanz, aus ihr war auch
eine Generation von Aerzten hervorgegangen, die nach allen Richtungen
bahnbrechend zu wirken begann. Welcher nachhaltige Einfluß auf die
Epidemiologie datiert nicht aus dieser Quelle? Wie hat sie den Geist
der Forschung angeregt, die exakte Methode de Haëns zu Ehren gebracht und zu Entdeckungen geführt, die dieser zwar leidenschaftlich

bekämpfte oder schweigend ignorierte? Wir meinen die aufsehen-
erregenden Untersuchungen, die Anton Störck und Joseph Collin über
die Heilwirkung gewisser Giftpflanzen veröffentlichten, vor allem aber
das unsterbliche „Inventum novum", mit welchem Leopold Auenbrugger
1761 als Erfinder der Perkussion hervortrat.

Im Mittelpunkt des allgemeinen Interesses stand die medizinische
Klinik, der mit Recht die Führung der wissenschaftlichen Arbeit zufiel.
Schon als de Haën an seinem Lebensabend nicht mehr die Kraft besaß,
das Lehramt auszuüben, war man vor die schwerwiegende Frage gestellt,
wem die Vertretung dieser verantwortungsreichen Stelle zu übertragen
sei, welcher von den jüngeren Aerzten wohl vor anderen geeignet wäre,
den erkrankten Meister zu ersetzen? Die Wahl fiel auf Maximilian
Stoll, einen Mann, der bisher kaum in den Vordergrund getreten,
am wenigsten literarisch bekannt geworden war. Doch wie nicht selten
im Leben des einzelnen wie im Geschicke öffentlicher Institutionen
günstige Faktoren zusammenwirken und das, was wir gemeinhin Glück
oder Zufall nennen, den Ausschlag gibt, so war dies bei der Berufung
Stolls der Fall. Ein schlichter Praktiker übernahm die berühmt gewordene Wiener Klinik und es sollte ihm beschieden sein, ihren Ruf
noch weiter zu steigern und zu festigen.

Maximilian Stoll [1]), geboren am 12. Oktober 1742 in dem schwä-
bischen Flecken Erzingen, der zur fürstlich Schwarzenbergischen Herrschaft Klettgau gehörte, war der Sohn eines Landwundarztes, der ihn
zum gleichen Berufe auszubilden gedachte. Abneigung und Widerwillen
des Knaben gegen das blutige Handwerk, wie dessen Vorliebe für
höhere Schulbildung bestimmten den Vater, den Jungen in die Lateinschule zu schicken, die er einige Jahre hernach mit dem Gymnasium
der Jesuiten in Rottweil vertauschte. Seinen Lehrern blieb das Talent
des Schülers nicht verborgen und sie überredeten ihn, trotz der väter-
lichen Einsprache, 1761 in den Orden einzutreten. In Ingolstadt weiter
ausgebildet, wirkte er von 1765 an als lehrender Magister am Kollegium
der Väter Jesu zu Hall in Tirol, später in Eichstädt, wo er, seiner
freieren Geistesrichtung wegen von den Oberen verfolgt, 1767 den
Orden verließ, um sich in Straßburg dem Studium der Medizin zu
widmen. Schon im folgenden Jahre wanderte er, von de Haëns Berühmtheit angezogen, nach Wien, setzte mit Hilfe der Unterstützung,
die ihm Fürst Schwarzenberg auswarf, seine Studien fort und erhielt
1772 den Doktorgrad. Kurze Zeit darauf zum Physikus des Honter
Komitates in Ungarn ernannt, eröffnete sich ihm eine ausgedehnte, an-
gestrengte Landpraxis, deren Mühen ihn aber nicht abhielten, den Aufgaben eines medizinischen Beobachters nachzugehen. Hier legte er
den Grund zu seinen Untersuchungen über die Natur und Behandlung

---

[1]) Ueber Stolls Leben vgl.: Wittwer, M. Stoll, Fragmente zu einer künftigen Biographie desselben. Arch. f. d. Gesch. d. Arzneikd. I. Bd. 1. Stück. Nürnberg 1790. — Eyerel in M. Stollii Ratio medendi, IV. 1 seq. — Hecker, Gesch.
d. neueren Heilkunde. Berlin 1839, S. 500 ff. — Wurzbach, Biogr. Lexikon,
XXXIX. 161 ff. — Puschmann, l. c. S. 45 ff.

der Fieber; sorgfältig verzeichnete er Tag für Tag die gemachten Wahrnehmungen, suchte gemeinsame oder disparate Züge in den endemischen Krankheiten herauszufinden und herrschende Epidemien zum Objekt besonderer Nachforschung auszuwählen. Ein schweres Wechselfieber, von dem er sich lange nicht erholen konnte, bewog ihn, 1774 nach Wien zurückzukehren. Als Arzt bald von einer ansehnlichen Klientel geschätzt, begann er, ohne die Erlaubnis der Fakultät einzuholen, über medizinische Gegenstände Vorlesungen abzuhalten, die sich des lebhaften Zuspruches der Kollegen erfreuten. Sein Stern war im Aufgang; denn nicht nur, daß er zum ordinierenden Arzt des Dreifaltigkeitsspitales bestellt wurde, Störck übertrug ihm auch während de Haëns Erkrankung die Supplierung der medizinischen Klinik und nach dessen Tod die Professur der praktischen Heilkunde, die er am 13. Mai 1776 antrat. Stoll hatte sich vorher mit der Tochter des einflußreichen Wiener Arztes Dr. Molitor von Mühlfeld vermählt, ein Umstand, der mithalf, ihm den Weg zur Lehrkanzel zu ebnen. Als am Ende desselben Jahres die Klinik aus dem Bürgerspital in das Unierte Spital übersiedelte (offiziell das unierte spanische National-Militär- und Dreifaltigkeitsspital genannt), fungierte er hier zugleich als Primarius. Es stand ihm frei, neben den klinischen Patienten die übrigen Kranken der 180 Betten umfassenden Anstalt zum Zwecke des Unterrichtes einzubeziehen, in dessen Interesse weiterhin die Verwendung des zahlreichen Kontingents ambulanter Patienten von höchstem Wert war.

Stolls Ansehen als klinischer Lehrer wuchs mit jedem Jahre. Seine Methode, die Schüler am Krankenbette zu unterweisen, übte auf die Studierenden die stärkste Anziehungskraft. Sie sowohl wie die Kranken liebten ihn, weil sie täglich Beweise seines edlen Herzens empfingen. Von dem klaren, faßlichen Vortrag, der eher die Theorie verschmähend, desto mehr die praktische Schulung im Auge behielt, waren die Zuhörer begeistert. Seine Lehranstalt wurde, wie Hecker sagt, zum Vorbild aller klinischen Schulen. Aus weiter Ferne kamen Jünger und selbst ältere Aerzte herbei, um von ihm zu lernen. So wie er schon in Ungarn angefangen hatte, seine Erfahrungen niederzuschreiben, so ging er vom Jahre 1776 daran, alles, was ihm wissenswert und zum Ausbau der Heilkunde förderlich dünkte, in der Form von Ephemeriden aufzuzeichnen, die er mit reicher Kasuistik und monographischen Abhandlungen ergänzte. Sie bilden den Inhalt der „Ratio medendi in nosocomio practico Vindobonensi", einem Werke, dem wir auf den folgenden Blättern immer wieder begegnen werden.

Als Joseph II. im Jahre 1780 den Thron bestiegen und verkündet hatte, die Wohlfahrt des Reiches auf neue Grundfesten aufzubauen, begannen die gewaltigen Umwälzungen, von denen der Staatskörper in seiner ganzen Gliederung betroffen werden sollte. Blieb auch manche Absicht des hochgesinnten Herrschers unerfüllt, scheiterte so manche Idee an ihrer Undurchführbarkeit oder an der Beharrlichkeit oppositioneller Kräfte, die sich stärker und zäher erwiesen als der souveräne Wille des Monarchen, desto größerer Erfolg war seiner Menschen-

freundlichkeit beschieden, um so höhere Verdienste erwarb er sich um
die Jugendbildung und um die Fürsorge für Hilflose und Leidende.
Auf keinem Gebiet hat Joseph II. mehr Segen gestiftet als auf dem
Boden der Nächstenliebe. So war aus der Initiative des Kaisers der
Plan entsprungen, die vielen kleinen Spitäler Wiens aufzuheben, statt
ihrer auf dem Platze des sogenannten Großarmenhauses ein großes
Krankenhaus zu errichten, das zugleich dem Studium der Medizin zu
dienen hätte. Unter den Aerzten, die sich 1782 an den Vorschlägen
über den Bau und die Einrichtung der künftigen Anstalt beteiligten,
befand sich auch Stoll. Galt es doch, zur monumentalen Schöpfung
das Beste beizutragen und winkte nicht jenem Bewerber, dessen Pläne
der Kaiser guthieß, sichere Anwartschaft auf die Stelle des Direktors?
Stolls Gedanken, die er seinem Projekte zugrunde legte, erwecken noch
heute Interesse [1]). Um nur weniges daraus anzudeuten, sei bemerkt,
daß er ein Gegner weitschichtiger Spitäler war, weil solche, auf ein
enges Terrain zusammengedrängt, der Verbreitung ansteckender Krankheiten Vorschub leisteten. Kein Argument hätte vermocht, ihm in
dieser kapitalen Frage eine bessere Stütze zu bieten, als der Hinweis
auf das Hotel Dieu in Paris, wo in damaliger Zeit Fleckfieber, Typhoid,
Erysipel und Wundinfektionen aller Art heimische Gäste waren. Stoll
trat für Erbauung einer Anzahl getrennter, in sich abgeschlossener
Krankenabteilungen ein. Akute Krankheitsfälle sollten von den chronischen separiert, die Schwerkranken von Rekonvaleszenten lokal geschieden, Unheilbare den Siechenhäusern überwiesen werden. Er empfahl
die zweckmäßige Unterbringung der Klinik und ihrer Nebenräume, denn
es verstünde sich, wie er sagt, von selbst, daß ihr eine würdige Stätte
wissenschaftlicher Arbeit eröffnet werde. Durch genaue Registrierung
der Krankheitsbeobachtungen käme man in die Lage, Entstehung,
Ablauf und Wiederkehr gewisser Krankheiten zu verfolgen, die Abhängigkeit der Volkskrankheiten von dem Wechsel der Jahreskonstitution
zu erforschen. In alljährlich erscheinenden Berichten sollte über die
gesammelten Wahrnehmungen einschließlich der Ergebnisse der regel-
mäßigen Leichenöffnungen Rechenschaft gegeben werden.

Doch es kam anders, als er es erhofft hatte. Joseph II. billigte
den Entwurf seines Leibarztes Jos. Quarin und ernannte ihn zum Direktor
des Allgemeinen Krankenhauses, das 1784 mit einem Fassungsraume
von 2000 Betten eröffnet wurde. Die Ablehnung der Vorschläge war
nicht die einzige Enttäuschung, die unserem Kliniker widerfuhr; war
es die Gegnerschaft Quarins allein oder verband sich damit die Scheel-
sucht anderer Männer von Einfluß, die Stoll um sein zunehmendes
Ansehen in der Praxis beneidet haben mochten, Zurücksetzung und
Kränkungen blieben ihm nicht erspart. Mit der Schließung des Unierten
Spitales verlor er seine Stelle als Primarius daselbst, ohne dafür anderweitige Entschädigung erlangt zu haben. Die Klinik wurde in das

---

[1]) Stoll, Ueber die Einrichtung der öffentlichen Krankenhäuser. Herausgegeben von G. A. von Bleckhen. Wien 1788.

neue Hauptspital übersetzt, des früher verfügbar gewesenen Lehrmateriales beraubt. Nur in zwei Krankenzimmern mit je sechs Betten und einem Vortragssaal bestehend, in unwürdigen Räumen untergebracht, sollte sie ihre Aufgabe erfüllen. Dem Buchstaben nach war ihr das Recht der Aushebung geeigneter Kranken aus den übrigen Abteilungen der Anstalt zugestanden, in Wirklichkeit jedoch derart geschmälert oder vereitelt worden, daß der Unterricht empfindliche Not litt. Wollte Stoll bestimmte Krankheitsfälle auswählen, so wußte man solches Begehren unter irgendeinem Vorwand zu verweigern. Um so weniger zögerte man, moribunde Patienten auf die Klinik zu bringen, die weder dem Lehrer noch den Schülern etwas bieten konnten. Nicht einmal die Zuweisung eines eigenen Lokales zur Vornahme klinischer Sektionen durchzusetzen war er imstande. Um seine Professur noch mehr zu belasten, hatte 1786 die Regierung beabsichtigt, ihm die Abhaltung medizinischer Vorlesungen für Chirurgen zu übertragen. Nur dem Machtworte Josephs II. hatte er es zu danken, davon auf Lebenszeit befreit geblieben zu sein [1]).

Von allerlei Schikanen bedrückt, von anonymen Schmähschriften verfolgt, hätte eine kräftigere Natur, als Stoll sie besaß, mehr an Energie aufgebracht, um über solche Ränke sich hinwegzusetzen. Ihnen nahezu unterliegend, erwog er den Gedanken, aus dem Lehramt zu scheiden und nur der privatärztlichen Tätigkeit sich zu widmen. Er gab die Absicht auf, bemühte sich, seine Kräfte zum Wohl der Schule aufzubieten, sie reichten jedoch nicht mehr aus. Der ärztliche Beruf mit seinen Anforderungen hatte seine an sich schwächliche Gesundheit untergraben und kaum die nötige Zeit zu schriftstellerischer Arbeit ihm erlaubt. „Ich reise wie ein Kurier durch das Leben," sagte er oft zu seinem Freunde Pezzl, „keine bleibende Stätte, keine Muße, mich auf dem großen Schauplatz der Welt umzusehen, sie zu genießen, bleibt mir übrig; des Morgens steige ich in den Wagen und abends daraus" [2]). Stoll starb am 23. Mai 1787 im 45. Lebensjahre an Apoplexie. Ganz Wien war von der Todesnachricht ergriffen, Arme wie Reiche betrauerten seinen Verlust. Der Dichter Blumauer, dem Stoll in schweren Leiden beigestanden hatte, widmete ihm einen Nachruf, worin er die ärztliche Meisterschaft und die Herzensgüte des Verstorbenen preist und ihn als „Opfer seiner Kunst und seines Eifers" beklagt. Die Biographen erzählen uns, seine Witwe hätte die Leiche des Gatten im Jesuitengewande beerdigen lassen, obgleich er seit seiner Entlassung aus dem Orden in keinerlei Berührung mit demselben mehr gestanden war. Seine Ehe war keine glückliche; sein einziger Sohn Johann Ludwig (1778—1815) und nachmaliger Erbe eines ansehnlichen Vermögens verschleuderte Geld und Gut, trieb sich als schöngeistiger Abenteurer unstet in der Welt herum und hatte es der Fürsprache Corvisarts, des

---

[1]) Geschichtliche Notizen über das medizinische Clinicum der Wiener Universität. Gezeichnet von G.(ustav) L.(öbel). Wien. med. Wochenschr. 1871, Nr. 36, S. 880.

[2]) Wittwer, l. c. S. 105.

Leibarztes Napoleons I. zu verdanken, daß dieser dem verarmten Lite-
raten eine schmale Pension auswarf[1]).

Stolls Nachfolger im Lehramte war Jakob Reinlein, ein unbedeu-
tender Mann, unter dessen Leitung der Ruf der Wiener Klinik in
kürzester Zeit herabsank. Erst als der Niedergang des Institutes
weitere Dimensionen anzunehmen drohte, entschloß sich die Regierung
zu radikaler Abhilfe, schob Reinlein beiseite und berief 1795 Peter
Frank aus Pavia als Direktor des Allgemeinen Krankenhauses und
Professor der praktischen Medizin. Nunmehr der Führung dieses tat-
kräftigen, kenntnisreichen Arztes anvertraut, hob sich Ruf und Zuspruch
der vordem so blühenden Schule, ihr Glanz währte aber nur so lange,
als P. Frank hier wirkte. Nach seinem Abgang im Jahre 1805 ver-
flachte der neuerliche Aufschwung, statt der geistigen Bewegung trat
Ruhe und Stillstand ein.

Die Schriften, welche Stoll innerhalb des kaum vierzehn Jahre
umspannenden Zeitraumes seiner literarischen Tätigkeit verfaßt hatte,
erschienen zum Teil noch während seines Lebens, zum andern Teil
wurden sie nach seinem Tod herausgegeben. Das Hauptwerk, die
Ratio medendi, haben wir bereits genannt; es bildet die vorwiegende
Quelle seiner Lehren, die Fundgrube seiner Anschauungen. Stoll erlebte
noch die Veröffentlichung der ersten drei Bände des Sammelwerkes
(1777—1780), indes die weiteren vier Teile von seinem begabten und
fleißigen Schüler Joseph Eyerel 1789—1790 ediert worden sind[2]). Der
Zeitfolge nach schließt sich an den zweiten Band der Ratio medendi
das Anfangsstück der von Stoll in die Hand genommenen Ausgabe der
hinterlassenen Werke de Haëns, einer Publikation, die gleichfalls Eyerel
1795 zu Ende führte[3]). Wir sehen ab von der 1781 in Mohrenheims
„Wienerischen Beiträgen zur praktischen Arzneikunde" niedergelegten
Abhandlung Stolls über die Bleikolik, weil sie vollinhaltlich im vierten
Bande der Ratio medendi Aufnahme gefunden hat. Im nächsten Jahre
gab unser Autor aus van Swietens posthumen Tagebüchern dessen
„Constitutiones epidemicae et morbi potissimum Lugduni Batavorum
observati" (2 Tomi 1782) heraus, ein würdiges Denkmal der Gediegenheit und Klarheit des Beobachters, wie nicht weniger der Dankbarkeit
des Herausgebers. Erst 1786 erschienen die „Aphorismi de cognoscendis et curandis febribus"[4]), ein Buch von geringem Umfang, aber
meisterhafter Darstellung, das ungeteilten Beifall fand. Ein Jahr
nachdem Stoll dahingegangen war, besorgte G. A. von Beeckhen die
Drucklegung der schon genannten Arbeit des Verewigten: „Ueber die

---

[1]) Wurzbach, l. c. S. 157 f.
[2]) Die ersten vier Bände hat G. L. Fabri in deutscher Uebersetzung herausgegeben. Breslau 1787—1795.
[3]) A. de Haen, Opuscula quaedam inedita. Accedunt Historiae morborum
a Stollio in Collegio clinico Haenii annis 1770—1772 consignatae. Editionem curavit
Josephus Eyerel. 2 Partes. Vindob. 1795.
[4]) Weitere Ausgaben der Aphorismen: Ticini 1792, 1822. — Französisch von
Mahon und Corvisart. Paris 1809, 1855.

Einrichtung öffentlicher Krankenhäuser". Eyerel schritt ebenfalls daran, das reiche geistige Vermächtnis seines Lehrers zu sichten, zu veröffentlichen, überdies den ursprünglich lateinischen Text ins Deutsche zu übertragen und zum Teil mit Erläuterungen zu versehen. Es sind dies außer der Fortsetzung der Ratio medendi die „Pralectiones in diversos morbos chronicos" (lateinische Ausgabe der zwei Bände 1788, deutsche 1788 und 1791), die Sammlung der „Dissertationes medicae ad morbos chronicos (1788) und die wertvollen fünf Abteilungen der „Commentaria in Maximiliani Stollii Aphorismos", die Eyerel 1788 begonnen und 1792 vollendet hat.

II.

Um Stolls Krankheitslehre in den Hauptzügen darzulegen, wollen wir den herkömmlichen Weg von der allgemeinen zur speziellen Pathologie und Therapie beibehalten. Die prinzipiellen Grundsätze, die seiner Doktrin eine eigentümliche Prägung verleihen, erleichtern uns wesentlich das Verständnis seiner Schriften. Aus der Schule Boerhaaves hervorgegangen, ist Stoll gleichwohl bestrebt, viele Lehrmeinungen von der Entstehung, Natur und Heilung der Krankheiten in seinem Sinn umzudeuten und nach den eigenen Gedanken zu formen. Mehr der Empirie als den Theorien zugetan, nimmt er Hippokrates, den großen Meister ärztlicher Erfahrungsweisheit zum Vorbild, indem er den Ursprung der Krankheiten nicht auf die inneren Störungen des Organismus allein beschränkt, sondern zugleich zu ihrer Erklärung das Walten der Natur außerhalb des Menschen heranzieht. In dieser Weiterung nähert er sich am meisten Sydenham, der die Ideen des Koers von der Entwicklung der Krankheiten aus Außenvorgängen von neuem verkündet hat. Vom hippokratischen Geiste erfüllt und Sydenham, dem Interpreten folgend, schreitet Stoll zu seiner Lehre von der Krankheitskonstitution.

Analog der Lehre Sydenhams weist er dem stehenden Fieber (febris stationaria) den weitesten Umfang und die nachhaltigste Potenz zu. Es könne, sagt Stoll, Jahre hindurch bestehen, wachse an, nehme ab und werde endlich von einem Fieber anderer Natur verdrängt, dessen nähere Beschaffenheit wir aber nicht kennen, obgleich es alle Krankheiten ohne Unterschied, selbst die Witterungsfieber unter seine Botmäßigkeit zwinge. Die letztgenannten Formen (febres annuae) verteilen sich einem Gesetze folgend auf die einzelnen Jahreszeiten: das Entzündungsfieber im Winter und am Anfang des Frühlings, das Gallenfieber im heißen Sommer, das Schleimfieber im Herbst, endlich das Wechselfieber, dessen Herrschaft in das Frühjahr und in die Herbstzeit fällt. Er ist der Ueberzeugung, die Jahreszeiten besitzen bestimmenden Einfluß auf die Krankheiten, eine bestimmte Krankheit sei jeweilig vorherrschend, deren Charakter in anderen Krankheiten sich offenbare, so wie das herrschende Fieber die Nebenkrankheiten beeinflusse. Von dieser Annahme geleitet, baut er seine Schlüsse auf, um

aus ihnen zur Erkenntnis gesetzmäßiger Vorgänge vorzudringen. Er
sucht die Kausalität wie das Wechselverhältnis zwischen Jahreszeit und
Krankheit zu begründen und erblickt die Hauptursache in den Aenderungen der Witterung, indem er Luftdruck, Lufttemperatur, Hitze und
Kälte, Trockenheit und Feuchtigkeit der Atmosphäre, Regen, Schnee,
Windstärke und ähnliche Faktoren in Rechnung zieht. Denn alle diese
äußeren Wandlungen, zumal wenn sie grassierenden Volkskrankheiten
vorangehen oder solche begleiten, seien von dominierender Einwirkung
schon darum, weil sie eine gewisse Prädisposition des Körpers mit sich
bringen. Das konstitutionelle Element vergleicht er mit einem Sauer-
teig, der diese oder jene Krankheit zum Keimen bringe und den man
zerstören müsse, um heilend eingreifen zu können. Zu dem Ende
registrierte er vom Jahre 1775 an Tag für Tag, Monat für Monat die
Witterungsstände und die innerhalb der Monate hauptsächlich vorkommenden Krankheitsformen. Selbst über frühere Zeit wollte er sich
informieren und durchforschte in dieser Absicht die Totenlisten des
Dreifaltigkeitsspitales der Jahre 1761—1775, um aus den Todesursachen
etwaige Rückschlüsse auf herrschend gewesene Krankheiten nach den
Jahreszeiten und ihrem konstitutionellen Verhalten abzuleiten (Ratio
medendi I. 255 seq.).

Nach Stolls jahrelangen Beobachtungen herrschen im Winter und
Frühling Katarrhalfieber und inflammatorische Krankheiten. Mit Eintritt des Sommers treten gallige Erkrankungen an ihre Stelle, die bis
in den Spätherbst hinein anzuhalten pflegen. So seien die Frühjahrs-
fieber durch Produktion von Schleim in den ersten Wegen, die Sommerfieber durch abnorme Gallenbildung, jene der Herbstzeit durch biliöse
und dicker gewordene Säfte gekennzeichnet (R. m. II. 162). Die Eigenschaft der Jahreszeit, Kälte oder Hitze beeinflusse außerdem die Lokalisation des Hauptfiebers; es etabliere sich in rauhen Monaten im Oberkörper, während es den Sommer über die Organe des Unterleibes in
Mitleidenschaft ziehe. Sicher stünde, sagt er, daß die nämliche Krankheitsmaterie, die zu anderer Jahreszeit Katarrhe und seröse Zustände
an Kopf und Brustorganen hervorzurufen pflege, im Sommer Flüsse,
Katarrhe oder Rheumatismen der Gedärme auslöse, die von den ersteren
nur dem Sitze nach verschieden wären (R. m. III. 251). Diesem hippokratischen Standpunkt verleiht er besonderen Nachdruck. Dem zweiten
wie dem dritten Bande der Ratio medendi setzt er als Motto koische
Lehrsätze voran, welche den Konnex der Krankheit und Jahreszeit in
lapidaren Worten ausdrücken. In der Vorrede zum zweiten Band des
genannten Werkes beteuert er, „nie irgend einer Methode mit Zurücksetzung aller anderen zugetan zu sein, sondern allezeit diejenige zu
wählen, welche Jahreszeit und die mit ihr im Verhältnis stehende
Krankheit fordert". Er bleibt aber nicht bei einer schematischen Einteilung stehen, sondern richtet das Augenmerk bei seinen Forschungen
auf die Variationen des anscheinend gleichmäßigen Hauptfiebers der
Saison. Sind beispielsweise die Sommerkrankheiten, namentlich wenn
sie epidemisch auftreten, ihrem Wesen nach in verschiedenen Jahr-

gängen einander gleich oder doch ähnlich, so zeigen sie gleichwohl „tausendfältige Larven und protheusartige Gestalten, die denjenigen betrügen, der sie nicht am Krankenbett auf das genaueste studiert hat" (R. m. II. 166). „Denn die epidemische Konstitution bringt alle übrigen Krankheiten unter ihre Fahne" (ibid. 194). Sie zeige sich jedoch nicht immer am Beginn und Ende der Jahreszeiten an konstanten Uebergängen, sondern offenbare nicht selten interkurrierende Wandlungen. So hätte sich im März 1777 die pleuritische Disposition des Januars im folgenden Monat in Neigung zu Katarrhen und zur Entstehung schleimiger Pneumonien umgeändert, die katarrhalische Materie daraufhin den Unterleib ergriffen und von hier aus über den ganzen Körper sich verbreitend, das Zustandekommen von Scharlach- und Frieselausschlägen veranlaßt (R. m. II. 24). Die mit der Unregelmäßigkeit des Genius epidemicus einhergehenden Alterationen der Krankheitsmaterie, besonders jener von biliöser Beschaffenheit, mischten sich heterogenen Fiebern, wie Masern oder Pocken bei, verschlimmerten den Zustand von Wunden und Geschwüren, erzeugten abweichenden Verlauf in typischen Fiebern, indem sie Entzündung und Bösartigkeit bewirkten (R. m. II. 48, 195, 269). Man müsse im Auge behalten, daß je nach der Jahreszeit das herrschende Fieber einen entzündlichen Charakter annehmen könne, zuzeiten auch zusammengesetzte (hybride) Fieber erschienen, die nicht aus einerlei Quelle, sondern von Galle, Schleim und entzündetem Blut herrühren (ibid. 273). Auf ähnliche Vermischung hin deutet er ein im Frühjahr 1777 grassierendes Nervenfieber als kombiniertes Schleim- und Gallenfieber mit Entzündung und bezweifelt nicht, daß fieberhafte wie fieberlose Rheumatismen trotz scheinbarer Uebereinstimmung bei verschiedenen Personen unter verschiedener Gestalt anders bei Männern, anders bei Frauen abliefen (ibid. 36). Aus derartigen Beobachtungen, wenn man sie weit genug ausdehnen und ohne theoretische Voreingenommenheit anstellen würde, verspricht sich unser Autor, es müßte dann einmal gelingen, ein förmliches System der Fieber zu konstruieren, die man bisher voneinander nur nach Symptomen unterschieden hätte (ibid. Präfat. und 78 seq.).

Ist Stoll bedacht, aus den Einflüssen der Atmosphäre die Krankheitskonstitution zu ermitteln, so säumt er nicht, das vermeintlich gewonnene Ergebnis unmittelbar in die Praxis umzusetzen. Seinem Glauben nach liegt im Wechsel der krankmachenden Außenvorgänge zugleich die Indikation, nach dem jeweilig hervortretenden Krankheitscharakter die Richtung in der Therapie einzuschlagen. Die herrschende Krankheit verlange die ihrer Ursache zukommende Heilmethode, denn die Hauptkrankheit hätte verschieden geartete Leiden im Gefolge, „die, aus derselben Quelle entspringend, aus der gleichen Quelle genährt werden" (R. m. III. 36 seq.). Unverzeihlich wäre es, würde der Arzt solche Anzeigen der Natur gering schätzen oder gar vernachlässigen. Sich lediglich auf Symptome zu stützen, ohne das Ganze und seinen Ursprung zu ergründen, zieme nicht dem wahren Arzte. Die gemeinsame Ursache drückt den Nebenkrankheiten, unter anderen den Meta-

stasen, die Signatur auf, sie erfordert einerlei Therapie. Ist es offenkundig, daß das regierende Fieber aus der Galle stammt, gegen welche
Materie, besonders wenn ihre Kruditäten den ersten Wegen anhaften,
Brechmittel vortreffliche Wirkung äußern, so werden auch bei den
Nebenkrankheiten Emetika allen anderen Mitteln vorzuziehen sein
(R. m. II. 175). Der therapeutische Effekt werde umgekehrt dort, wo
das vorwiegende Fieber sich der Beobachtung noch entziehe, deutliche
Fingerzeige aufweisen, von welcher Beschaffenheit es sei, ob entzündlicher, galliger oder schleimiger Natur. Der vorsichtig erwägende Arzt
wird in Zeiten der Ungewißheit schon aus dem Nutzen oder dem Fehlschlagen einer bestimmten Behandlungsmethode (Aderlaß, Brech- oder
Abführmittel) Anhaltspunkte gewinnen, dem Charakter der Hauptkrankheit und ihrer Bestimmung näher zu rücken. Dabei wird er gut tun,
nicht vorschnell aus oberflächlichen Indizien auf einen oft zweideutigen
Wechsel der Konstitution zu schließen und mit der danach gewählten
Arznei Schaden zu stiften (R. m. II. 317). Prinzipiell sei in den Perioden
des wechselnden Witterungsstandes Vorsicht zu üben, gegebenenfalls
durch probeweise Anwendung von Heilmethoden zu ermitteln, ob sich
die Konstitution gleich geblieben sei oder sich geändert habe; denn
unvermerkt und öfter pflege beispielsweise der gallige Grundton der
Krankheit einen entzündlichen oder entzündungsartigen (subinflammatorischen) Charakter anzunehmen.

Es ist bemerkenswert, daß Stoll seine Doktrin von der Krankheitskonstitution innerhalb des Zeitraumes 1776—1780 ausgebaut und in
den entsprechenden Abschnitten der Ratio medendi zum Leitfaden der
Studien gestaltet hat. Die nachherigen Aufzeichnungen lassen ein auffälliges Zurückweichen des vorherigen Standpunktes erkennen. Die
Uebermacht des gastrisch-biliösen Krankheitsgenius verlor in seinen
Augen an Bedeutung, mehr war es seiner Meinung nach der Entzündungscharakter, der in den Volkskrankheiten sich zu manifestieren
begann. Schon in den Ephemeriden des Jahres 1780 legt er sich die
Frage vor, ob an der periodischen Wiederkehr stationärer Fieber, wie
sie in vergangenen Zeiten bemerkt worden wäre, festzuhalten sei oder
nicht, er zwar glaube daran (R. m. IV. 97). Doch vom Januar 1782
sagt er, es sei bisher kein bestimmt ausgesprochenes Fieber, weder ein
stehendes noch Jahresfieber nachweisbar gewesen, sondern ein Gemisch
von Schleim-Gallen-Entzündungsfiebern und solchen von katarrhalischer
wie rheumatischer Natur. Deshalb wäre man auch genötigt gewesen,
die Behandlungsmethode zu variieren und indirekt nach den Symptomen
einzurichten (R. m. VII. 39).

Stolls Name hat sich dem Gedächtnis nachfolgender Generationen
am meisten eingeprägt, weil man ihn als den Urheber der gastrischbiliösen Krankheitslehre hinzustellen pflegte. Doch mit Unrecht; er
war nur ein Verkünder derselben, nicht er allein, sondern andere Beobachter haben vor- und nachher die Grundanschauung geteilt, im Magensysteme läge die Quelle der meisten pathologischen Störungen, die Galle
und ihre Anomalien führten Fieber der verschiedensten Art herbei.

Boerhaaves Schüler Johann de Koker hatte dies schon 1719 behauptet, Tissot beschrieb 1755 eine Gallenfieberepidemie in Lausanne, Ph. G. Schröder in Göttingen war 1766 als Anwalt der biliösen Konstitution und ihrer Vorherrschaft bekannt geworden, angesehene englische Aerzte wie Huxham und Grant von gleicher Ueberzeugung durchdrungen. Indem Stoll sie akzeptierte, blieb er im Grunde einer während des ganzen 18. Jahrhunderts hervortretenden Idee getreu; wohl aber wird festzustellen sein, daß er sie mit besonderem Eifer gepflegt und vorwiegend durch seine Autorität als Kliniker zu Ehren und Verbreitung gebracht hat.

Im Widerspruch mit älteren Autoren bezeichnet er als Galle jene unreife, bittere, zuweilen süßlichfad schmeckende Materie, die sich im Magen ansammle, die sehr selten aus der wahren Galle, sondern irgendwoher stamme (potius cruda undecunque nata colluvies est) und unter Trägheit des Magens zur Verderbnis neige. Im Frühjahr dünnflüssig und durch Brechmittel leicht eliminierbar, nähme diese den Magenwänden anhaftende „saburrale" Materie in warmer Zeit eine zähe Beschaffenheit an und reagiere erst nach vorheriger arzneilicher Auflösung auf Emetika. Schwer verdauliche Speisen in Verbindung mit Säuren begünstigen die Bildung galliger Unreinigkeiten, die schon nach Hippokrates' Worten (de natura hominis) im Laufe des Sommers und Herbstes den ganzen Körper einnehmen und, wie Stoll bezeugt, in diesen Jahresabschnitten zur Entwicklung bösartiger Krankheiten disponieren (R. m. I. 28 seq.). Treten die galligen Kruditäten in die Blutbahn über, so vermögen sie Affektionen in allen Organen und febrile Prozesse, darunter das Gallenfieber, schlechtweg herbeizuführen. Selbst Fieber von ausgesprochenem Typus, wie das Wechselfieber, erfahren durch die biliöse Konstitution Aenderungen, was in seinem Sinne als ein triftiger Beweis zu gelten hätte, daß die erste Ursache vieler „versteckter" Intermittensfälle im Magensysteme gelegen sei (R. m. I. 76). Nicht weniger würde das Kindbettfieber durch Ueberschuß an fehlerhafter Galle, durch die so bedeutsame Polycholie beeinflußt; das Puerperalfieber, das während des Sommers 1777 im Unierten Spital aufgetreten war, sei aus dem galligen Krankheitsgenius, nicht aus einem ansteckenden Miasma hervorgegangen, ebensowenig entzündlicher oder putrider Natur gewesen (R. m. II. 51 seq.). Zahlreiche Beobachtungen dienen zur Bekräftigung dieses Axioms. So zählt er zur Familie der Gallenkrankheiten: Fälle von Ophthalmie, Phrenesie, Hemiplegie, Pleuresie, Pneumonie, Hämoptoe, Keuchhusten, Konvulsionen, Kolik, Exantheme, Rheumatismen u. a. m. Gemeinsame Kennzeichen solcher Spielarten des herrschenden Gallenfiebers sind: gelbgrüner Zungenbelag, bitterer Geschmack, Ekel vor Speise, Auftreibung des Magens und der Hypochondrien, Atembeklemmung, Brechreiz, safranfarbiger, rasch sedimentierender Harn, unterdrückter Stuhlgang. Unter den wechselnden Erscheinungen nennt er Fieber, Schmerz, Rötung, Blutungen, Metastasen u. a. m.

Verweilen wir kurz bei der von Stoll so ausführlich beschriebenen

gallichten Pleuresie und Peripneumonie, die ein Schulbeispiel seiner
Lehre darbieten und als pars pro toto hier Platz finden mögen. Er
schildert den Zustand folgendermaßen: Die Kranken boten die vorhin
erwähnten allgemeinen Symptome. Das Fieber war ungleichförmig,
bald kontinuierlich, bald unregelmäßig steigend und fallend. Kritische
Entscheidungen ereigneten sich niemals (R. m. I. 61). Nicht immer
traten die charakteristischen Erscheinungen zutage, sie variierten vielfach, verbargen sich hinter dem Bilde eines Katarrhs, nur wenige
Patienten wurden von stechendem Schmerz in der Thoraxwand befallen
oder wiesen ein blutgestreiftes Sputum auf. Von letzterem sagt er,
sie hätten außer der gallichten Krankheit eine wahre Entzündung der
Lunge gehabt (R. m. I. 3 seq.). Gemeinhin ging die Krankheit in
Lösung über, zuweilen wurde sie, wie er sich ausdrückt, bösartig, d. h.
sie nahm unter allgemeiner Schwäche einen üblen Ausgang. Die
Influenzaepidemie 1775,76 erklärt er gleichfalls für einen gallichten
Katarrh, unter welchem freilich zahlreiche Fälle von anhaltenden nach-
lassenden Fiebern nicht so sehr aus der fehlerhaften Materie des Magens
allein, sondern gleichzeitig aus der Entzündbarkeit des Blutes hervorgingen. Wenngleich er oftmals die Vorherrschaft gallig-entzündungs-
artiger Pleuresien beobachtete oder ihrer Verwicklung gedenkt, so liegt
für ihn kein Zweifel vor, daß die biliöse Pleuresie und Peripneumonie
in die inflammatorische Form direkt übergehe und zwar werde dies
hauptsächlich durch unzeitigen Aderlaß verschuldet, wonach die in die
entleerte Blutbahn eindringende gallige Schärfe das Blut reize und zur
Entzündung der Lungen und Membranen Anlaß gäbe. Die Entzündung
der Lunge könne, wenn sie nur kleine Gewebspartien betroffen hat,
versteckt bleiben und zu einem chronischen Prozeß sich entwickeln.
Und doch ist in seinen Augen die gallige oder „unechte" Pleuresie
von der wahren oder entzündlichen wesentlich verschieden, außerdem
beide von der dritten Form, der schon von Sydenham beschriebenen
rheumatischen Pleuresie abweichend.

Es erscheint nicht überflüssig, an die Auffassung des Franzosen
Parrot zu erinnern, der unserem Stoll eine liebevolle Studie gewidmet
hat [1]). Er sagt: „Um die knapp ausgesprochenen Ansichten des Wiener
Professors zusammenzufassen, gibt er in diesem Punkt der Pathologie
drei Gattungen der Peripneumonie oder Pleuresie zu: 1. die entzünd-
liche, jene, die wir heute kennen; 2. die biliöse, die er eine falsche
Entzündung nennt und von ersterer nur die Maske trägt und die wir
nach heutigem Sprachgebrauch nennen würden: gastrisches Ueber-
gewicht, gastrisches Fieber, Bronchialkatarrh mit saburralem Zustand
der ersten Wege; 3. endlich die gemischte Form. Diese letztere ist
wahrhaftig die Pneumonia biliosa, sozusagen eine Lugenentzündung mit
vorwiegend gastrischen Erscheinungen."

Wo nach Stoll eine wahre Entzündung ausgeschlossen werden könne,

---

[1]) M. Parrot, Maximilian Stoll. Conferences historiques de la faculté de
médecine des Paris. Paris 1866, p. 162.

eröffne man mit der Verabreichung eines Brechmittels das Heilverfahren. Er hält große Stücke auf den Brechweinstein und stellt ihn weit über die unverläßlichere Ipekahuanawurzel. Gerstendekokte mit oder ohne Zusatz von Oxymel und Mittelsalzen hätten die Aufgabe, die Krudidäten des Magens zur Lösung zu bringen und zur Wegschaffung vorzubereiten. Gegen die Atemnot werden Spießglanzpräparate, Kermes mineralis und minimale Gaben von Tartarus emeticus vorteilhaft angewendet, hingegen Abführmittel widerraten und nur in der rheumatischen Pleuresie Tamarindenabkochungen als heilsam erkannt. Letztere Form allein erheischt den Gebrauch von Kantharidenpflastern, die sonst allzu heftig wirken, das Fieber vermehren und nur um ihrer reizenden Eigenschaft willen indiziert erscheinen. Den Aderlaß verurteilt er in galligen Pleuresien und Pneumonien auf das entschiedenste, hält ihn jedoch in der echten Lungenentzündung für höchst wirksam und in Fällen, wo die Entzündung sich der anfänglich biliösen Erkrankung als sekundäre Komplikation zugesellt hat, neben Emeticis abwechselnd als zulässig. In zweifelhaften Anfangsstadien, wo der Typus der Pleuresie und Peripneumonie noch unausgesprochen ist, möge der Arzt zu einem Probeaderlaß seine Zuflucht nehmen und aus dem Befunde der Speckhaut des entleerten Blutes seine Diagnose ergänzen.

In der Fieberlehre bekennt sich Stoll zu den Maximen der Leidener Schule, ohne seine Grundsätze von dem Einfluß des Genius epidemicus aufzugeben. Er zollt den aphoristischen Lehrsätzen Boerhaaves das höchste Lob, will aber dennoch, wie er im Vorwort zu den eigenen Aphorismen sagt, einige Lehren des großen Vorgängers ausschließen, abändern und mit den Beobachtungen neuerer Aerzte in Einklang bringen. An die Spitze seiner Aphorismen stellt er den Satz, die Fieber seien von allen Krankheiten die gemeinsten, sie gesellen sich zu den meisten Krankheiten; letztere seien oft nur die Folgezustände der Fieber, die wiederum an sich zur Gesundheit oder zum Tode zu führen vermögen. Ohne daß wir, fährt er fort, das Wesen des Fiebers zu erkennen imstande wären, nur mit dessen mannigfachen Erscheinungen uns abzufinden haben, wenn abnorme Wärme- und Pulssteigerung auf Anomalien einer oder mehrerer Körperverrichtungen hinweisen, so liege der Grund dieser Symptome in der Reizbarkeit des Herzens und des arteriellen Kreislaufes, in der erhöhten Irritation der Lebenskraft überhaupt, welche sich bemühe, den fremden Reiz, den Tod abzuwenden. Dieses Heilbestreben der Natur, das sich in der depuratorischen Wirkung des Fiebers manifestiert, Schädlichkeiten zu entfernen und den Körper zu reinigen sucht, bildet wie bei Boerhaave und späteren Schriftstellern ein Hauptaxiom Stolls. Je nach dem Verlaufe hitzige und schleichende Fieber, nach dem Vorkommen epidemische oder singuläre Fieber unterscheidend, erkennt er unter den allgemeinen Ursachen als wichtigste Faktoren die Jahreskonstitution und den Witterungswechsel an, während die sporadischen Fieber auf individuellen Fehlern beruhen.

Die oben genannten Witterungsfieber gleichen den vier Segmenten eines Kreises, innerhalb welcher sich unzählige andere Fieber einteilen

lassen. Aber auch die vier Hauptfieber gehen untereinander Verbindungen ein; so vereinige sich das Entzündungsfieber, das Stoll ein
nicht fauliges anhaltendes Fieber (febris continua non putris) nach
Boerhaave nennt, mit dem Faul- oder Gallenfieber, anderseits sei es
mit einer örtlichen Entzündung verknüpft oder der topische Prozeß
mangle. Worin das Wesen der Entzündung bestünde, sei unbekannt
(natura inflammationis necdum cognita est. R. m. IV. 307). Obschon
er unter den Ursachen die Stagnation der Flüssigkeiten in den Gefäßen,
einem Hauptgrundsatze der Iatromechaniker entlehnend, anführt und
zur Erklärung entzündlicher Vorgänge heranzieht, kommt man in seinen
Schriften über die allgemeinen, mehr oder weniger unklar formulierten
Sentenzen der Zeit nicht hinweg. Wichtiger als die Theorie dünkt
ihm die Therapie, die sich vornehmlich auf die Erschlaffung der ge-
spannten Teile und auf Verminderung der zirkulierenden Säfte zu
richten habe. Unter die Entzündungskrankheiten reiht er die meisten
febrilen Organerkrankungen ein, gleichviel ob es sich um wirkliche,
materielle Störungen oder nur um idiopathische, gleichsam symptomatische Aenderungen der Funktionen handelt.

Neben dem Entzündungsfieber ist das Gallenfieber der ansehnlichste
Repräsentant, nach seinen Worten ein wahres Schmarotzerfieber, das
sich allen Arten von Krankheiten beigeselle (Aphor. 349). Unter das
Bild der Febris biliosa, dessen Hauptstriche oben Platz gefunden haben,
fallen unterschiedliche anders benannte Fiebergattungen der Alten, so
der Hemitritaeus, die Febris typhodes, ardens u. dgl. Der Konnex mit
den drei übrigen Hauptfiebern beruht auf der Menge und Beschaffenheit des in der Blutbahn aufgespeicherten Gallenstoffes (Aphor. 352, 362).

Das Schleimfieber, vorwiegend bei Leuten von lymphatischer Konstitution und von schlaffer Natur der Fasern anzutreffen, im Frühjahr
häufig mit dem Entzündungsfieber vergesellschaftet, pflegt unter dem
Bilde von rheumatischen, katarrhalischen, konvulsivischen Leiden in
die Erscheinung zu treten. Als besondere Spielart desselben rechnet
er die unechte Lungenentzündung (Pneumonia notha seu pituitosa) hierher, aus übermäßigem, zuerst im Blute erzeugten Schleim hervorgegangen, der in den Lungen sich ansammle. In vorgeschrittenen
Fällen partizipiere daran der im Körper frei erzeugte Schleim (glutinosum
spontaneum), eine Komplikation von übler Prognose. Entsprechend
der Aetiologie des Schleimfiebers sollte das Kurverfahren in auflösenden Arzneien, milden Laxantien, schwachen und in kleinen Gaben ver-
ordneten Brechmitteln, späterhin in bitteren und stärkenden Medikamenten bestehen.

Das vierte der sogenannten Witterungsfieber, das Wechselfieber,
teilt unser Autor, abgesehen von den herkömmlichen Unterscheidungs-
merkmalen des Fiebertypus, in zwei Hauptgruppen: in die des Frühlings und jene des Herbstes, zwischen denen die Monate Februar und
August den Grenzpfeiler bilden. Sporadisch oder epidemisch auftretend,
an manchen Orten einheimisch, nähme es häufig die „Larve" anderer
Fieber oder Krankheiten an oder bleibe unausgebildet, verborgen,

unstet oder irrend, je nachdem die kleinsten Fasern der Gefäße und
Eingeweide der Stockung, Gerinnung oder Verdünnung der von der
scharfen Krankheitsmaterie durchsetzten Säfte unterlägen. Ausdrücklich bemerkt Stoll, daß die auf falsche Diagnose gestützte, verkehrte
Behandlungsweise der Aerzte nicht selten an der Irregularität des
Wechselfiebers Schuld trage. Die vorbereitende Ursache ist unbekannt,
als erregende Ursachen tragen Diätfehler, Unreinigkeiten der Humores
zur Auslösung des eigentlichen Fieberagens bei, „vielleicht auch ein
eigenes Miasma?" (Aphor. 429.) Beiderlei Ursachen zu begegnen, sei
Aufgabe der Behandlungsmethode, die übrigens bei dem nämlichen
Wechselfieber in verschiedenen Zeiträumen aus der einen wie aus der
anderen Indikation abgeleitet werden könne. In der entzündungs-
widrigen Behandlung sind auflösende Mittelsalze, gelinde Purganzen,
wenn nötig, Aderlässe während der Apyrexie angezeigt, deren gün-
stigen Einfluß Stoll in Ungarn wahrgenommen haben will. Den auflösenden und austreibenden Mitteln komme die Behebung des Fiebers
und seiner Wirkungen zu. Es sind dies unter anderem alkalische,
saure flüchtige Salze, verschiedene Seifen und Gummiarten, Spießglanz-
und Quecksilberpräparate. Brechmittel schicken sich am besten vor
dem Fieberanfall und sollten mit dem schweißtreibenden Verfahren vereinigt werden. Wenn er zur Bekämpfung der vorbereitenden Ursachen
und zur Linderung bzw. Vorbeugung des Fieberparoxysmus die Dia-
phoretika hochschätzt, zu ihrer Unterstützung nach Opium, Tartarus
emeticus, Ipekakuanha und anderen Mitteln langt, so mißt er auf der
anderen Seite psychischen, suggestiven Einwirkungen, der Freude wie
dem Schrecken, ferner der Gymnastik in jeglicher Form eine gewisse
Kraft bei, um dem Fieberanfall zuvorzukommen. Die Chinarinde will
er heftigen und hartnäckigen Intermittensfällen vorbehalten wissen und
warnt vor ihrer unzeitigen Anwendung (Aphor. 456). Es überrascht
nicht, wenn Stoll, an den stehenden und Witterungsfiebern festhaltend,
Zwischenstufen annimmt, die aus einem spezifischen Miasma erzeugt
und epidemisch sich ausbreitend vom herrschenden Krankheitsgenius
gut oder übel beeinflußt werden. Er nennt sie epidemisch zwischen-
laufende Fieber und rechnet hiezu Pocken, Masern und Scharlach.

Unter dem Faulfieber versteht Stoll nicht so sehr ein Fieber
sui generis, sondern die Steigerung der aus jeder Fieberursache stammenden Wirkungen, aus denen sich die Produkte „einer fäulnisähnlichen
besonderen Abartung der festen und flüssigen Teile" erzeugen, sowie
die Verderbnis der Säfte, zumal der Galle, zu einer Fäulnis der ganzen
Blutmasse führen könne. Ebensowenig ist der Begriff der Malignität
umgrenzt, sondern das Wort nur der Ausdruck für jede Verschlimmerung im Einzelfalle wie im Verlaufe einer Epidemie. Jedes Fieber
vermag sich zu einem anhaltend fauligen zu entwickeln, das in mannigfachen Formen und wiederum unter Verwicklung mit anderen Krankheiten
sich ausspricht. Das vielgestaltige Bild ist nach moderner Termino-
ogie schwankend; nur unsicher lassen sich die wenigen ätiologischen
Angaben auslegen, wenn faule Ausdünstungen auf Schiffen, in Gefäng-

nissen, Baracken, Hospitälern usw., daneben exzessive Hitze oder Kälte,
psychische Ueberanstrengungen, Schädlichkeiten der Nahrung, Arznei-
gifte als veranlassende Ursachen aufgezählt werden (Aphor. 492).
Dürfen wir uns darunter Infektionskrankheiten, wie Abdominaltyphus
oder Fleckfieber vorstellen? Greifbarer stellt sich die Symptomatologie
heraus, wo es sich um die Bildung lokaler Entzündungsherde, eiteriger
und jauchiger Metastasen, mißfärbiger Hautflecken, Blutungen und
ähnlicher Erscheinungen handelt. Liegt solchen Erscheinungen nicht
ein pyämischer Prozeß zugrunde? Nicht ohne Grund schließt das
Kapitel vom Faulfieber mit der bedeutungsvollen Frage: Ist es ansteckend und auf was für eine Art? (Aphor. 510.)

III.

Das anscheinend lockere Gefüge in Stolls spezieller Pathologie
wird den oberflächlichen Leser verwirren, zum mindesten nicht zu
jener raschen Orientierung verhelfen, die er aus einem wohlgeordneten
Werke empfängt. Selbst in den „Aphorismen", wo er eine gewisse
Lehrhaftigkeit annimmt, verzichtet er auf pedantische Gliederung des
Stoffes, er will nur die wichtigsten Lehrsätze der Heilkunst dem Jünger
und Praktiker auf den Weg mitgeben. Sein Hauptwerk, die Ratio
medendi, ist gerade gekennzeichnet durch freie, ungezwungene Vereinigung der in der Zeitfolge gesammelten Erfahrungen, wie durch die
daran gereihten Reflexionen des Verfassers. Er ist sich dessen bewußt,
ehrlich und bescheiden zugleich legt er gleichsam das Glaubensbekennt-
nis in folgenden Worten ab: „Ordnung und passenden Zusammenhang
muß zwar der beobachten, der ein Gebäude aufführen will; wir aber,
die wir bloß Handlanger des Baumeisters vorstellen, haben unsere
Pflicht, glaube ich, hinlänglich erfüllt, wenn wir alle Materialien, die
künftighin gebraucht werden können, so wie sie uns nur in die Hand
kommen, auf verschiedene Haufen zusammentragen" (R. m. III. 317).

Beginnen wir unsere Ausschnitte mit der Phrenitis (der sogenannten
Hirnwut). Er begriff darunter Geistesstörungen, Gehirnläsionen trau-
matischer Natur, wie die aus einem Entzündungsfieber hervorgerufene
„echte" und ursprüngliche Gehirnentzündung mit ihrem ganzen Symptomenkomplex. An der Leiche wies er nach: die Produkte einer
zwischen die Hirnhäute ausgeschwitzten gerinnbaren Lymphe, Ansammlung von Blutwasser in den Ventrikeln, Anwesenheit von Eiterherden
oder Bildung einer scharfen, ätzenden Jauche. Unheilbare Psychosen,
sagt er, seien am Kadaver durch Härte, Verdickung und Verwachsung
der Meningen charakterisiert. Von der wahren Phrenitis müsse man
aber die zufällige trennen, die jedes akute Fieber oder jeden Entzündungsprozeß begleiten könne, wenn der Entzündungsstoff nach dem
Gehirn getragen werde. In einer an William Grant gerichteten Abhandlung „De causa et sede Phrenitidis" (R. m. III. 173 seq.) ergeht
er sich in scharfsinniger Weise über das Thema. Namentlich die

sekundäre, sympathische Form, soferne die Mitleidenschaft des Gehirns mit anderen Fiebern und Krankheiten in Delirien sich äußere, stellt er voran. Die prädisponierende Ursache sei meist im galligen oder dem gallig-entzündlichen Fieber bedingt, der Gehirnreiz werde durch die biliösen Unreinigkeiten (saburra ventriculi) ausgelöst; darum wird man nicht fehlschlagen, den Sitz der Krankheit entweder in den Unterleib oder in das Cerebrum selbst zu verlegen, ersteres, wenn das Magensystem von biliösen, fauligen Säften überfüllt ist, letzteres, wenn Partikel der Krankheitsmaterie ins Gehirn gelangt und dort abgelagert worden sind. Die genuine Phrenitis bekämpft Stoll antiphlogistisch und mit energischer Kälteanwendung, in der sympathischen Form kehrt er die Heilmethode nach der Natur der veranlassenden Entzündungskrankheit. In ähnlicher Weise beurteilt er das Wesen der Angina, die entweder eine rein örtliche Erkrankung darstelle (febris inflammatoria universalis cum inflammatione topica, tonsillarum videlicet) oder als symptomatische Bräune mit anderen Krankheiten kombiniert sein könne. Die letztere Gattung erklärt er für die weitaus häufigere und sagt, es gäbe deren ebenso viele, als es verschiedene Fieber gibt, in deren Begleitung sie auftritt. Demnach rückt er die subinflammatorische Angina in erste Reihe, „mag nun das Entzündungsfieber die Ursache oder die Folge des Fiebers sein“. Aus ihr gehe die eiterige, brandige und häutige Bräune hervor, hingegen werde der Prozeß je nach der Natur des begleitenden Fiebers zur schleimigen, rheumatischen (katarrhalischen), galligen Angina oder sie zeige sich als Komplikation mit einem der akuten Exantheme und werde dann beispielsweise die erysipelatöse, skarlatinöse Angina genannt. Diese Einteilung erscheint ihm am zweckmäßigsten, weil sie der Beschaffenheit des ursächlichen Fiebers und damit der Indikation der Behandlung Rechnung trüge. Die von Home, Rosenstein u. a. beschriebene Drosselbräune faßt er als Ausschwitzung einer Entzündungslymphe mit Membranbildung in der Luftröhre und ihren Aesten auf; von ihr scheidet er die Synanche der Alten ab, deren Auflagerungen den Larynx und oberen Speiseröhrenabschnitt einnehmen. Die brandige, aus dem höchsten Entzündungsgrade hervorgehende Bräune differenziert er wieder von der ursprünglichen Angina in ihrer bösartigen Form, die durch schwarzbläuliche Mißfärbung des Halsraumes den Beginn des gangränösen Zerfalles anzukündigen pflege, jedoch mit der gleichfalls zu Bösartigkeit neigenden Angina beim Scharlach- oder Petechialfieber nicht verwechselt werden dürfe (Aphor. 86—127). Er verweist auf die Verschiedenartigkeit in der Beschreibung der Bräunegattungen und folgert daraus auf die Wandlungen des Krankheitsbildes (Vorlesungen II. 22 ff.). Ist der inflammatorische Charakter der Angina, gleichviel ob gut- oder bösartig, ausgesprochen, so sind Aderlässe, örtliche Blutentziehungen, Gargarismen, erweichende Umschläge anzuwenden, bei Erstickungsgefahr rechtzeitig der Luftröhrenschnitt auszuführen. Blasenpflaster, Brech- und Abführmittel verwirft er in der Entzündungsbräune; wäre aber die Angina rheumatischer, schleimiger oder galliger Natur, dann möge man zur

Entlastung des im Schlunde kritisch abgelagerten Krankheitsstoffes
Emetico-cathartica verordnen.

Fast in keiner anderen Krankheitsgruppe dominiert die Doktrin
unseres Autors vom Genius epidemicus und vom Einfluß der galligen
Kruditäten in solchem Maße, wie in den Krankheiten des Respirations-
traktes. Biliöse Katarrhe spielen eine große Rolle; überdies lehrt er,
es sei der Hustenreiz in ungezählten Fällen lediglich aus dem Magen
stammend, er stellt den „Magenhusten" als eine besondere Krankheits-
spezies hin, deren nahe Verwandtschaft mit der galligen Pleuresie
jeden Zweifel an der Zusammengehörigkeit ausschließt. Sei auch die
„Tussis stomachica aut abdominalis" nach dem Jahrescharakter gelinde
oder bösartig, so verdiente die Erforschung der galligen Natur der
Affektion um so mehr Sorgfalt, als nur die antigastrische Kurmethode
von Erfolg begleitet, sonst Gefahr vorhanden wäre, durch fehlerhafte
Behandlung die Entwicklung der Phthise herbeizuführen.

In engste Beziehung bringt unser Autor den Magenhusten zum
Keuchhusten. Wenngleich er die Existenz des epidemischen idiopathi-
schen Keuchhustens, der unmittelbar die Lunge befällt, anerkennt, so
überwiegen seiner Erfahrung nach weitaus die Epidemien des sympathischen, aus dem Magensysteme produzierten Hustens. Modifikationen
und Vermischungen beider Formen beruhen darauf, daß der ursprüngliche Magenhusten „infolge der Reizbarkeit des Nervensystems zum
konvulsivischen sich gestaltet" (R. m. II. 161, Vorlesungen I. 296 ff.).
Nach Stoll ist der epidemische Keuchhusten immer nur eine Modifikation
einer zur Jahreszeit herrschenden Krankheit, weshalb er die adäquate
Therapie verlangt. Wie im Winter und Lenz wegen vorwiegend
schleimig-entzündlicher Natur der Fieber nebst anderen Mitteln der
Aderlaß anzuraten sei, so dienlich erwiesen sich während des übrigen
Jahres Brechmittel und China. Stoll leugnet spezifische Heilmittel
gegen den Keuchhusten, behauptet aber, es widerspreche aller Beobachtung, daß sich die Krankheit durch Ansteckung fortpflanze.

Den Uebergang der katarrhalischen Affektionen zu den schwereren
Erkrankungen der Luftwege vermittelt die Pleuritis humida, der feuchte
Seitenstich, den er als eine unter anhaltendem Fieber einsetzende, von
safrangelbem, blutigem Auswurf begleitete Entzündung der Luftröhren-
äste auffaßt. Von ihr sei wesentlich verschieden die Pleuritis sicca,
die das Rippenfell einnimmt und durch erhöhte Schmerzhaftigkeit,
Mangel des Auswurfes charakterisiert wird, der Husten aber nur eine
Nebenerscheinung bildet. Er nennt die Erkrankung eine echte Pleuritis,
wenn ihr Sitz auf die Pleura costalis sich ausdehne, eine unechte, wenn
die höher liegenden und äußeren Zwischenmuskeln hauptsächlich ergriffen seien. Er bezeichnet sie als wahre Blutentzündung, aus einem
vorangegangenen Fieber entstanden, vom Genius epidemicus mitverur-
sacht oder darin bedingt, daß ein entzündlicher, galliger, rheumatischer,
eiteriger Krankheitsstoff im Wege der einsaugenden Blutgefäße in den
Brustraum abgelagert werde (Aphor. 193—235). Von der galligen
Pleuresie haben wir schon an früherem Orte gesprochen.

Eine besondere Würdigung erfährt die verborgene oder versteckte Pleuresie; sie trete, sagt Stoll, mit oder ohne gleichzeitiger heimlicher Lungenentzündung auf und zwar unter dem Bilde einer unscheinbaren, mit Hüsteln und zeitweiligem Fieber beginnenden Erkrankung oder entwickle sich aus Residuen vorhergegangener Katarrhe, wahrer Pleuritiden oder aber aus einem entzündlich gewordenen Tuberkelknoten. Er erblickt in ihr eine chronische Entzündung, die lange im rohen Zustande verweilend, mit einem Male sich bemerkbar machen könne. Bei Individuen von hektischem Habitus wäre sie doppelt bedenklich, denn sie leiste der Bildung des Lungengeschwüres Vorschub und leite öfters die Lungenschwindsucht ein (Aphor. 186—192).

Das Kapitel von der Brustwassersucht, das Stoll in den „Vorlesungen über langwierige Krankheiten" abhandelt, hat von jeher die Aufmerksamkeit der Aerzte auf sich gezogen. Unter den besonderen Ursachen werden pathologische Veränderungen des Herzens und der großen Gefäße genannt, nicht selten trügen mißbräuchlich wiederholte Aderlässe zu ihrer Entstehung bei. So starb de Haën, wie Stoll erzählt, an einem Pleuraexsudate infolge des Blutverlustes nach übertriebenen Venaesektionen. Auch Staubinhalation der Handwerker führe mittelbar das Uebel herbei, indem sie zur Bildung von Knoten und Verhärtungen in den Lungen Anlaß gebe. Ist damit die interstitielle Pneumonie nach Chalikosis gemeint? Man darf es vermuten, weil Stoll nach den Beobachtungen Morgagnis die Lungenentzündung schlechtweg unter den Ursachen der Brustwassersucht aufzählt. Mehr als die Aetiologie erregt die Diagnose der Krankheit unser Interesse. Sie bietet unserem Autor Gelegenheit, über die Perkussion, die unsterbliche Erfindung seines Wiener Kollegen und Zeitgenossen Auenbrugger, hier sich näher auszusprechen, als dies an anderen Stellen seiner Schriften der Fall ist. Stoll ist überhaupt der erste Kliniker, der den Wert des „Inventum novum" erkennt, der die Bedeutung des neuen physikalisch-diagnostischen Verfahrens erfaßt, sorgsam am Krankenbette prüft und seinen Schülern demonstriert, im Gegensatze zu van Swieten und de Haën, die die Erfindung des an ihrer Seite wirkenden Arztes völlig ignorierten. Stoll gedenkt in seiner Vorlesung anfänglich der hippokratischen Sukkussion, die geeignet sei, in bestimmten Fällen die Anwesenheit von Flüssigkeit im Brustraume nachzuweisen, „doch ließe sich dieses Zeichen nicht in allen Fällen brauchen". Mit ihm dürfe man Auenbruggers Methode nicht verwechseln. In der Brustwassersucht nehme man beim Anschlagen über der kranken Brustseite „keinen Schall" wahr und müsse dieses Phänomen vom leeren und dumpfen Schall auseinanderhalten. Ergibt die Perkussion keinen Schall, sagt unser Kliniker, so „ist dieses Zeichen allein betrachtet nicht hinlänglich, aber auch nicht zu verachten, indem es oft in Verbindung mit anderen zweifelhaften Zeichen den Ausschlag gibt". Wir schließen daraus, heißt es weiter, daß die Lungen von der Luft nicht ausgedehnt werden und zwar bei einer heftigen Lungenentzündung auf der leidenden Seite, ferner dort, wo ein Lungenflügel größtenteils verstopft, knotig, verhärtet ist, endlich wenn die Lunge von ergossenem Wasser, wie im Hydrothorax, oder von Eiter, wie im Empyem, zusammengedrückt wird (Vorlesungen I. 81 ff.). Gerade zur Diagnose des Empyems wurde auf Stolls Klinik, wie Eyerel berichtet, die Perkussion als wesentliches Hilfsmittel herangezogen. Verriet auch der „Sonus percussi thoracis nullus" nur die verminderte oder aufgehobene Atmungsfähigkeit der betreffenden Lungenhälfte, nicht die Natur des komprimierenden Exsudats, so gewann man wichtigen Aufschluß über den Sitz und Umfang der Krankheit (Eyerel, Commentar I. 185). Wie zur Behebung schwerer Formen der Brustwassersucht empfahl Stoll zur Heilung des Empyems die Thorakozentese, von deren Vornahme er freilich abriet, wenn eine putride Beschaffenheit der ergossenen Flüssigkeit anzunehmen oder der Kranke phthisisch veranlagt war.

Das Bild der wahren Lungenentzündung hat unser Autor mit dem Griffel eines erfahrenen Beobachters gezeichnet. Ihm gebührt die Anerkennung, beigetragen zu haben, daß die falschen Vorstellungen, unter welchen frühere Schriftsteller Pleuritis und Pneumonie mehr oder weniger als einen gemeinsamen Prozeß betrachteten, zum Teil zerstreut und die besonderen Merkmale des einen wie des anderen Leidens in klinischer und anatomischer Richtung mehr als bisher gesichtet wurden. Die Entzündung der Lunge erklärt er aus der Stockung des Blutes und dessen Durchschwitzung in das Lungengewebe, die Schwere und Kompaktheit des erkrankten Organs aus der Blutstauung zwischen rechter Herzkammer und den Endungen der Lungenschlagadern. Von der echten Pneumonie sei die biliöse Form wesentlich verschieden, denn nur letztere weise die saburralen Symptome auf, die bei ersterer fehlen. Die Kombination der Rippenfell- mit der Lungenentzündung führt er auf einen Uebertritt der Inflammation der Pleura auf die Lugensubstanz zurück, womit aber die an der Leiche wahrnehmbare Metastase der pleuritischen Krankheitsmaterie als ein sekundärer, mechanischer Vorgang nicht konfundiert werden dürfe (R. m. VII. 185). Als charakteristische Leichenerscheinungen nennt er: Schwere, vermehrten Umfang und Härte der Lunge, Verwachsungen mit der Pleura infolge von Bildung lockerer oder fester Membranen, freies Blutwasser im Brustraum. Unter den Ausgängen der echten Pneumonie ist die scirrhusartige Verhärtung der Lunge bemerkenswert, die er als fehlerhafte Krisis des Entzündungsstoffes und Gerinnung desselben in Form von Knoten und Knötchen ansieht (Aphor. 157). Wie er gerne feststehende oder diskutierbare Dinge scheinbar in Fragen zu kleiden liebt, so frägt er, auf die Darstellung des klinischen Bildes verweisend: „Hieraus läßt sich der Grund angeben — warum die Brustgegend der entzündeten Lunge, wenn man mit flacher Hand darauf klopft, gar nicht oder dumpfer widerhalle, als die auf der anderen Seite und was für Aufschlüsse überhaupt aus diesem Anklopfen auf die Brust hergenommen werden?" (Aphor. 185.) Vorsichtig wird das Heilverfahren auf Aderlaß, Dunstbäder, erweichende und auflösende Mittel beschränkt, immer die Auswahl dem Einzelfalle angepaßt.

In der Frage der Lungenschwindsucht teilte Stoll den Standpunkt, welchen Boerhaave, Hoffmann und van Swieten einnahmen. Sie sahen in der Ulzeration der Lunge das wesentliche Moment der Krankheit, zunächst aus der Stagnation, Fäulnis und Eiterung des Lungenblutes hervorgegangen, diese wiederum verursacht durch Hämoptoe, verborgene oder vernachlässigte Pleuritiden, Peripneumonien und Epyeme, welche die Cacochymia purulenta vorbereiten und die Bildung von Eiterherden im Lungengewebe veranlassen. Die Verderbnis der Säfte als Miturache des Lungengeschwürs legt unser Autor überdies der skrofulösen Form der Phthise zugrunde, indem er die Beteiligung der Drüsen auf Rechnung einer nach langwierigen Wechsel- oder Gallenfiebern oder der nach galligen Katarrhen zurückgebliebenen scharfen Krankheitsmaterie setzt, die, mit entzündungsartiger Beschaffenheit des Blutes verbunden oder zu solcher führend, die zarten Blutgefäße erodiere und Lungenblutungen auslöse. Die in zahlreichen Sektionsbefunden von Phthisikern aufgedeckten Tuberkeln beschreibt er als Knoten, bald als Erhöhungen derselben von verschiedener Größe und Härte. Er sah oftmals die ganze Substanz und Oberfläche der Lunge mit weißen Körnern von der Größe einer Hirse, Erbse oder Linse durchsetzt, entweder verhärtet oder von talgartigem Inhalt oder eiterähnlicher Materie erfüllt (R. m. III. 313, VII. 63). Er hält sie für Eiterknötchen, Abszesse kleinsten Volumens und aus vereiterten Drüschen entstanden. Unter den „innumeris granulis albis miliformibus", die sein Auge am Leichentische entdeckt hat, darf man wohl an den Miliartuberkel denken. Wie sehr er seine Studien der Phthise, dem damals schon übelberufenen „morbus viennenis" zuwendet, geht auch daraus hervor, daß ihn das Interesse verleitet, am Leichentische der Bildung der Kavernen, der Vomica nachzuspüren. Sie bedeutet für ihn das Produkt der Suppuration, der Verschwärung der Lungensubstanz. Er begnügt sich jedoch nicht damit, den Umfang der Hohlräume zu schildern, darzutun, ob sie hier geschlossen, von Eiter ausgekleidet, dort verödet erscheinen; er erforscht unter Benützung von Wachsinjektionen ihre Kommunikation mit den Bronchialästen, den Endigungen der arteriellen und venösen Lungengefäße, ohne jedoch über Einzelbeobachtungen hinaus ein abschließendes Ergebnis aufzuzeichnen (R. m. VII. 67). Außer den lokalen Leichenerscheinungen des Ulcus pulmonum und den Veränderungen der Nachbarschaft hebt er die Schwellung und Auflockerung der Mesenterialdrüsen als pathognomisches Merkmal hervor. Wenn er unter anderen Arten die hereditäre Phthise aufstellt, so vermag er sich der von so vielen Aerzten vertretenen Behauptung, die Lungensucht sei ansteckend, nicht glattweg anzuschließen. „So viel ist indessen ausgemacht, daß die kranken Ausdünstungen eines Schwindsüchtigen einem naheliegenden gesunden Menschen schädlich werden können" (Vorlesungen II. 134).

Analog der Pathologie der Brustorgane gestaltet unser Kliniker die Lehre von den Störungen der Baucheingeweide. Um Gesagtes nicht zu wiederholen, vor allem aber, um uns in der Wiedergabe von Stolls

Anschauungen nicht ins Breite zu verlieren, wollen wir als Beispiel einen Krankheitsprozeß herausgreifen, an welchem seine Maximen wiederum zu anschaulicher Darlegung gelangen. Es ist dies die Ruhr, welche er jahrelang beobachtet und der er eine spezielle Abhandlung: „Von der wahren Natur und wesentlichen Beschaffenheit der Ruhr" gewidmet hat (R. m. III. 245—352). Die Mannigfaltigkeit des Leidens, zwischen einfachen und komplizierten Formen wechselnd, sei zunächst von der Krankheitskonstitution und der Jahreszeit bedingt. Die vorwiegende Gelegenheitsursache bilde die Erkältung, die während des Sommers und Herbstes um so rascher einzusetzen pflege, „weil die Gedärme am schwächsten und zur Aufnahme der zurückgetretenen Ausdünstungsmaterie am geschicktesten sind". Dieselbe Materie, die zu anderer Zeit Schnupfen, Angina, Brustkatarrhe hervorruft, löst nach seiner Ansicht während der Sommer- und Herbstperiode Katarrh und Rheumatismus (Fluß) der Gedärme aus, von den serösen Affektionen anderer Organe nur verschieden durch den Sitz und die Neigung zu schärferer und septischer Beschaffenheit. Aus der milden, serösen Dysenterie entwickle sich durch Zutritt galliger Kruditäten die „biliösrheumatische" Form, die je nach dem entzündlichen Einfluß der Witterung nach Sydenhams Meinung zum galligen Ruhrfieber und bei unzweckmäßiger Behandlung zum faulen Ruhrfieber (febris putrida dysenterica) werden könne. Die gallige Ruhr sei die am häufigsten vorkommende Art und bilde das Hauptkontingent der epidemischen oder Lagerruhr. Die Auffassung der Krankheit als Rheumatismus der Gedärme bestimmt ihn, dieser Form unter den Varietäten der Dysenterie eine besondere Wichtigkeit beizumessen. Er sagt, die Erfahrung habe ihn gelehrt, daß das rheumatische Sommerfieber, gleichviel ob es im Gesichte, den Gliedmaßen oder in einem anderen Körperteil aufträte, einerlei materielle Ursache aufweise. Häufig beginne der Rheumatismus in den Gelenken und im Darmrohr zu gleicher Zeit oder aber, wenn letzteres würde ergriffen werden, höre Schwellung und Schmerz in den Händen oder Knieen auf, ebenso umgekehrt; ja man müsse in der Anschwellung, Steifigkeit, Knotenbildung und Vulnerabilität der Gelenke einerseits, wie einzelner, „gleichsam überkleideter" Darmpartien anderseits Produkte eines gemeinsamen Prozesses anerkennen, nicht etwa im metaphorischen, sondern im eigentlichen Sinne die Dysenterie als Rheumatismus der Gedärme ansehen (ibid. 275). Selbst die rotlaufartige Entzündung der Gelenke fände in der heftig einsetzenden Form der faulen, septischen Ruhr (D. erysipelatosa) ihr Gegenstück, im Leben durch brennenden Schmerz im Unterleibe sich anmeldend, an der Leiche durch dickfleischige Schwellungen der Gedärme, schmutziggrüne Verfärbung der Tunica villosa, dunkelrote oder mißfarbige Membranen und eine durch die festsitzende Ruhrmaterie herbeigeführte Intumeszenz der Gekrösdrüsen und Inflammation des Netzes bemerkbar (ibid. 281). Was aber der Analogie besonderen Wert verliehe, sei die übereinstimmende Heilart beider Krankheiten, „der gleichsam von einer Mutter geborenen Schwestern". In die von unserem Autor weiterhin geschaffenen Unterabteilungen der Dysenterie und deren Folgeübel einzugehen, gebricht es uns an Raum. Naturgemäß sei es erste Aufgabe der Therapie, aus der Natur des herrschenden Fiebers jene der grassierenden Ruhr zu bestimmen und danach den Heilplan aufzubauen. Nur bei entzündlichem Charakter wird der Aderlaß empfohlen, im übrigen vor dreisten, unzeitigen medikamentösen Eingriffen gewarnt. Zur Entfernung des galligen, fauligen Krankheitsstoffes dienen Brechweinstein und Ipekakuanha, Rhabarber, Tamarinden, Manna u. a. m., als Adstringentia: Tormentilla, Katechusaft, Alaun, als fäulniswidrige Mittel: Fieberrinde, Wohlverleihwurzel usw. Den Gebrauch der Opiate, denen Sydenham in der Ruhrbehandlung zu so hohem Ansehen verholfen hatte, will er nur in eingeschränktem Maße zugestehen; ihre antiperistaltische Wirkung beförderte den Uebergang der Materia peccans in die Blutmasse, wodurch man anderwärts Entzündungen, Abszesse u. dgl. verursachen würde. Wo es jedoch sich darum handle, den Zufluß der Säfte nach dem Darmkanal zu hemmen, Frequenz und Schmerz der Stuhlgänge zu mildern, möge man neben erweichenden und einhüllenden Arzneien das Laudanum und zwar in reichlichen Gaben verordnen.

Einigermaßen befremdend liest sich Stolls Urteil, die Ruhr sei ebensowenig von Person zu Person ansteckend, wie der Friesel-, Fleck- und Scharlachausschlag. Wenn er zugibt, daß die Emanationen der Stühle von Ruhrkranken die Luft stinkend, faul machen und jene Faulfieber, die wir vorzugsweise Hospitalkrankheiten nennen, veranlassen, so leugnet er dennoch in specie die unmittelbare Infektion (ibid. 328). Ob er aber dem Medium der Luftverderbnis nicht zur Last liegt, was auf näherem Wege vermittelt wird, möge dahingestellt bleiben.

Nicht weniger strenge stellt er die Ansteckung bei anderen Infektionskrankheiten (im heutigen Sinne) in Abrede und gesteht auch diese seine Ungläubigkeit ein, wenn er die Beulenpest ins Auge faßt. Auch das Kindbettfieber fällt dieser Auffassung anheim, das man, wie er sagt, irrigerweise einem besonderen ansteckenden Miasma zuzuschreiben pflege. Nach seinen Wahrnehmungen während der epidemischen Herrschaft im Sommer 1777 hätte es sich als nicht ansteckend, vielmehr als eine Modifikation des herrschenden Fiebers erwiesen, das sich nebstbei unter der Gestalt eines schleimigen Frieselfiebers gezeigt hätte. Wenn er sonst die Metritis als eine durch Vollblütigkeit, schwere Geburt und andere Ursachen bedingte Entzündungskrankheit erklärt, so liegt nach seiner Ueberzeugung den lokalen Störungen beim gehäuft vorkommenden Puerperalfieber kein eigenartiges Virus zugrunde, selbst die entzündlichen Erscheinungen des Uterus und dessen Nachbarschaft waren damals nicht auf wahre Inflammation zurückzuführen, sondern aus Unreinigkeiten der ersten Wege unter dem Einfluß der galligen Sommerkonstitution entsprungen. Wo der Prozeß sich zum schlimmen wendete, bestätigte sich die alte Erfahrung, daß viele Krankheiten im Sommer zu Putreszenz neigten und beinahe alle Kindbetterinnen von einem faulen Stoffe ergriffen worden waren, der zuerst den Darmkanal und von diesem übertretend die Blutmasse verunreinigt hätte. Wenn

im vorerwähnten Ausspruch die Ansteckung des Scharlachs negiert
wird, so taucht die gegenteilige Meinung dort auf, wo der Autor von
jenen akuten Exanthemen handelt, die „von einem eigenen Miasma
erzeugt sind und gleichsam von Hand in Hand überliefert werden"
(Aphor. 511). Zu ihnen zählen Variola, Masern und Scharlach, von
denen es ausdrücklich heißt, daß sie das „Gift" direkt von Person zu
Person durch Ansteckung fortpflanzen, sich auf solche Weise verbreiten,
obschon auf ihren epidemischen Gang die Jahreskonstitution und das
herrschende Witterungsfieber bestimmten Einfluß besäßen. So wären
die Pocken um so gefährlicher, je früher sie im Winter aufträten, indes
der Scharlach als Herbstkrankheit die Natur des jeweils regierenden
Fiebers der Jahreszeit annähme und sich darum in der Form eines
entzündlichen, schleimigen, fauligen Prozesses, von gut- oder bösartiger
Bräune gefolgt, manifestierte. Er unterscheidet von der Variola vera
die unechten, nicht ansteckenden Pocken, ohne Differenzierungsmerk-
male anzugeben. Wie die Pockenkrankheit lediglich ein in seiner Art
bestehendes Fieber wäre, so sei auch das Pockengift spezifischer Natur,
dessen Abschwächung und Entkräftung dereinst durch die Entdeckung
eines ebenso spezifischen Gegengiftes zu erhoffen wäre. Die gerühmte
antidotische Wirkung gewisser Spießglanz- und Quecksilberpräparate
und anderer Mittel gegen das Virus der Variola wird höchst skeptisch
beurteilt. Um so größer ist sein Vertrauen auf die Inokulation der
Blattern, welche er in einem besonderen Kapitel bespricht (Aphor. 549
bis 571). Mit vollem Eifer für die Pockenimpfung eintretend und als
Inokulator eigenhändig tätig, verkennt er durchaus nicht die damit
verbundenen Gefahren, hält aber gleichwohl das „Blatternbelzen" für
eine segensreiche Wohltat, deren man sich inmitten einer Epidemie
nicht entschlagen dürfe. Es spricht für die Selbständigkeit wie für
das feine Taktgefühl unseres Autors, wenn er der heftigen Opposition,
die sein Lehrer de Haën gegen die Einpfropfung der Variola in Wort
und Schrift hervorgekehrt hatte, mit keiner Silbe erwähnt. Stolls Ver-
teidigung des Inokulationsverfahrens geht übrigens mit einer Gedanken-
richtung parallel, die bemerkt zu werden verdient. Er bekennt sich
als überzeugter Anhänger der damals propagierten Ueberimpfung des
Blutes Masernkranker auf Gesunde und rühmt sie als prophylaktische
Maßregel, die nur von einem auffällig geringen Fieberchen und Husten
begleitet werde (Aphor. 583). Nicht von positiven Erfahrungen geleitet,
wohl aber von dem Wunsche beseelt, Mittel und Wege zu ersinnen, um
den Verwüstungen des Scharlachs Einhalt zu tun, wirft er die Frage auf:
„Darf und soll man die Scharlachkrankheit einimpfen?" (Aphor. 594).

Wenn J. F. C. Hecker, der sonst so beredte Verehrer Stolls, dessen
Schriften von den chronischen Krankheiten gegen seine übrigen Arbeiten
zurücksetzt, von ihnen behauptet, sie hätten die Pathologie dieser Leiden
nicht erheblich weiter gefördert, große Aufgaben nicht zu lösen vermocht, meist nur Bekanntes gebracht [1]), so wollen wir mit diesem ab-

---

[1]) Hecker, l. c. S. 518.

fälligen Urteile des hochverdienten Historikers nicht rechten. Wir sehen Stolls „Praelectiones in diversos morbos chronicos" von einem anderen Standpunkte an. Sie sind lehrreiche Bilder des damaligen ärztlichen Wissens und gerade darum, weil sie, von dem lebendigen Worte des Lehrers getragen, als Ergänzungen des Unterrichtes am Krankenbette zu dienen hatten, einen eminent didaktischen Wert in sich bargen. Ob und welcher Anteil daran den eigenen Beobachtungen des Meisters oder fremden Mitteilungen zukommt, ist nebensächlich; viel wichtiger und die historische Stellung der Wiener Klinik bezeichnend ist der Umstand, daß Stoll alljährlich die Zeit, die ihm von den klinischen Demonstrationen und von dem Kollegium über die Fieberlehre übrig geblieben war, zu diesen Vorlesungen zu verwenden pflegte. Aus dieser Uebung sind jene 33 Dissertationen der Schüler Stolls hervorgegangen, welche den verschiedenartigen Inhalt der Vorträge in der Form akademischer Abhandlungen bearbeitet und damit ein erfreuliches Beispiel klinischer Erziehung geliefert haben (s. oben).

Die ungekünstelte Sprache der Vorlesungen, die objektive Würdigung der Tatsachen, welche von hypothetischen Seitensprüngen sich ebenso ferne hält, wie sie ein das Fassungsvermögen des Zuhörers verwirrendes Aufgebot von Literaturweisheit vermeidet, insbesondere die nüchterne, aus der Praxis gewonnene und vorwiegend wieder auf die Praxis abzielende Darstellung des Erfahrungsmateriales im weitesten Umfange verdienen noch heute unser Lob.

Im Sinne der Schule Boerhaaves führt Stoll den Ursprung langwieriger Krankheiten entweder auf Veranlagung, auf allmähliche Bildung von Anomalien der Säfte zurück, oder auf mangelhaft abgelaufene akute Krankheiten und dadurch bewirkte humorale Störungen. Auch äußere Einflüsse, wie hygienische Mißstände, Fehler der Ernährung und andere Schädlichkeiten werden als Quelle chronischer Leiden beschuldigt. So stimmt er mit Friedrich Hoffmann überein, wenn er als nächste Ursache des Skorbuts die Fäulnis und zwar jene des Knochensaftes bezeichnet, woraus andere Körperteile ergriffen würden, zum Unterschiede von Faulfiebern, wo es sich um Fäulnis der ganzen Blutmasse handle. Die übliche Einteilung der Krankheit in den Land- und Seeskorbut oder die chemiatrische Trennung in eine saure, alkalische und muriatische Form weist er als ungereimt zurück und läßt nur den akuten neben dem chronischen Prozeß gelten. Prophylaxis und Therapie hätte sich sowohl gegen die speziellen Ursachen wie gegen die besondere Natur der Affektion zu kehren. Die Wohnungs- und Kostfrage voranstellend, legt unser Autor darauf Gewicht, ob die Heilmittel antiseptische Wirkung besitzen oder wegen Mangel an fäulniswidrigen Kräften nur im symptomatischen Skorbut Nutzen zu schaffen vermögen. Zu ersteren zählt er Pflanzen- und Mineralsäuren, bittere, würzhafte oder flüchtige Laugensalze enthaltende Pflanzen, Kalkwasser, Eisenmittel. Die Auswahl der Medikamente bei Behandlung des symptomatischen Skorbuts sollte aber zunächst der vorangegangenen Haupt-

krankheit sich anpassen, worunter Wechsel-, Faul- und Gallenfieber
den ersten Platz einnähmen.

In vorurteilsfreier Weise handelt er die Rachitis und Skrofulose
ab, deren verwandtschaftliche Beziehungen untereinander und zur
Phthise nicht verkannt werden. Erstere als englische Krankheit bezeichnet und nach ihrem ganzen Symptomenkomplex auch nach dem
Leichenbefunde geschildert, spricht er als hereditären Entwicklungs-
fehler an. Wenn Autoren darin eine verborgene oder bereits gemilderte
Lustseuche erkennen oder die Rachitis aus einem Ueberschuß an Säure
oder aus einem besonderen Miasma ableiten wollen, so sei dies nicht
gerechtfertigt. Eine gewisse Abhängigkeit, „ein Anstrich von der
Jahreszeit" wird zwar zugestanden, aber festgehalten, daß das Wesen
der Krankheit auf widernatürlicher Biegsamkeit und Weichheit der
Knochen, überhaupt auf Schwäche, schleimiger und wässeriger Beschaffenheit der Säfte beruhe. Mit Ausnahme der Fieberrinde seien
Arzneien von geringem Erfolge, hingegen rationelle Diät, fortgesetzte
Leibesbewegungen und Abreibungen mit kaltem Wasser zu empfehlen.
Unter die Skrofulose zählt er nicht die Drüsenschwellungen allein,
sondern auch gewisse, von einer skrofulösen Schärfe herrührende, als
„verborgene Skrofeln" bezeichnete Erkrankungen der Augen und der
Hautdecke. In der Behandlung schätzt er Antimon- und Merkurial-
präparate als äußerlich wie innerlich wirksame Mittel, auch den Gebrauch von Teer- und Seewasser findet er von großem Nutzen.

Die Wassersucht ist seiner Lehre nach entweder eine allgemeine
oder örtliche Ansammlung „verschiedener Feuchtigkeiten", unter denen
er Wasser, Blut und Eiter begreift (Vorlesungen I. Kap. 4). Wichtiger
erscheint ihm die Differenzierung in die hitzige und kalte Wassersucht,
je nachdem sich hydropische Erscheinungen nach febrilen oder chronischen Krankheitsprozessen einstellen. Unter den mannigfachen Ursachen, die die Zirkulation hemmen und zu Transsudaten Anlaß geben,
gedenkt er der Verknöcherung der großen Schlagadern und der Herz-
klappen, die er in den Sektionsbefunden gewissenhaft verzeichnet,
während er sonstige in Mitleidenschaft kommende Organveränderungen,
wie etwa anatomisch auffällige Gewebsdegenerationen der Leber oder
Nieren nicht anders als Verhärtung oder Scirrhus anspricht. Mehr als
die Symptomatologie tritt in der Abhandlung über die verschiedenen
Formen der Krankheit die Prognose und Therapie hervor. Eine üble
Vorhersage wird dem Hydrops verkündet, der die Phthise oder Ruhr
begleite oder aus der Zerreißung lymphatischer Gefäße zustande komme.
Die Behandlung sollte sich nicht schablonenhaft auf die Beseitigung
der im Zellgewebe angesammelten Feuchtigkeit beschränken, sondern
vorerst die entfernteren Ursachen zu beheben trachten. Wer gegen
diese mit Diureticis zu Felde zöge, würde Enttäuschungen erleben, eher
mit stärkenden Arzneien, Wein, Chinarinde, auflösenden Dekokten,
warmen Voll- oder Halbbädern, heißen Sand- und Aschenbädern, nach
Notdurft mit einem Aderlaß usw. das Ziel erreichen. „Es ist lächerlich, wenn die Aerzte nur auf die Ausleerung des Wassers denken und

darüber alle anderen Mittel vernachlässigen" (ibid. 58). In der langen
Liste der harntreibenden Mittel steht die Meerzwiebel obenan, aber
selbst ihre Anwendung schicke sich nicht für jeden Kranken, der Arzt
müsse individualisieren und probieren. Stoll selber bewährt sich wieder
als Empiriker, der mit dem medikamentösen Heilapparat auch das
diätetische Regime zu verbinden weiß. So erklärt er beispielsweise die
Enthaltsamkeit Wassersüchtiger von allem Getränke für ebenso nachteilig wie das Uebermaß des Genusses. Beim Gebrauch durstlöschender
und auflösender Sauerbrunnen sollte man beachten, ob die Menge des
Urins zu dem Quantum der aufgenommenen Flüssigkeit im gehörigen
Verhältnis stehe. Vom Bauchstich bei Aszites, dessen Anzeigen und
Gegenanzeigen zur Sprache gelangen, sei meist nur eine palliative
Wirkung zu erwarten, in der Sackwassersucht sei die Abzapfung des
Inhaltes, mag er von seröser oder gallertartiger Beschaffenheit sein,
unnütz.

Eine Mittelstufe zwischen den akuten und chronischen Krankheiten
nehmen Rheumatismus und Gicht ein. Die Rolle, die er den rheu-
matischen Fiebern in seiner Nosologie einräumt, die Auffassung des
Rheumatismus als eine Entzündungskrankheit galligen Ursprungs, ihre
Lokalisation in den verschiedenen Organen, sei es als veranlassende
Ursache oder sekundärer Anteil an febrilen Prozessen, haben wir zum
Teil an früherer Stelle in Betrachtung gezogen. Eine ähnliche Beurteilung erfährt die Arthritis, die in die fieberhafte und fieberlose Form
geschieden, in Gestalt von Asthma, Hämoptoe, schleimiger Phthise,
Infarkt der Hypochondrien, Kolik und anderer Prozesse auftrete. Sie
kann hereditär oder erworben sein oder unter der herrschenden Krank-
heitsstimmung aus vernachlässigten Gallenfiebern und galligen Wechsel-
fiebern sich entwickeln. Nach der Mehrzahl der Fälle müsse man sie,
gleichviel ob mit oder ohne Fieberbewegung einsetzend, als Produkt
der im Pfortadersystem angehäuften Galle (der Materia atrabilaria der
Alten) ansehen. Daraus entstünde Stauung und Reiz und führe zum
Uebertritt der Krankheitsmaterie in den Säftestrom, zur Diathesis
arthritica (R. m. V. 427 ff.). Im Streite, ob Rheumatismus und Gicht
gleichsam Blutsverwandte wären, stellt sich Stoll auf Seite der Anhänger der gemeinsamen Abstammung, nämlich aus der Plethora acris.
Er behauptet: Rühre die scharfe Vollsäftigkeit von äußeren Ursachen,
wie beispielsweise von Erkältung her, so würde die Krankheitsmaterie
örtlich deponiert und die Gelenke, Muskeln, Bänder und andere Körperteile vom Rheumatismus befallen werden; läge jedoch der Plethora acris
eine Entartung der Säfte infolge träger, fehlerhafter Lebensweise, erb-
licher Anlage und anderer konstitutioneller Momente zugrunde, so wäre
die Bedingung zur Arthritis gegeben, die aus derselben Quelle entsprungen eine Krankheit der ganzen Substanz darstelle (R. m. V. 463 ff.).

Ein damals lebhaft besprochener Gegenstand der ärztlichen Dis-
kussion war die Bleikolik. De Haën hatte 1745 über die noch nicht
allgemein bekannte Krankheit eine Abhandlung geschrieben und
späterhin ergänzende Beobachtungen folgen lassen. Dem Beispiele

früherer Autoren gemäß benannte er sie nach ihrem Vorkommen als
Kolik von Poitou (Colica pictonum), erkannte den Genuß von bleihaltigen Weinen, die Beschäftigung mit bleihaltigen Substanzen als
veranlassende Ursache an, machte aber auch andere ätiologische Faktoren namhaft, wie verschiedene Fieber und Dyskrasien, Leidenschaften,
Alkoholkonsum, gehemmte Ausdünstungen, Diätfehler u. dgl. Damit
hatte er das Leiden seines spezifischen Charakters mehr entkleidet und
es zu einer Varietät der Kolik im ganzen herabgedrückt[1]). Anders
Stoll. Er bezeichnet das Uebel als eine Krankheit eigener Art, ausschließlich bei Leuten vorkommend, die mit der Herstellung, Zubereitung
und Hantierung mit Bleiwaren sich befaßten, und deren Anzahl nicht
leicht anderswo größer sein könne als in Wien (R. m. II. 238 seq.).
Anschaulich gruppiert er die pathologischen Erscheinungen zum einheitlichen Krankheitsbild. Von den eigentümlichen Störungen der Sen-
sibilität und Motilität sagt er, daß die Lähmung bestimmter Körperteile nicht immer mit dem Verlust des Gefühls verbunden wäre. Unter
den Symptomen führt er solche an, die ihm zur Stellung der Diagnose
keineswegs nebensächlich dünken: Ungewöhnlich traurige Gemüts-
stimmung, Konvulsionen, oft epileptiformen Grades, Veränderung der
Gesichtszüge und Augen, als ob sie den Ausbruch der Raserei an-
kündeten, temporäre Abnahme der Sehschärfe, die sich bis zur Amaurose steigern könne, Neigung zu Blasenbildung auf der Hautdecke
des Stammes und der Gliedmaßen, schmerzhafte Beulen an der Hand,
Exazerbation der rheumatoiden und intestinalen Affektionen zur Nachtzeit. Als ein weiteres Symptom nennt er die Spannung, Härte und
Vibration des Pulses, wie es kaum bei einer anderen Krankheit anzutreffen sei, am längsten andaure und bis zur Wiederkehr des normalen Pulsschlages Rezidive befürchten lasse. Das Wesen der Krankheit wie ihre besonderen Merkmale erklärt er sich aus der Bleiver-
giftung des ganzen Organismus, darum interpretiert er die Beteiligung
des Magens und der Gedärme als Lokalreiz der aufgespeicherten Blei-
partikelchen, die stärkere Sekretion der Magensäfte und der Galle nach
sich zögen. Daraus ergäbe sich die Verwicklung der Bleikolik mit
der Gallenkolik, die überdies noch befördert und verschlimmert würde,
wenn das Sommerfieber, das ja an sich schon die Bildung galliger
Kruditäten begünstige, seinen Einfluß auf die Kranken geltend mache,
während bei entzündlicher Jahreskonstitution die Krankheit im Winter
und Frühjahr meist ohne biliöse Nebensymptome ablaufe, hingegen
zu Entzündung der Gedärme neige. Unter den 24 Krankengeschichten,
die er über die Colica saturnina aufgezeichnet hatte (R. m. VI. 381 ff.),
gedenkt er wiederholt dieser Komplikationen; die gallige Form war
entstanden: „1. Ob spasmus abdominis, quibus secreta bilis iners reddi-
tur atque in abdomen et intestina effunditur; 2. ex vitio epidemico"
(ibid. 396). In den einschlägigen Leichenbefunden wird die meningeale
Hyperämie oder ein seröser Erguß in der Arachnoidea, ein andermal

---

[1]) A. de Haen, Heilmethode (übers. v. Platner). IX. 91 ff.

ausgedehnte Enteritis „sub constitutione anni inflammationibus amica"
angemerkt. Wenn Stoll in der Behandlung der Bleikolik die aus-
leerende und schmerzstillende Methode zu verbinden sucht, so bestimmen
ihn die letzterwähnten Abarten zur Anwendung des antibiliösen und
antiphlogistischen Verfahrens, dessen wir an anderen Stellen schon gedacht haben. Auflösende Mittel in Verbindung mit Opium in größeren
Gaben, gleichzeitig oder abwechselnd verabreicht, lobt er als wirksamste
Hilfe, als Nervinum Kampfer und Bibergeil. Doch nicht nur die
anästhesierende und zugleich stuhlbefördernde Wirkung des Opiums
findet seinen Beifall; es erweise sich, behauptet er, in dieser Krankheit nicht etwa bloß lindernd, sondern vollkommen heilend. „Mirabilis
opii vis est" ruft er aus, wo er nach dessen Gebrauch in einem Fall
den totalen Nachlaß von Gelenkschmerzen konstatieren konnte („in hoc
tamen casu laxis et paralyticis artubus novam vitam tribuit", ibid. 420).
Den üblichen erweichenden, schleimigen, öligen Mitteln, die man gegen
das Bleigift heranzieht, sei es an spezifischer Wirkung weit überlegen,
zumal nach Beseitigung der saburralen Magenbeschwerden oder entzündlichen Darmerscheinungen. Annähernden Nutzen mag man von
dem Bilsenkrautextrakte erwarten, wenn der Kranke schon an das
Laudanum allzusehr sich gewöhnt hätte. Die von de Haën empfohlene
Anwendung der Elektrizität bei Bleilähmungen scheint er nicht geübt
zu haben, er erwähnt ihrer nur in einem einzigen Falle.

IV.

Stolls Bedeutung liegt in seinem Wirken als Kliniker. Das un-
gestörte Gleichmaß seines Wesens und eine ausgesprochene didaktische
Befähigung kommt im Vortrage wie in allen seinen Schriften zum
Vorschein. „In Stolls Schriften finden wir überall eine leichte, klare,
klassische Sprache, eine ruhige, harmonische Ausdrucksweise, welche
außerordentlich wohltuend und einnehmend wirkt" [1]. In seinen ärztlichen Anschauungen waltet dieselbe Ruhe und Besonnenheit, das konservative Element vor. Die Stabilität der Ueberzeugung unterlag bei
ihm keinem jähen Wandel, wovon de Haën Beispiele gegeben hat.
Stoll verrät aber nirgendwo lässiges Beharren, noch weniger Indifferen-
tismus; er verschließt sich nicht dem Neuen, wenn es von Nutzen ist,
und sucht sich aus der Meinung anderer, wo immer es angeht, zu
belehren. Im Jahrhundert der medizinischen Systeme sich bewegend,
wäre die Versuchung nahegelegen, mit Zuhilfenahme der aufeinander
drängenden Theorien über etwaige Schwierigkeiten und Zweifel hin-
wegzukommen. Er konnte zu keinem der Systeme rechtes Vertrauen
fassen. Auf ihn paßt das stolze Wort, das de Haën von sich selber
behauptet hat: „in omnibus plane Asystematicus" gewesen zu sein.

---

[1] J. Petersen, Hauptmomente in der älteren Geschichte der medizinischen
Klinik. Kopenhagen 1890, S. 167.

Wenn Stoll keiner Sekte angehörte, so machte er dafür von der Un-
abhängigkeit vernünftigen Gebrauch. Er ist zeitlebens Hippokratiker,
doch nicht von strenger Observanz. Mit einem gesunden Eklektizismus
füllt er die Lücken der Hinterlassenschaft des großen Koers aus, wie es
Sydenham und Boerhaave getan hatten. In den humoralmechanischen
Prinzipien der Schule von Leiden aufgewachsen, steht er gleichwohl
nicht an, die allzu willfährige Auslegung der Krankheiten nach
mechanischen Gesetzen zu tadeln, da „alle mechanischen Gesetze
bisher noch nicht völlig bekannt sind und in einem tierischen Körper
auch etwas mehr als bloßer Mechanismus zugegen ist. Vielleicht
ging auch Boerhaave selbst in dieser Sache zu weit" (R. m. IV. 425).
Es begreift sich, wie ein frühzeitig entwickeltes kritisches Verständnis ihn abhielt, auf de Haëns Lehren sich einzuschwören und unbeschadet der Verehrung, die er dem Meister entgegengebracht hatte,
kein Bedenken trug, in großen und kleinen Fragen von ihm abzuweichen.

In der Antrittsvorlesung, mit welcher er am 13. Mai 1776 die
Klinik eröffnete, legte er den Plan dar, wie er die ihm übertragene
Aufgabe erfüllen wolle (Eyerel, Commentaria I. 3 seq.). Eingehender
noch behandelte er das Thema in den „Proömien" der Jahre 1776 bis
1786, da er jedes Wintersemester mit einer Uebersicht der klinischen
Aufgaben einzuleiten pflegte. So warnt er die Zuhörer vor der Begierde nach neuen, interessanten Fällen; gerade die alltäglichen böten
den meisten Nurzen („ne in exercitationibus nostris medicis semper
novos, mirabiles, raros, a paucissimis descriptos casus et quaedam quasi
monstra quareramus", ibid. 11). Um die Studenten zu selbständiger
Mitarbeit heranzuziehen, sie in der Krankenuntersuchung, Formulierung
der „legitimen Diagnose" und anderen Gegenständen der klinischen
Praxis aufzumuntern, greift er von Zeit zu Zeit zur examinierenden
Methode, ohne den minder geübten Schüler in Verlegenheit zu bringen
(ibid. 13). Was er selbst geprüft und erprobt befunden, legt er auch
dem Jünger ans Herz. Die Medizin ausschließlich nach den Regeln
der Mechanik zu betreiben, sei tadelnswert; jede gute Methode, ob
alt oder neu, sollte man beachten und darum neben der Klinik das
Bücherstudium nicht vernachlässigen (ibid. 22). Die Hauptsache und
das Schlußstück der medizinischen Ausbildung bilde die Klinik. Sie
zerlege, wie er sagt, die Krankheit, da wir sie betrachten, gleichsam
in ihre Elemente, verzeichne Ursachen, Symptomezeichen, Unterschiede,
und schreite analytisch vom einzelnen zum ganzen vor. Stolls Proömien lesen sich wie die Kapitel einer medizinischen Hodegetik, ge-
hoben durch die Prägnanz der lateinischen Sprache. Daß er aber auch
der deutschen Redekunst nicht abhold war, zeigt sein Proömium vom
3. Oktober 1776, worin er die Muttersprache der akademischen Latinität vorzieht. Wir können es uns nicht versagen, daraus einen Abschnitt anzuführen, weil der Autor kaum an anderer Stelle die Schä-
digungen des klinischen Unterrichtes und die mangelhafte Anteilnahme
der studierenden Jugend so ungeschminkt und offenherzig schildert,

wie hier. „Eines der größten Hindernisse, es in dem klinischen Studium etwas weiter zu bringen, ist der beinahe gänzliche Mangel an
gelehrter Erziehung, jener Abgang an gehöriger Kenntnis gelehrter
Sprachen, jene Unwissenheit beinahe alles dessen, was in dem unge-
heuren Reiche des Denkens vorgegangen ist und noch vorgeht; jene
Kälte, jene Indolenz gegen alles Wissenschaftliche; oder jenes modische,
geringfügige, oberflächliche Wissen, oder aber, wenn es noch weit
kommt, jene Journalgelehrsamkeit, welche aufbläht, aber nicht ernährt.
Daher kommt es, daß man nur durch die Schule läuft, um etwa ein
Zeugnis zu erschleichen, um ein elendes Doktorexamen zu machen;
daß man nach langen Jahren kaum ein erträgliches Krankenexamen
anzustellen imstande ist; daß man aber die herrlichsten Institute beinahe unbenutzt läßt, da doch gewiß kaum ein Land so viele Auxilia
externa zur Vervollkommnung der Studien darbietet; daß unsere Kranken-
säle, unsere Entbindungsanstalten, unsere öffentlichen Bibliotheken un-
besucht bleiben; daß man jene vortreffliche Gelegenheit, die pathologische Anatomie zu bereichern, bei einem so großen Krankenhause,
bei einer so großen Mannigfaltigkeit der merkwürdigsten Fälle beinahe
ganz außer acht läßt" (ibid. 41). Als er dieses Zeitbild entwarf, mochte
vielleicht persönliche Stimmung mitgesprochen haben; aber die Anschaulichkeit der damaligen Verhältnisse dünkt uns so naturwahr, als
würden wir sie heute noch greifbar vor uns sehen.

Die hohe und strenge Auffassung von den Aufgaben des ärztlichen Berufes drückt unser Kliniker in einer Vorlesung aus, in welcher
er „von den Pflichten des Arztes" handelt. Es sind Kernsprüche, die
zu allen Zeiten Geltung haben, weshalb eine kleine Auslese Platz finden
möge. „Der Stand des Arztes ist einer der wichtigsten im Staate,
denn er beschäftigt sich mit der Erhaltung des Menschenlebens; aber
eben darum auch der edelste, der sich mit der Mittelmäßigkeit nicht
verträgt. Besser gar keine, als schlechte Aerzte. Tausende werden
von dem Arzte am Leben erhalten." — „Zu einem Arzt werden auch
natürliche Anlagen erfordert; er darf nicht unüberlegt, dreist, flatter-
haft, leichtsinnig, kein Phantast, kein Hypothesenjäger sein." — „Einige
Aerzte behalten nur das einmal Gelernte, ohne während ihrer so hoch-
gerühmten langen Praxis auch nur das geringste Neue hinzugelernt
zu haben." — „Derjenige Arzt, dem seine Kunst und ihre Vervollkommnung nicht am Herzen liegt, wird nie große Fortschritte machen."
— „Die Ausübung der Kunst erfordert mehr Klugheit und praktische
Beurteilungskraft, als Gelehrsamkeit; ohne diese praktischen Talente
wird man bei aller Gelehrsamkeit kein guter Arzt." — „Er verlasse
den Kranken nie, wenn er auch nicht zu retten ist; er lindere, soviel
er kann, und spare keine Mühe, wenigstens um nicht untätig zu
scheinen." — „Er erkläre eine an sich unbedeutende Krankheit aus
Gewinnsucht nicht für schwer; aber auch eine schwere nicht für leicht."
— „Er verwerfe nicht in Gegenwart des Kranken die Behandlung
seiner Kollegen, sie mag gut oder fehlerhaft sein." — „Bei schweren
Krankheiten ziehe er in der Stille einen Freund zu Rat." — „Er habe

einen Arzt zum Freund, dessen Behandlung er sich und die Seinen
überlassen kann." (Vorlesungen I. 389 ff.)

Auf der Klinik übte und lehrte Stoll die Beobachtung der Krankheit. In allen Fällen nahm er sich vor, das klinische Bild einer krankhaften Störung und deren Verlauf mit den Hilfsmitteln, die das Zeitalter an die Hand gab, nüchtern darzulegen, „ab omni vana hypothesi
alienus" vorzugehen. „Bloße Hypothesen, bloße Meinungen müssen
dich nie zu großen Unternehmungen verleiten" (Aphor. 832). „Die
strenge Untersuchung des Kranken", sagt er, „und die Verwertung
scheinbarer Nebendinge mag dem Ignoranten entbehrlich vorkommen,
dem wahren Arzte steht kritische Sorgfalt höher als redselige Nachlässigkeit." Freilich sei, nach der Behauptung Lancisis, „die Arzneiwissenschaft eine gewisse Gattung experimenteller Klugheit, die schwer-
lich von irgend jemanden gelehrt werden kann: sie muß beinahe ganz
von einem fleißigen und geschickten Künstler am Krankenbette selbst
auf der Stelle erfunden und sogleich angewendet werden" (R. m. III, 352).
Großen Nutzen biete dem Anfänger die genaue Führung eines klinischen
Tagebuches; er müsse aber im Auge behalten, daß die Redensarten
der Kranken, wenn sie ihre Leiden erzählen, von den Redensarten der
Aerzte sich weit unterscheiden. Der junge Arzt werde daher genötigt
sein, seine erlernte Theorie den Kranken anzupassen, ihr Idiom zu
studieren (R. m. IV. 416).

Besonderen Nachdruck legte Stoll auf das Krankenexamen. In
der Abhandlung „de methodo examinandi aegros" (R. m. VI. 267 seq.)
faßte er die wichtigsten Maximen zusammen, kommt aber auch in
anderen Abschnitten seiner Schriften, wie in den 777 Lehrsätzen der
„Aphorismi seu Praecepta medendi generalia" (R. m. VI. 1 seq.) auf
die Regeln zurück, wie weit die Anamnese sich zu erstrecken hätte,
auf welche Weise sich Diagnose und Prognose aus dem Ergebnis der
Untersuchung des Patienten entwickeln ließe. Hier verabsäumt er
nicht, das eigene Wissen durch Sentenzen aus anderen Autoren zu erläutern. Die Semiotik, in deren Gebiet er sich mit Vorliebe ergeht,
gemahnt an die hippokratische Vorschrift, nicht bloß die Krankheit,
sondern den ganzen kranken Menschen zu beobachten. Um aber auch
Eigentümlichkeiten zu erwähnen, die den eklektischen Standpunkt unseres
Klinikers kennzeichnen, möge seine Pulslehre zum Beispiel dienen.
Kanonische Sätze wie: „Pulsum fallacissimam rem esse", oder: „nunquam indicatio formanda est ex solo pulsu" stehen keineswegs isoliert
in seinen Schriften; er unterschätzt den Puls nicht als ein Neben-
zeichen, möchte es aber am wenigsten bei Krankheiten der Kinder
und Greise verwerten, denn gerade in der Jugend und im Alter hinge
der Pulsschlag von vielerlei Momenten ab, die mit den Krankheiten
in keinem Kausalnexus stünden. Auch in anderen Affektionen wäre
die subtile, von manchen Aerzten gepriesene Prüfung des Pulses trügerisch, und nicht jede Beschleunigung oder Arhythmie desselben deute
auf fieberhafte Zustände hin (ibid. 272 seq.). Wie er in der Pulslehre
von de Haëns peinlich genauen Untersuchungen sich loszusagen scheint,

so wenig Anhaltspunkte gewinnt man aus der Lektüre der Stollschen Schriften, ob er das Thermometer auf der Klinik regelmäßig in Anwendung brachte. Wenn in seiner Pyretologie die instrumentelle Prüfung der Körperwärme genannt wird, so geschieht es mit den nackten Worten: „Die Fieberhitze wird durch das Anfühlen, durch die Empfindung des Kranken, durch das Thermometer erkannt" (Aphor. 681). Daß er die Kalorimetrie überhaupt mit einiger Skepsis beurteilt, sie als unverlässig eingeschätzt hat, geht aus mehreren eingestreuten Bemerkungen hervor, ganz deutlich aber aus dem von Stoll zitierten, kommentierten und zum eigenen Kanon erhobenen Ausspruch des Celsus: „Altera res, cui credimus, calor aeque fallax; nam hic quoque excitatur aestu, labore, somno, metu, sollicitudine" (R. m. VI. 275). Hingegen mißt er dem Verhalten der Respiration große Bedeutung bei „in omnibus morbis, praesertim in acutis". Hierin sind Hippokrates und Baglivi seine Gewährsmänner, während er die Urologie verhältnismäßig nüchtern abhandelte und gerade deshalb die Kriterien der Harnschau ohne theoretische Klügeleien und nur nach den in der Praxis gewonnenen Erfahrungen aufstellte.

Tritt in seinen Arbeiten die nähere Rücksichtnahme auf die normale Anatomie und Physiologie in den Hintergrund, um so höher stehen die Verdienste, die er sich um die wissenschaftliche Ausgestaltung der klinischen Untersuchungsmethoden erworben hat. Er ist der erste Lehrer gewesen, der die Perkussion als integrierenden Bestandteil des medizinischen Unterrichtes eingeführt hat. Nicht weniger Anerkennung ist ihm zu zollen, da er in der Vorderreihe der damaligen Aerzte stand, die die Wichtigkeit und Unentbehrlichkeit der pathologischen Anatomie zu würdigen verstanden.

In welchem numerischen Umfange Leichenöffnungen auf seiner Klinik stattfanden, bezeugt jeder Band der Ratio medendi; wie sehr ihm daran gelegen war, die pathologische Anatomie, gleichsam in Form eines Bündnisses, der „praktischen Lehrschule" anzugliedern, erkennt man aus mannigfaltigen Belegen, wo er an die Erzählung der Krankengeschichte den Leichenbefund anschließt, die Kongruenz des Krankheitsbildes oder dessen Verschiedenheit, intra et post vitam, in eine kurze Epikrise zusammenfaßt. Auch bei solchem Anlaß offenbart er die Tendenz, überall den Heilzweck der Arzneikunde voranzustellen, darin, daß er am Leichentische die eingeschlagene Therapie kritisiert und etwa begangene Irrtümer objektiv bespricht. Dabei ist er aber kein Strenggläubiger, der alles von der pathologischen Anatomie erwartet. Wir brauchen hier nicht an das Zeitalter und an den unfertigen Stand dieses Wissenszweiges zu erinnern, aber wie unbefangen er darüber gedacht hat, geht aus den sympathischen Worten hervor: „Die Eröffnung der Leichen ist unstreitig eine der allernützlichsten Unternehmungen, um die Ursache der Krankheit ausfindig zu machen. Aber auch durch sie wird ein Arzt, der sich ganz vorzüglich mit derselben beschäftigt, öfters irregeführt, weil er dann alles, alles aus der Anatomie erklären will. Jener aus der Ueberzeugung durch die Sinne (a posteriori) gefaßte Schluß ist sehr verdrießlich, ungeachtet ein richtiges Urteil und ein unbezweifelbarer Grundsatz immer aus Beobachtungen unzählbarer Fälle und aus ihrer Beschreibung hergenommen wird. Ueberdies ist ein in die Kenntnis wahrer Ursachen eindringender Geist sehr selten mit den aus bloßer Erfahrung abgeleiteten Urteilen zufrieden, und daher setzt er an die Stelle wahrer, aber unerkannter Ursachen oft Hypothesen aus der Mechanik und aus der Anatomie" (R. m. IV. 425).

In therapeutischer Richtung kehrt Stoll wiederum den Hippokratismus hervor. „Nutzen oder wenigstens nicht schaden" ist auch sein Wahlspruch, den wir doppelt hoch zu bewerten haben in der Zeit einer ungezügelten Polypragmasie. Er wäre den eigenen Grundsätzen einfachen und zweckmäßigen Handelns untreu geworden, hätte er sie nicht schon in der Diätetik verkündet. So warnt er vor der schablonenhaften Hungerdiät in Fieberkrankheiten, vor Verkehrtheiten in der Ernährung der Kranken überhaupt, die sich wo immer möglichst ihren Gewohnheiten in gesunden Tagen nähern sollte, denn eine ungewohnte Nahrung sei manchmal ebenso nachteilig wie die Krankheit selbst. In der Wahl der Arzneimittel übe man Vorsicht und strenge Nutzanwendung, hüte sich vor Uebermaß und Geschäftigkeit. „Wechsle nicht täglich die Arzneien; daran erkennt man einen unentschlossenen, schwankenden Arzt" (Vorlesg. I. 397). Voreingenommenheit für gewisse Behandlungsmethoden wäre ebenso zu verpönen, wie einseitige Vorliebe für neue Mittel, mögen sie noch so marktschreierisch gepriesen werden oder den Namen eines berühmten Mannes an der Stirne tragen. Durch die Ueberproduktion neuer Medikamente „wird einmal die Materia medica zu einem so ungeheuer großen, chaotischen Klumpen anwachsen, daß der Arzt, der nicht höchst scharfsinnig und belehrt genug ist, gar nicht klüger, sondern verwirrt gemacht wird" (R. m. IV. 423). Er empfiehlt dem jungen Arzte, sich nicht von einzelnen Erscheinungen, oft nur von fiktiven Symptomen bei der Wahl der Kurart verleiten zu lassen; alles chemiatrisch erklären zu wollen, führe schwere Irrtümer herbei, etwa nur an „Schärfen" zu denken, sei unstatthaft, „denn der Begriff des Wortes Schärfe enthält meistens etwas Unbestimmtes und Willkürliches." Er greift aber nicht zaghaft zum Arzneischatz, wenn er sich von der medikamentösen Therapie Nutzen und Erfolg verspricht. Von den Beispielen, wie sie so zahlreich in den Text der Ratio medendi eingestreut sind, haben wir schon einige vorgeführt; in mehr geordneter Form finden sich in der Abhandlung: Sparsa quaedam ad aegrorum lectos exposita (R. m. VI. 497 seq.) wertvolle Fragmente über Expectorantia, Opium, Antiphlogistica.

Um Stoll als Schriftsteller zu skizzieren, bedarf es nur noch weniger Worte. Auch als Autor zeigt er gewissermaßen den Asystematikus. An Gelehrsamkeit stand er, um mit Lebert zu sprechen, den Koryphäen der Leidener Schule und van Swieten wie de Haën nach, aber die sorgfältige und allseitige Beobachtung am Krankenbette war

bei ihm zu viel vollkommener Entwicklung gediehen [1]). Da es ihm
bei der Veröffentlichuug seiner Werke vorweg darum zu tun war,
die Erkenntnis und Heilung der Krankheiten zu verfolgen, haben sich
in seinem Geiste die eigenen Ideen mit den in reicher Fülle aufgedeckten objektiven Tatsachen so innig zu einem Vorstellungskreis verknüpft, daß er kaum Muße gefunden haben mochte, die aus der Literatur
geschöpften Kenntnisse auszubreiten. Oder war es nicht vielleicht
seinem bescheidenen Naturell zuwider, mit Nachweisen seiner Belesenheit sich das Ansehen einer bibliographischen Gedächtnisstärke zu
geben? Einem Vorwurf, der ihm anscheinend darob gemacht worden
war, begegnet er in einem Schreiben vom 3. Dezember 1781, worin
er sagt: „Wer mir zutraut, im Buche der Natur selbst zu lesen, wird
mir auch die weit bequemere und weit leichtere Art, gemächlich die
Schriften der Aerzte durchzublättern, zutrauen" (R. m. V. Index).

Stoll ist eine denkwürdige Erscheinung in der Geschichte der
deutschen Medizin des 18. Jahrhunderts. In der Sturm- und Drang-
periode stehend, die das gesamte Geistesleben jener Tage kennzeichnet
und auch in der Heilkunde ihr Widerspiel gefunden hat, behauptet er
bei vollstem Interesse an den Zeitfragen dennoch die Unparteilichkeit
des scharfsichtigen Beobachters. Verkörpert er in seiner wissenschaftlichen Persönlichkeit mehr den Träger und Vermittler des antiken
Erbes, so wendet er sich nirgends dem Fortschritt ab; in der kundigen
Abschätzung des Brauchbaren, in der ärztlichen Kunst betätigt er eine
sichere Ueberlegenheit. Er beherrscht das Wissen der Zeit und hat
davon anderen in ausgiebigem Maße mitgeteilt. Gerade im Lehramt
entfaltet sich sein reiches Talent, auf dem Fundament der Klinik erhebt sich Stolls historische Gestalt, verklärt von menschlicher Tugend
und ärztlichen Weisheit.

---

[1]) H. Lebert, Ueber den Einfluß der Wiener medizinischen Schule des
18. Jahrhunderts auf den positiven Fortschritt in der Medizin. Berlin 1865, S. 40.

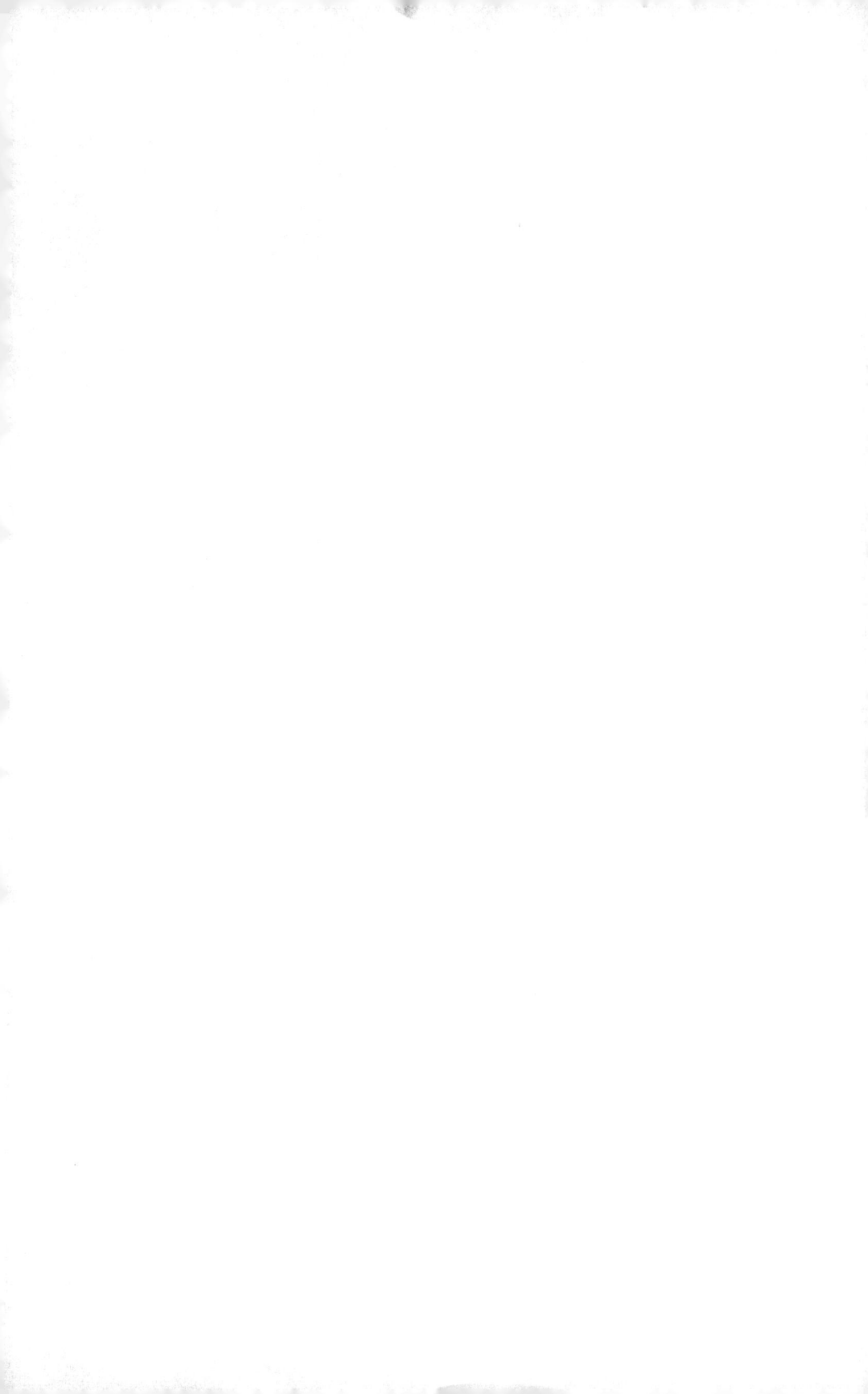